全国高职高专院校药学类与食品药品类专业"十三五"规划教材

U0267201

临床医学概论

（供药学类专业使用）

主　编　赵　冰

副主编　李建军　武敏霞　邓意志　潘伟男

编　者　（以姓氏笔画为序）

邓意志（长沙卫生职业学院）

田　娜（邢台医学高等专科学校）

李建军（山东医学高等专科学校）

刘　亚（遵义医药高等专科学校）

孟繁宇（吉林省人民医院）

武敏霞（山西药科职业学院）

郑　婧（长春医学高等专科学校）

周　源（重庆医药高等专科学校）

赵　冰（长春医学高等专科学校）

潘伟男（湖南食品药品职业学院）

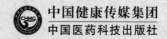中国健康传媒集团
中国医药科技出版社

内 容 提 要

　　本教材为"全国高职高专院校药学类与食品药品类专业'十三五'规划教材"之一。系根据本套教材的编写指导思想和原则要求，结合专业培养目标和本课程的教学目标、内容与任务要求编写而成。本教材具有专业针对性强、紧密结合新时代行业要求和社会用人需求、与职业技能鉴定相对接；内容共两篇十四章。第一篇临床基本知识中包括常见症状、基本检查方法及常见阳性体征、常用医学检查；第二篇各系统常见疾病中主要包括各系统疾病的临床诊疗相关知识等。本教材为书网融合教材，即纸质教材有机融合电子教材、教学配套资源（PPT、微课、视频、图片等）、题库系统、数字化教学服务（在线教学、在线作业、在线考试）。

　　本教材主要供高职高专院校药学类专业使用。

图书在版编目（CIP）数据

　　临床医学概论／赵冰主编．—北京：中国医药科技出版社，2019.7

　　全国高职高专院校药学类与食品药品类专业"十三五"规划教材

　　ISBN 978-7-5214-1000-6

　　Ⅰ.①临… Ⅱ.①赵… Ⅲ.①临床医学—高等职业教育—教材 Ⅳ.①R4

　　中国版本图书馆 CIP 数据核字（2019）第 126679 号

美术编辑　陈君杞
版式设计　诚达誉高

出版　**中国健康传媒集团** | 中国医药科技出版社
地址　北京市海淀区文慧园北路甲 22 号
邮编　100082
电话　发行：010-62227427　邮购：010-62236938
网址　www.cmstp.com
规格　889×1194mm ¹⁄₁₆
印张　17
字数　370 千字
版次　2019 年 7 月第 1 版
印次　2024 年 6 月第 5 次印刷
印刷　北京印刷集团有限责任公司
经销　全国各地新华书店
书号　ISBN 978-7-5214-1000-6
定价　**49.00 元**

版权所有　盗版必究
举报电话：010-62228771
本社图书如存在印装质量问题请与本社联系调换

获取新书信息、投稿、
为图书纠错，请扫码
联系我们。

数字化教材编委会

主　编　赵　冰
副主编　李建军　武敏霞　邓意志　潘伟男
编　者　（以姓氏笔画为序）
　　　　邓意志（长沙卫生职业学院）
　　　　田　娜（邢台医学高等专科学校）
　　　　李建军（山东医学高等专科学校）
　　　　刘　亚（遵义医药高等专科学校）
　　　　孟繁宇（吉林省人民医院）
　　　　武敏霞（山西药科职业学院）
　　　　郑　婧（长春医学高等专科学校）
　　　　周　源（重庆医药高等专科学校）
　　　　赵　冰（长春医学高等专科学校）
　　　　潘伟男（湖南食品药品职业学院）

出 版 说 明

全国高职高专院校药学类与食品药品类专业"十三五"规划教材（第三轮规划教材），是在教育部、国家药品监督管理局领导下，在全国食品药品职业教育教学指导委员会和全国卫生职业教育教学指导委员会专家的指导下，在全国高职高专院校药学类与食品药品类专业"十三五"规划教材建设指导委员会的支持下，在 2013 年修订出版"全国医药高等职业教育药学类规划教材"（第二轮规划教材）（共 40 门教材，其中 24 门为教育部"十二五"国家规划教材）的基础上，根据高等职业教育教改新精神和《普通高等学校高等职业教育（专科）专业目录（2015 年)》（以下简称《专业目录（2015 年)》）的新要求，组织全国 80 余所高职高专院校及相关单位和企业 1000 余名教学与实践经验丰富的专家、教师悉心编撰而成。

本套教材于 2017 年出版 57 种，2018 年根据新修订的《高等职业教育药学专业教学标准》，启动增补了 10 种教材的编写工作，分别为《临床医学概论》《药学综合知识与技能》《药品流通与营销》《医学基础》《基础化学》《药物制剂技术专业综合技能训练（技能鉴定)》《药物分析技术技能综合实训》《药学服务综合实训》《生物制药技术专业综合技能训练（技能鉴定)》《中药制剂技术与设备养护综合实训》，目前本套教材共计 67 种。主要供全国高职高专院校药学类、药品制造类、食品药品管理类、食品类及其相关专业师生使用，也可供医药卫生行业从业人员继续教育和培训使用。

本套教材定位清晰，特点鲜明，主要体现在如下几个方面。

1. 坚持职教改革精神，科学规划准确定位

编写教材，坚持现代职教改革方向，体现高职教育特色，根据《专业目录（2015 年)》要求，以培养目标为依据，以岗位需求为导向，以学生就业创业能力培养为核心，以培养满足岗位需求、教学需求和社会需求的高素质技能型人才为根本，并做到衔接中职相应专业、接续本科相关专业。科学规划、准确定位教材。

2. 体现行业准入要求，注重学生持续发展

紧密结合最新版《中国药典》、国家执业药师资格考试、GSP（2016 年)、《中华人民共和国职业分类大典》（2015 年版）等标准要求，按照行业用人要求，以职业资格准入为指导，做到教考、课证融合。同时注重职业素质教育和培养可持续发展能力，满足培养应用型、复合型、技能型人才的要求，为学生持续发展奠定扎实基础。

3. 遵循教材编写规律，强化实践技能训练

遵循"三基、五性、三特定"的教材编写规律。准确把握教材理论知识的深浅度，做到理论知识"必需、够用"为度；坚持与时俱进，重视吸收新知识、新技术、新方法；注重实践技能训

练，将实验实训类内容与主干教材贯穿一起。

4. 注重教材科学架构，有机衔接前后内容

科学设计教材内容，既体现专业课程的培养目标与任务要求，又符合教学规律、循序渐进。使相关教材之间有机衔接，坚持上游课程教材为下游服务，专业课教材内容与学生就业岗位的知识和能力要求相对接。

5. 工学结合产教对接，优化编者组建团队

专业技能课教材，吸纳具有丰富实践经验的医疗、食品药品监管与质量检测单位及食品药品生产与经营企业人员参与编写，保证教材内容与岗位实际密切衔接。

6. 创新教材编写形式，设计模块便教易学

在保持教材主体内容基础上，设计了"案例导入""案例讨论""课堂互动""拓展阅读""岗位对接"等编写模块。通过"案例导入"或"案例讨论"模块，列举在专业岗位或现实生活中常见的问题，引导学生讨论与思考，提升教材的可读性，提高学生的学习兴趣和联系实际的能力。

7. 纸质数字教材同步，多媒融合增值服务

本套教材全部为书网融合教材，即纸质教材与数字教材、配套教学资源、题库系统，数字化教学服务有机融合。通过"一书一码"的强关联，为读者提供全免费增值服务。按教材封底的提示激活教材后，读者可通过 PC、手机阅读电子教材和配套课程资源，并可在线进行同步练习，实时反馈答案和解析。其中后增补的 10 个品种，读者可以直接扫描书中二维码（"扫码学一学"，轻松学习 PPT 课件；扫码"看一看"，即刻浏览微课、视频等教学资源；"扫码练一练"，随时做题检测学习效果），阅读与教材内容关联的课程资源，从而丰富学习体验，使学习更便捷。教师可通过 PC 在线创建课程，与学生互动，开展在线课程内容定制、布置和批改作业、在线组织考试、讨论与答疑等教学活动，学生通过 PC、手机均可实现在线作业、在线考试，提升学习效率，使教与学更轻松。此外，平台尚有数据分析、教学诊断等功能，可为教学研究与管理提供技术和数据支撑。

8. 教材大纲配套开发，方便教师开展教学

依据教改精神和行业要求，在科学、准确定位各门课程之后，研究起草了各门课程的《教学大纲》（《课程标准》），并以此为依据编写相应教材，使教材与《教学大纲》相配套。同时，有利于教师参考《教学大纲》开展教学。

编写出版本套高质量教材，得到了全国食品药品职业教育教学指导委员会和全国卫生职业教育教学指导委员会有关专家和全国各有关院校领导与编者的大力支持，在此一并表示衷心感谢。出版发行本套教材，希望受到广大师生欢迎，并在教学中积极使用本套教材和提出宝贵意见，以便修订完善，共同打造精品教材，为促进我国高职高专院校药学类与食品药品类相关专业教育教学改革和人才培养作出积极贡献。

中国医药科技出版社

2019 年 5 月

教材目录

序号	书名	主编	序号	书名	主编
1	高等数学（第2版）	方嫒璐　孙永霞	36	实用发酵工程技术	臧学丽　胡莉娟
2	医药数理统计*（第3版）	高祖新　刘更新	37	生物制药工艺技术	陈梁军
3	计算机基础（第2版）	叶　青　刘中军	38	生物药物检测技术	杨元娟
4	文献检索	章新友	39	医药市场营销实务*（第3版）	甘湘宁　周凤莲
5	医药英语（第2版）	崔成红　李正亚	40	实用医药商务礼仪（第3版）	张　丽　位汶军
6	公共关系实务	李朝霞　李占文	41	药店经营与管理（第2版）	梁春贤　俞双燕
7	医药应用文写作（第2版）	廖楚珍　梁建青	42	医药伦理学	周鸿艳　郝军燕
8	大学生就业创业指导	贾　强　包有或	43	医药商品学*（第2版）	王雁群
9	大学生心理健康	徐贤淑	44	制药过程原理与设备*（第2版）	姜爱霞　吴建明
10	人体解剖生理学*（第3版）	唐晓伟　唐省三	45	中医学基础（第2版）	周少林　宋诚挚
11	无机化学（第3版）	蔡自由　叶国华	46	中药学（第3版）	陈信云　黄丽平
12	有机化学（第3版）	张雪昀　宋海南	47	实用方剂与中成药	赵宝林　陆鸿奎
13	分析化学*（第3版）	冉启文　黄月君	48	中药调剂技术*（第2版）	黄欣碧　傅　红
14	生物化学*（第3版）	毕见州　何文胜	49	中药药剂学（第2版）	易东阳　刘　葵
15	药用微生物学基础（第3版）	陈明琪	50	中药制剂检测技术*（第2版）	卓　菊　宋金玉
16	病原生物与免疫学	甘晓玲　刘文辉	51	中药鉴定技术*（第3版）	姚荣林　刘耀武
17	天然药物学	祖炬雄　李本俊	52	中药炮制技术（第3版）	陈秀瑗　吕桂凤
18	药学服务实务	陈地龙　张　庆	53	中药药膳技术	梁　军　许慧艳
19	天然药物化学（第3版）	张雷红　杨　红	54	化学基础与分析技术	林　珍　潘志斌
20	药物化学*（第3版）	刘文娟　李群力	55	食品化学	马丽杰
21	药理学*（第3版）	张　虹　秦红兵	56	公共营养学	周建军　詹　杰
22	临床药物治疗学	方士英　赵　文	57	食品理化分析技术	胡雪琴
23	药剂学	朱照静　张荷兰	58	临床医学概论	赵　冰
24	仪器分析技术*（第2版）	毛金银　杜学勤	59	药学综合知识与技能	葛淑兰　黄　欣
25	药物分析*（第3版）	欧阳卉　唐　倩	60	药品流通与营销	黄素臻　武卫红
26	药品储存与养护技术（第3版）	秦泽平　张万隆	61	医学基础	梁碧涛
27	GMP实务教程*（第3版）	何思煌　罗文华	62	基础化学	张雪昀　董会钰　俞晨秀
28	GSP实用教程（第2版）	丛淑芹　丁　静			
29	药事管理与法规*（第3版）	沈　力　吴美香	63	药物制剂技术专业综合技能训练（技能鉴定）	李忠文
30	实用药物学基础	邱利芝　邓庆华			
31	药物制剂技术*（第3版）	胡　英　王晓娟	64	药物分析技术技能综合实训	欧阳卉　王启海
32	药物检测技术	王文洁　张亚红	65	药学服务综合实训	张　庆　曹　红
33	药物制剂辅料与包装材料	关志宇	66	生物制药技术专业综合技能训练（技能鉴定）	王玉亭　李艳萍
34	药物制剂设备（第2版）	杨宗发　董天梅			
35	化工制图技术	朱金艳	67	中药制剂技术与设备养护综合实训	颜仁梁　周在富

*为"十二五"职业教育国家规划教材。

建设指导委员会

主 任 委 员　姚文兵（中国药科大学）

常务副主任委员　（以姓氏笔画为序）

　　　　　　　　王利华（天津生物工程职业技术学院）

　　　　　　　　王潮临（广西卫生职业技术学院）

　　　　　　　　龙敏南（福建生物工程职业技术学院）

　　　　　　　　冯连贵（重庆医药高等专科学校）

　　　　　　　　乔学斌（江苏医药职业学院）

　　　　　　　　刘更新（廊坊卫生职业学院）

　　　　　　　　刘柏炎（益阳医学高等专科学校）

　　　　　　　　李爱玲（山东药品食品职业学院）

　　　　　　　　吴少祯（中国健康传媒集团）

　　　　　　　　张立祥（山东中医药高等专科学校）

　　　　　　　　张彦文（天津医学高等专科学校）

　　　　　　　　张震云（山西药科职业学院）

　　　　　　　　陈地龙（重庆三峡医药高等专科学校）

　　　　　　　　郑彦云（广东食品药品职业学院）

　　　　　　　　柴锡庆（河北化工医药职业技术学院）

　　　　　　　　喻友军（长沙卫生职业学院）

副 主 任 委 员　（以姓氏笔画为序）

　　　　　　　　马　波（安徽中医药高等专科学校）

　　　　　　　　王润霞（安徽医学高等专科学校）

　　　　　　　　方士英（皖西卫生职业学院）

　　　　　　　　甘湘宁（湖南食品药品职业学院）

　　　　　　　　朱照静（重庆医药高等专科学校）

　　　　　　　　刘　伟（长春医学高等专科学校）

　　　　　　　　刘晓松（天津生物工程职业技术学院）

　　　　　　　　许莉勇（浙江医药高等专科学校）

　　　　　　　　李榆梅（天津生物工程职业技术学院）

　　　　　　　　张雪昀（湖南食品药品职业学院）

　　　　　　　　陈国忠（江苏医药职业学院）

罗晓清（苏州卫生职业技术学院）

周建军（重庆三峡医药高等专科学校）

昝雪峰（楚雄医药高等专科学校）

袁　龙（江苏省徐州医药高等职业学校）

贾　强（山东药品食品职业学院）

郭积燕（北京卫生职业学院）

曹庆旭（黔东南民族职业技术学院）

葛　虹（广东食品药品职业学院）

谭　工（重庆三峡医药高等专科学校）

潘树枫（辽宁医药职业学院）

委　员　（以姓氏笔画为序）

王　宁（江苏医药职业学院）

王广珠（山东药品食品职业学院）

王仙芝（山西药科职业学院）

王海东（马应龙药业集团研究院）

韦　超（广西卫生职业技术学院）

向　敏（苏州卫生职业技术学院）

邬瑞斌（中国药科大学）

刘书华（黔东南民族职业技术学院）

许建新（曲靖医学高等专科学校）

孙　莹（长春医学高等专科学校）

李群力（金华职业技术学院）

杨　鑫（长春医学高等专科学校）

杨元娟（重庆医药高等专科学校）

杨先振（楚雄医药高等专科学校）

肖　兰（长沙卫生职业学院）

吴　勇（黔东南民族职业技术学院）

吴海侠（广东食品药品职业学院）

邹隆琼（重庆三峡云海药业股份有限公司）

沈　力（重庆三峡医药高等专科学校）

宋海南（安徽医学高等专科学校）

张　海（四川联成迅康医药股份有限公司）

张　建（天津生物工程职业技术学院）

张春强（长沙卫生职业学院）

张炳盛（山东中医药高等专科学校）

张健泓 (广东食品药品职业学院)

范继业 (河北化工医药职业技术学院)

明广奇 (中国药科大学高等职业技术学院)

罗兴洪 (先声药业集团政策事务部)

罗跃娥 (天津医学高等专科学校)

郝晶晶 (北京卫生职业学院)

贾　平 (益阳医学高等专科学校)

徐宣富 (江苏恒瑞医药股份有限公司)

黄丽平 (安徽中医药高等专科学校)

黄家利 (中国药科大学高等职业技术学院)

崔山风 (浙江医药高等专科学校)

潘志斌 (福建生物工程职业技术学院)

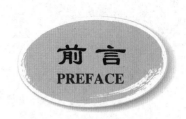

前言
PREFACE

　　药学类专业是培养具有基础医学及药学等基本理论、知识技能，具备药理学与临床疾病相联系的能力，即能在药品生产一线，也具有从事药品检验、药品营销、医院临床药学辨病荐药能力以及相关管理的实用型人才。本教材是根据专业培养目标及就业岗位的能力需求，结合本套教材编写指导思想及原则要求及本课程教学大纲，由全国八所院校及行业专家共同编写而成。

　　临床医学概论是药学、药品经营与管理等专业的核心课程，对学生而言是行业能力要求所必须掌握的相关内容，为从事处方调配、药学服务、辨病荐药等工作奠定理论知识和技能基础。教材编写以《中华人民共和国职业分类大典（2015版）》规定医药卫生、食品药品行业从业人员职业资格准入为指导，充分分析国家执业药师资格考试相关内容要求，体现行业发展特点，科学规划准确定位，坚持与时俱进，同时注重与其他教材的有序衔接，使系列教材更加体系化、合理化。教材内容共两篇十四章。第一篇临床基本知识中包括常见症状、基本检查方法及常见阳性体征、常用医学检查三章；第二篇为各系统临床常见疾病，用十一章分别介绍呼吸、循环、消化、血液、内分泌与代谢等各系统常见疾病的病因、临床表现及治疗等相关问题，通过案例导入、拓展阅读、重点小结、课后习题等环节深化学生对知识的理解及把握，更适合学生的学习掌握过程。

　　教材编写同时结合数字化配套资源，在习题解析、章节PPT、微课等方面提供相应资源，利于学生进一步对知识的消化理解。同时编写过程中注重编委专业领域及专长，提高编写质量。

　　基于上述原则性要求，编者收集大量的有关教材内容的文献资料与实践经验，编写中注重精练教学内容，以"必需、够用"为度，同时适当拓展知识面。编写内容层次分明，通过学习目标、章节总结等方式对学生进行引领，并利用章后习题使学生对学习内容能深化理解，提高学生临床思维能力，更好适应岗位需求。

　　教材在编写过程中得到了出版社及相关专家的支持和帮助，在此表示衷心的感谢。但由于编写时间仓促、编者水平有限，在一定程度上还有不足之处，敬请专家和学者批评指正。

编　者
2019年3月

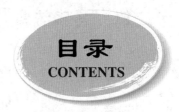

目录
CONTENTS

第一篇　临床基本知识

第一章
常见症状

第一节　咳嗽与咳痰 …………………………………………………… 1

第二节　咯血 …………………………………………………………… 4

第三节　发热 …………………………………………………………… 6

第四节　胸痛 …………………………………………………………… 9

第五节　心悸 …………………………………………………………… 10

第六节　呼吸困难 ……………………………………………………… 11

第七节　水肿 …………………………………………………………… 13

第八节　腹痛 …………………………………………………………… 15

第九节　腹泻 …………………………………………………………… 17

第十节　恶心、呕吐 …………………………………………………… 19

第二章
基本检查方法及
常见阳性体征

第一节　基本检查方法 ………………………………………………… 25

第二节　常见阳性体征 ………………………………………………… 34

第三章
常用医学检查

第一节　血、尿、便常规检查 ………………………………………… 44

第二节　肝、肾功能检查 ……………………………………………… 50

第三节　常用生化、血糖、血脂检查 ………………………………… 52

第二篇　各系统常见疾病

| 第四章 | 第一节 | 肺结核 | 57 |
| 传染病 | 第二节 | 病毒性肝炎 | 62 |

第五章	第一节	急性上呼吸道感染	70
呼吸系统疾病	第二节	急性气管 - 支气管炎	72
	第三节	慢性支气管炎	73
	第四节	支气管哮喘	76
	第五节	慢性阻塞性肺疾病	85
	第六节	肺炎	90

第六章	第一节	冠状动脉粥样硬化性心脏病	98
循环系统疾病	第二节	期前收缩与心房纤颤	105
	第三节	心力衰竭	110
	第四节	原发性高血压	119

第七章	第一节	胃食管反流病	129
消化系统疾病	第二节	消化性溃疡	132
	第三节	胃炎	137
	第四节	胆石症	139
	第五节	急性胆囊炎	144

第八章
泌尿系统疾病

第一节　急性肾小球肾炎 ……………………………………… 151

第二节　慢性肾小球肾炎 ……………………………………… 153

第三节　尿路感染 ……………………………………………… 156

第四节　良性前列腺增生 ……………………………………… 160

第九章
内分泌与代谢性疾病

第一节　甲状腺功能亢进症 …………………………………… 167

第二节　甲状腺功能减退症 …………………………………… 171

第三节　糖尿病 ………………………………………………… 174

第四节　痛风 …………………………………………………… 180

第五节　骨质疏松症 …………………………………………… 182

第十章
血液系统疾病

第一节　贫血总论 ……………………………………………… 191

第二节　缺铁性贫血 …………………………………………… 194

第三节　巨幼细胞贫血 ………………………………………… 196

第十一章
神经系统疾病

第一节　脑血管疾病总论 ……………………………………… 202

第二节　短暂性脑缺血发作 …………………………………… 203

第三节　脑梗死 ………………………………………………… 205

第四节　脑出血 ………………………………………………… 209

第五节　蛛网膜下腔出血 ……………………………………… 210

第六节　癫痫 …………………………………………………… 212

第十二章
妇科疾病

第一节　阴道炎 ………………………………………………… 219

第二节　痛经 …………………………………………………… 224

第十三章
精神系统疾病

第一节　抑郁症 …………………………………………………… 228

第二节　焦虑症 …………………………………………………… 231

第三节　帕金森病 ………………………………………………… 233

第四节　痴呆 ……………………………………………………… 235

第十四章
中毒性疾病

第一节　有机磷杀虫药中毒 ……………………………………… 243

第二节　急性一氧化碳中毒 ……………………………………… 246

第三节　急性乙醇中毒 …………………………………………… 248

第四节　镇静催眠药中毒 ………………………………………… 249

参考答案 ……………………………………………………………… 255

第一篇　临床基本知识

第一章

常见症状

学习目标

知识要求　**1. 掌握**　咳嗽、咳痰、发热、腹泻的药物治疗、用药注意事项和患者教育。
　　　　　2. 熟悉　咳嗽、咳痰、咯血、发热、胸痛、心悸、呼吸困难、水肿、腹痛、腹泻、恶心、呕吐的常见病因和临床表现。
　　　　　3. 了解　咯血、胸痛、心悸、呼吸困难、水肿、腹痛、恶心、呕吐的治疗。
技能要求　1. 学会运用医药学知识对患者进行正确的用药指导和健康教育等技能。
　　　　　2. 具有以患者为中心，改善患者生命质量的药学服务意识。

第一节　咳嗽与咳痰

扫码"学一学"

案例导入

案例：患儿，男，6 岁。因发热（体温 39.2℃）、头痛、鼻塞、流清涕、咳嗽、无痰就诊。实验室检查：白细胞、中性粒细胞计数正常。临床诊断为普通感冒。

讨论：1. 治疗该患者发热、头痛，首选什么药物？

　　　2. 治疗该患者咳嗽，首选什么药物？

　　　3. 根据该患者目前情况不宜选用什么药物进行治疗？

　　咳嗽是机体呼吸道黏膜受到刺激引起的一种保护性反射活动，通过咳嗽可将呼吸道的分泌物和异物排出体外。痰是气管、支气管的分泌物或肺泡内的渗出物，借助咳嗽将其排出称为咳痰。咳嗽分为干咳和湿咳，咳嗽无痰或痰量极少，称为干性咳嗽，简称干咳；咳嗽伴有咳痰称为湿性咳嗽。咳嗽通常按时间分为急性咳嗽（时间 <3 周）、亚急性咳嗽（时间 3~8 周）和慢性咳嗽（时间 ≥8 周）。

一、常见病因

咳嗽与咳痰的病因基本相同，常见于以下病因。

1. 呼吸道疾病 呼吸道各部位受到烟雾、粉尘、异物、炎症、出血与肿瘤等的刺激均可引发咳嗽。①普通感冒是急性咳嗽最常见的病因，其他病因包括急性支气管炎、急性鼻窦炎、变应性鼻炎、慢性支气管炎急性发作、支气管哮喘等。②亚急性咳嗽最常见的病因是感染后的咳嗽、细菌性鼻窦炎等。③慢性咳嗽原因较多，通常分为两类：一类是初查 X 线胸片有明确病变者，如肺炎、肺结核、肺癌等；另一类是 X 线胸片无明显异常的，即不明原因的慢性咳嗽，如咳嗽变异性哮喘、嗜酸性粒细胞性支气管炎和胃食管反流性咳嗽等，占呼吸内科门诊慢性咳嗽比例的 70% ~95%，其他病因较少见，如慢性支气管炎、支气管扩张、心理性咳嗽等。

2. 胸膜疾病 胸膜炎、肿瘤或胸膜受刺激（如自发性或外伤性气胸、血胸、胸腔穿刺等），均可引起咳嗽。

3. 循环系统疾病 二尖瓣狭窄或左心衰竭引起肺淤血、肺水肿，或各种栓子引起肺栓塞时，肺泡和支气管漏出物或渗出物刺激肺泡壁与支气管黏膜，均可引起咳嗽、咳痰。

4. 其他因素 脑损伤如脑炎刺激延髓咳嗽中枢，癔症也可引起咳嗽，应用血管紧张素转化酶抑制剂（ACEI）等药物所致。

二、临床表现

1. 感冒、流感所伴随咳嗽 感冒所伴随咳嗽多为轻咳或干咳，有时可见有少量的稀薄白痰，不伴随气喘或是急促的呼吸；流感后咳嗽还伴有胸痛、高热、头痛、咽喉痛等。

2. 百日咳 多发生于儿童，为剧烈地阵发性、痉挛性咳嗽，发作时咳嗽成串出现，当痉挛性咳嗽终止时伴有鸡鸣样吸气声。奔跑、进食、受凉、烟熏、哭闹等均可诱发，发作前一般无明显预兆，病程长达 2~3 个月。

3. 支气管病变所伴随咳嗽 支气管哮喘发作前常有鼻塞、流涕、打喷嚏、咳嗽、胸闷等先兆，反复性喘息、咳嗽、呼吸困难并伴有哮鸣音，继而咳痰，痰液多为白色、黄色或淡黄色。支气管扩张常有慢性咳嗽，体位改变时咳大量脓性痰及反复咯血。白色泡沫样痰见于慢性支气管炎。

4. 肺结核 可出现低热或高热、消瘦、胸痛、盗汗、心率加快、食欲缺乏、轻咳等症状，通常为干咳或少量黏痰，继发感染时，痰液呈黏稠脓性。约有 1/3 患者有不同程度咯血。

5. 肺炎所伴随咳嗽 起病突然，伴有寒战、高热、胸痛、呼吸急促、咳嗽。肺炎球菌性肺炎咳铁锈色痰。

6. 药品不良反应所致咳嗽 约有 20% 的咳嗽是由用药所致，如血管紧张素转化酶抑制剂卡托普利、抗心律失常药胺碘酮、抗凝血药肝素和华法林、利尿药氢氯噻嗪、抗菌药物呋喃妥因、抗结核药对氨基水杨酸钠和部分抗肿瘤药等，此时应用镇咳药无效，宜及时停药、换药。

三、药物治疗

（一）非处方药

1. 以刺激性干咳或阵咳为主宜选苯丙哌林，一次 20~40mg，一日 3 次。或喷托维林，成人一次 25 mg，一日 3~4 次；5 岁以上儿童，一次 6.25~12.5mg，一日 2~3 次。

2. 频繁或剧烈咳嗽宜首选非麻醉性强效镇咳药苯丙哌林，起效迅速，其镇咳效力比可待因强 2～4 倍；次选右美沙芬，其镇咳效力与可待因大体相同或稍强；咳嗽较弱者选用喷托维林，其镇咳效力为可待因的 1/3，可直接抑制咳嗽中枢，大剂量还可松弛痉挛的支气管，降低呼吸道阻力。

3. 对白天咳嗽为主宜选用苯丙哌林；对夜间咳嗽宜选用右美沙芬，其镇咳作用显著，服药后 10～30 分钟起效，有效作用时间为 5～6 小时，大剂量一次 30 mg 有效时间可长达 8～12 小时，比相同剂量的可待因作用时间长，故能抑制夜间咳嗽以保证睡眠。右美沙芬，一日 3～4 次，成人一次 10～15mg；2～6 岁儿童，一次 2.5～5mg；6～12 岁儿童，一次 5～10mg。

4. 对感冒所伴随的咳嗽常选用右美沙芬复方制剂，可选用酚麻美敏片、美扑伪麻片、美息伪麻片、双酚伪麻胶囊、伪麻美沙芬滴剂等制剂。

（二）处方药

1. 可待因选择性地直接抑制延髓咳嗽中枢，镇咳作用强大而迅速且有镇痛作用，类似吗啡，适用于各种原因引起的剧烈干咳和刺激性咳嗽，尤其适合于伴有胸痛的剧烈干咳，不宜用于痰多、痰液黏稠的患者。

2. 痰液黏稠不易咳出的患者，呼吸道有大量痰液会阻塞呼吸道，引起气急、窒息，宜及时选用黏痰调节剂（羧甲司坦、厄多司坦）或黏痰溶解剂（乙酰半胱氨酸）或多糖纤维素分解剂（氨溴索、溴己新）。

3. 应用镇咳药的同时，应注意控制感染和炎性因子，对合并气管炎、支气管炎、肺炎者，消除炎症才能使镇咳药获得良好的效果，可凭医师处方或遵医嘱服用抗感染药物。

四、用药注意事项和患者教育

一般情况下，轻度咳嗽有利于排痰，保持呼吸道的清洁和通畅，排出后咳嗽症状多缓解，无须应用镇咳药；如痰液较多，单用镇咳药将使痰液滞留气道，有害无益。但无痰而剧烈干咳或有痰而频繁的剧咳，患者不仅痛苦，影响休息和睡眠，甚至病情加重或出现其他并发症，对人体弊大于利，此时应在对因治疗的同时，适当应用镇咳药，以缓解咳嗽。

1. 对干咳可单用镇咳药，痰多湿嗽者则以祛痰为主，不宜单纯使用镇咳药，应先用或同时应用祛痰剂，以利于痰液排出和加强镇咳效果，避免痰液阻塞气道。对痰液特别多的湿咳如肺脓肿，应慎重选择镇咳药，以免痰液排出受阻而滞留于呼吸道内或加重感染。镇咳药应避免用于慢性肺部感染（可能引起痰液黏稠和滞留呼吸道）和哮喘患者（会增加呼吸抑制的风险）。

2. 对持续 1 周以上的咳嗽，并伴有发热、皮疹、哮喘等症状，应及时咨询医师或去医院明确诊断。镇咳药连续服用 1 周，症状未缓解或消失应及时就医。祛痰剂仅对咳痰症状有改善作用，在使用中还应注意咳嗽、咳痰的病因，使用 7 日未见好转，应及时就医。祛痰剂应用 4 周治疗后无效，应停止用药。

3. 对支气管哮喘时的咳嗽，因呼气阻力增加使肺膨胀，肺牵张感受器接受刺激增强，反射性引起咳嗽；同时因支气管阻力阻塞而排痰更加困难，宜适当合并应用平喘药，可缓解支气管痉挛，并辅助止咳和祛痰。对支气管痉挛者可选择外周性镇咳药，因其具有局麻作用、支气管平滑肌解痉作用和呼吸道黏膜保护作用，药物可在呼吸道壁形成一层保护膜，保护咽部黏膜免受刺激，消除呼吸道炎症和痰液，起到缓解咳嗽的效应。

4. 注意药品的安全性。如右美沙芬可引起嗜睡，对驾车、高空作业或操作机器者慎用；妊娠期妇女、严重高血压者、有精神病史者禁用；2岁以下儿童不宜应用。苯丙哌林对口腔黏膜有麻醉作用，口服后可出现一过性口腔和咽喉部麻木感，需整片吞服，不可嚼碎。喷托维林对青光眼患者、呼吸功能不全者、心功能不全者、妊娠及哺乳期妇女禁用；5岁以下儿童不宜应用，有报道可造成儿童呼吸抑制。可待因属于麻醉药品，反复应用可引起药物依赖性，应按规定控制使用；对药物过敏者、痰多者、婴幼儿、未成熟新生儿禁用；哺乳期妇女慎用，可待因可自乳汁排出，使乳儿具有潜在的严重不良反应，医生应选用最低剂量来缓解疼痛或止咳，并应告知哺乳期妇女如出现极度困倦或护理婴儿困难时，或受乳婴儿一次睡眠时间较常规延长，并有呼吸困难、疲倦等症状，请及时与医生联系。

第二节 咯血

咯血是指喉及喉以下的呼吸道或肺组织出血，通过咳嗽从口腔排出的过程。少量咯血时仅表现为痰中带血，大咯血时血液从口鼻涌出，常阻塞呼吸道，可造成窒息死亡。

一、常见病因

1. **呼吸系统疾病** 常见于支气管扩张、慢性支气管炎、支气管肺癌、肺结核、肺炎、肺脓肿等。在我国，引起咯血的首要原因为肺结核。

2. **循环系统疾病** 较常见于二尖瓣狭窄等风湿性心瓣膜病，其次为先天性心脏病所致肺动脉高压或原发性肺动脉高压等。

3. **外伤** 胸部外伤、挫伤、肋骨骨折、枪弹伤、爆炸伤和医疗操作（如胸腔或肺穿刺、活检、支气管镜检查等）也可引起咯血。

4. **其他** 血液病（如白血病、血小板减少性紫癜、血友病、再生障碍性贫血等）、某些急性传染病（如流行性出血热、肺出血型钩端螺旋体病等）、风湿性疾病（如系统性红斑狼疮）或气管、支气管内膜异位症等均可引起咯血。

二、临床表现

1. **伴随症状** 咯血伴有发热，多见于肺结核、肺癌、肺炎、肺脓肿等。咯血伴低热、盗汗，多为肺结核。咯血伴发热及大量脓痰，多为肺脓肿。咯血伴脓痰而无发热，见于支气管扩张。咯血伴胸痛，常见于肺结核、肺癌、大叶性肺炎、肺栓塞等。咯血伴皮肤黏膜出血，可见于血液病（如白血病、血小板减少性紫癜）、钩端螺旋体病、流行性出血热等。

2. **年龄** 青壮年咯血常见于肺结核、支气管扩张、二尖瓣狭窄等。40岁以上的中老年人或有长期大量吸烟史者，持续痰中带血提示支气管肺癌。

3. **咯血量** 咯血量的标准国内外尚无明确的界定，一般认为24小时咯血量在100ml以内为少量咯血，24小时咯血量在100～500ml为中等量咯血，24小时咯血量超过500ml或一次咯血100～500ml为大量咯血。咯血的量取决于受损血管的大小、多少，而与疾病的严重程度不一定成正比。大量咯血可危及生命，死亡率相当高，小量咯血也可能是严重疾病或肿瘤的早期信号。

4. **颜色和性状** 因肺结核、支气管扩张、肺脓肿、出血性疾病所致的咯血为鲜红色，铁锈色血痰可见于典型的肺炎链球菌感染，砖红色胶冻痰可见于肺炎克雷伯菌肺炎，二尖瓣狭窄所导致的咯血多为暗红色，左心衰多为浆液性粉红色泡沫痰，肺栓塞为黏稠暗红色的血痰。

三、治疗

治疗原则包括：制止出血，治疗原发病，防治并发症，维持患者生命功能。

（一）少量咯血者

少量咯血者取半卧位，适当休息，不必特殊处理，一般内科止血和对因治疗（如抗感染、抗结核和纠正凝血机制等）后多可治愈。可进少量凉或温的流质饮食，多饮水，多食富含纤维素食物，以保持大便通畅，避免排便时腹压增大而再度引起咯血。

（二）中等量咯血者

中等量咯血者需卧床休息，患侧卧位或平卧位，解除不必要的精神紧张、恐惧不安，必要时给予少量镇静剂，如肌内注射地西泮 10mg 或口服地西泮 5～10mg。应定时测量血压、脉搏、呼吸，鼓励患者轻咳，将血液咯出，以免滞留于呼吸道。

（三）大咯血的抢救

大咯血要及时抢救，否则会危及生命。大咯血对人体的影响，除咯血的量和出血的速度外，还和患者的一般状况有关，如为久病体弱，即使出血小于 300ml 也可能是致命的。大咯血造成的直接危险主要是窒息和失血性休克，间接危险是继发肺部感染或血块堵塞支气管引起肺不张，如为肺结核患者还可通过血行播散。

1. 绝对卧床休息，保持镇静，避免精神紧张，必要时可给予少量镇静药。避免不必要的交谈和搬动，取平卧位，头偏向一侧，或取患侧卧位，以减少患肺的活动度，促进健肺的通气功能。鼓励患者轻轻将血液咯出，不可屏气，以防止窒息。暂禁食，大咯血停止后，可进食温或凉、易消化、高营养的软食，勿进食粗糙、过热及刺激性食物。

2. 咳嗽剧烈的大咯血患者，可适量给予镇咳药，但一定要慎重；禁用强效的中枢性镇咳药，以免过度抑制咳嗽中枢，使血液淤积气道，引起窒息。

3. 密切观察患者的咯血量、呼吸、脉搏等情况，防止休克的发生。

4. 切勿用力排便，防止用力大便而加重咯血。

5. 保持呼吸道通畅，如患者感到胸闷、气短、喘憋，要帮助患者清除口鼻分泌物。保持室内空气流通，有条件时给予吸氧。

6. 如若发生大咯血而窒息，立即体位引流，取头低足高位（可将床尾抬高 45 度左右），或侧头拍背。

7. 经初步处理，咯血稍有缓和，患者的血压、脉搏、呼吸相对平稳时，应尽快护送患者到医院，以便进一步救治；如出血不止，请急救医师就地抢救，待病情稍微平稳、允许转运时，及时送医院就医。

8. 病情稳定后，不宜立即起床活动，可先在床上坐起，以后逐渐增加活动量，避免负重。及时提供漱口水为患者漱口，保持口腔清洁，使其感到舒适，防止因口腔异味引起恶心而诱发再度咯血。

（四）药物治疗

遵医嘱给予镇静剂及止血药物等。治疗大咯血时首选垂体后叶素，因可同时引起冠状动脉、肠道和子宫平滑肌收缩，故高血压、冠心病患者及孕妇禁用。观察有无恶心、便意、心悸、面色苍白等不良反应，使用时要注意药物的剂量并控制液体的滴速。

第三节　发热

发热是指致热原直接作用于体温调节中枢或体温调节中枢功能紊乱或各种原因引起的产热过多、散热减少或不变，导致体温升高超过正常范围。每个人的正常体温略有不同，而且受时间、季节、环境、月经等因素的影响。一般认为当直肠温度超过37.6℃或口腔温度超过37.3℃或腋下温度超过37.0℃，昼夜间波动超过1℃即为发热。按照体温状况以口测法为例，体温在37.3~38℃为低热，38.1~39℃为中度热，39.1~41℃为高热，41℃以上为超高热。

一、常见病因

1. 感染性发热　包括常见的各种病原体，如细菌、病毒、真菌、支原体等病原体的感染，其中以细菌引起的感染性发热最常见，其次为病毒。

2. 非感染性发热　组织损伤、炎症、过敏、血液病、恶性肿瘤、结缔组织病、器官移植排斥反应、甲状腺功能亢进症、甲状腺危象或其他疾病的继发后果。

3. 机体产热过多　如癫痫持续状态、剧烈运动后（生理性发热）引起的高热。

4. 体温调节中枢（下丘脑）的病变　见于颅脑创伤、脑炎、脑出血或脑肿瘤等造成体温调定点的改变。

5. 其他　严重的皮肤疾病导致散热减少，也可引起发热；女性在经期或排卵期也会低热，这是正常的生理现象；另外，服用药物也可能引起发热，一般称为药物热，以抗感染药物最常见。

二、临床表现

主要表现是体温升高、脉搏加快。需关注以下情况。

1. 伴有头痛、四肢关节痛、咽喉痛、畏寒、乏力、鼻塞、咳嗽，可能是感冒。起病急，发热前伴寒战，多为感染性发热，特别是细菌性感染。发热可有间歇期，表现有间歇发作的寒战、高热，继之大汗，可能是化脓性感染或疟疾。

2. 血常规检查白细胞计数高于正常值，可能有细菌感染；白细胞计数低于正常值，可能有病毒感染。

3. 儿童或青少年伴有耳垂为中心的腮腺肿大，多为流行性腮腺炎。儿童伴有咳嗽、流涕、眼结膜充血、麻疹黏膜斑及全身斑丘疹，可能是麻疹。

4. 持续高热，如24小时内持续在39~40℃，居高不下，伴随寒战、胸痛、咳嗽、咳铁锈色痰，可能患有肺炎。

5. 昏迷伴发热，常见于神经系统疾病、中毒性痢疾、中暑等。

6. 起病缓慢，持续稽留热，无寒战、脉缓、玫瑰疹、肝脾大，可能患有伤寒；如为长期找不出原因的低热，一般为功能性发热，应认真治疗。

三、临床意义

发热是疾病发生的重要信号，对诊断疾病、评价疗效和估计预后均有重要的参考价值；同时发热也是机体抵抗疾病的一种防御反应，一定程度的发热能增强单核-巨噬细胞系统

扫码"看一看"

的功能，促进淋巴细胞的转化，有利于抗体的形成，并能增强肝脏的解毒功能，增强机体消除各种致病因素的能力。在许多急性传染病发生时，一定程度的发热，常表示机体反应能力良好；若感染严重而发热不明显者，则表示机体的反应能力差，预后差。但体温过高或发热时间过久，对机体是不利的，可使能量物质和维生素消耗过多，引起代谢紊乱和组织、器官功能障碍，尤其是中枢神经系统功能障碍，可引起严重的后果。因此，在临床工作中，对发热应采取积极、慎重的处理原则，首先要寻找发热的原因，针对病因进行治疗；对非高热或尚未查明发热原因的患者，不要盲目退热；对于发热过高或持久的患者，适当退热则是必要的。

> **拓展阅读**
>
> **临床上常见的热型**
>
> 稽留热是指高热持续数天或数周，24 小时内体温波动不超过 1℃，常见于大叶性肺炎、斑疹伤寒及伤寒极期。弛张热又称败血症热型，体温常在 39℃ 以上，波动幅度大，24 小时内波动范围超过 2℃，体温最低时仍高于正常，常见于败血症、化脓性炎症等。波状热体温逐渐上升，数天达高峰，以后又逐渐下降至低热或正常水平，持续数天后又逐渐上升，如此反复如波浪，常见于布鲁杆菌病。间歇热体温骤升可达 39℃ 以上持续数小时，又迅速降至正常水平持续 1 天至数天，如此高热期与无热期反复交替出现，常见于疟疾、急性肾盂肾炎等疾病。回归热体温急剧上升至 39℃ 或以上，持续数天后又骤降至正常水平，高热期与无热期各持续若干天后即有规律地交替一次，寒热往来回归，故称回归热，可见于回归热、霍奇金病等。不规则热体温变动无一定规律，持续时间不定，见于结核病、风湿热等。

四、药物治疗

对发热基本上是对症治疗，通过用药将体温降至正常。常用的治疗药物包括非处方药和处方药。

（一）非处方药

1. 对乙酰氨基酚 解热作用强，镇痛作用弱，作用缓和而持久，胃肠刺激小，正常剂量下较为安全有效，大剂量对肝脏有损害，可作为退热药的首选，尤其适用于老年人和儿童服用。成人一次 0.3～0.6g，每隔 4 小时用药 1 次，或一日 4 次，用于退热一日安全剂量不得超过 2g，退热疗程一般不超过 3 天。用于镇痛成人一日剂量不宜超过 4g，老年人不超过 2g，镇痛疗程不宜超过 10 天。儿童按体重一次 10～15mg/kg，或按体表面积一日 1.5g/m²，每隔4～6 小时用药 1 次，12 岁以下儿童每 24 小时不超过 5 次，用药不超过 3 天，镇痛遵医嘱。

2. 阿司匹林 解热、镇痛作用较强，能降低发热者的体温，对正常体温几乎无影响。婴幼儿发热可选用阿苯片（每片含阿司匹林 100mg、苯巴比妥 10mg），3 岁以下婴幼儿一次 1～2 片，3 岁以上儿童酌增剂量。儿童病毒性感染所引起的发热应避免使用阿司匹林，有可能引起瑞氏综合征（即急性脑病合并内脏脂肪变性综合征）。成人一次 0.3～0.6g，一日 3 次；儿童一次 5～10mg/kg 或一日 30～60mg/kg，分 4～6 次服用。

3. 布洛芬 镇痛作用最强，抗炎作用较弱，退热作用与阿司匹林相似但较持久，对胃肠道的不良反应较轻，易于耐受，是此类药物中胃肠道反应最轻的。成人及 12 岁以上儿童，一次 0.2～0.4g，一日 3～4 次；1～12 岁儿童，每次 5～10mg/kg，一日 3 次。

4. 贝诺酯 为对乙酰氨基酚与阿司匹林的酯化物，疗效与阿司匹林相似，作用时间比阿司匹林及对乙酰氨基酚都长，对胃肠道的刺激性小于阿司匹林。一次 0.5～1.0g，一日 3 次，老年人一日剂量不超过 2.5g。

（二）处方药

对 5 岁以下儿童高热时紧急退热，可应用 20% 安乃近溶液滴鼻，婴幼儿每侧鼻孔滴 1～2 滴，2 岁以上儿童每侧鼻孔滴 2～3 滴。短暂性发热性惊厥需以温水擦浴或给予解热镇痛药，若持续惊厥或周期性惊厥或发生两种惊厥可能有脑损害者，需要给予地西泮积极治疗。

五、用药注意事项和患者教育

1. 解热镇痛药用于退热纯属对症治疗，由于用药后改变体温，可能掩盖病情，影响疾病的诊断，应引起重视。

2. 多数解热镇痛药（肠溶制剂除外）宜在餐后服药，不宜空腹服用，以避免胃肠道刺激。特别是老年人、肝肾功能不全者、血小板减少症者、有出血倾向者、上消化道出血或穿孔病史者，应慎用或禁用。

3. 发热是人体的一种保护性反应，当体温升高时，体内的吞噬细胞活性增强，抗体的产生增多，有利于炎症的修复。但发热会消耗体力，影响休息，甚至可发生惊厥，儿童、老年人或体弱者在高热骤然降下时，有可能引起虚脱。故应严格掌握解热镇痛药的用量，避免滥用。老年人应适当减少剂量，并注意间隔一定的时间（4～6 小时），同时注意多饮水和及时补充电解质。

4. 阿司匹林及其制剂可诱发变态反应，出现荨麻疹和哮喘，因对其过敏而引起哮喘病史者应禁用。阿司匹林在动物试验中可出现妊娠早期的致畸现象，在人类也有发生胎儿缺陷的报道，对乙酰氨基酚可通过胎盘，布洛芬用于妊娠晚期可使孕期延长，大部分的解热镇痛药可由乳汁分泌，故妊娠及哺乳期妇女不宜用。

5. 甲状腺疾病、心脏病、高血压、糖尿病、胃溃疡、前列腺肥大和青光眼等患者，应在医师或药师指导下使用此类药物。

6. 大多数解热镇痛药之间有交叉变态反应，因此对解热镇痛药或其中成分之一有过敏史的，不宜再使用其他同类解热镇痛药。

7. 不宜同时应用两种以上的解热镇痛药，以免引起肝、肾、胃肠道的损伤。乙醇可致出血和出血时间延长，使用本类药物时，不宜饮酒或饮用含有酒精的饮料。解热镇痛药用于解热一般不超过 3 天，如症状未缓解或消失应及时咨询医师或去医院就诊，不宜长期服用。

8. WHO 建议，两个月以内的婴儿禁用任何退热药。儿童体温达到 39℃、经物理降温无效时，可适当用药，最好选用含布洛芬的混悬液或含对乙酰氨基酚的滴剂，不宜用阿司匹林。对乙酰氨基酚儿童用量应先基于体重，其次为年龄。

9. 发热期间宜多休息，保证充足的睡眠，在夏季还应注意调节室温。发热时宜注意控制饮食，多喝水、果汁，补充能量、蛋白质和电解质；对高热者当用冰袋和冷毛巾湿敷，或用 50% 的酒精擦拭头颈、四肢、胸背部有利于退热。

第四节　胸痛

胸痛是指胸部的神经纤维受到某些因素（如炎症、缺氧、理化因子等）刺激后，产生冲动传至大脑皮质的痛觉中枢而引起的局部疼痛。胸痛的部位和程度因人而异，与疾病的部位和严重程度不完全一致。

一、常见病因

1. 胸壁病变　为胸痛最常见的原因，如胸壁的外伤、细菌感染、病毒感染、肿瘤等引起的局部皮肤、肌肉、骨骼及神经病变，常见的疾病有急性皮炎、蜂窝织炎、带状疱疹、肋间神经炎、肋骨骨折、肋软骨炎等。

2. 心血管系统疾病　常见于心绞痛、急性心肌梗死、二尖瓣或主动脉瓣疾病、心肌病、心包炎等。

3. 肺及胸膜病变　如胸膜炎、肺炎、支气管炎、肺结核、肺脓肿、肺梗死、支气管肺癌、张力性气胸、大量胸腔积液等。

4. 纵隔或食管病变　较少见，主要见于急性纵隔炎、纵隔肿瘤、急性食管炎、食管癌等。纵隔疾病是因纵隔内组织受压，神经或骨质受累等因素引起胸痛。食管疾病主要是由于炎症或化学刺激物作用于食管黏膜而引起。

5. 横膈病变　膈胸膜炎、膈下脓肿、膈疝、肝炎、肝脓肿、肝癌等。横膈病变引起的胸痛是由于膈神经受到刺激所致。

二、临床表现

1. 疼痛的部位及特点　胸壁疾病的疼痛常固定于病变部位，且局部有明显压痛；常因深呼吸、咳嗽、举臂、弯腰等动作疼痛加剧，屏气时减轻；胸壁皮肤炎症罹患处的皮肤出现红、肿、热、痛等改变。带状疱疹呈多数小水疱群，沿肋间神经分布，不越过中线，有明显的痛感。典型心绞痛多位于胸骨后，可波及心前区或剑突下，常放射至左肩、左臂内侧达无名指、小指，或至颈、咽或下颌部，表现为牙痛。肺及胸膜病变的胸痛多伴咳嗽或咳痰，常因咳嗽、深呼吸而胸痛加重，胸壁局部无压痛，常伴有原发疾病的症状，X线检查可发现病变。纵隔或食管疾病所致的疼痛常位于胸骨后，呈持续进行性隐痛或钻痛，常放射至其他部位，吞咽时疼痛加剧，伴有吞咽困难。膈膜病变所致的胸痛一般位于胸廓及胸骨下部，膈肌中央受刺激时，疼痛可放射至颈肩部。心脏神经官能症所致胸痛一闪即过，持续时间一至数秒，活动后好转。

2. 疼痛的性质　自轻微的隐痛至剧烈的疼痛不等，性质各异。肋间神经痛多呈阵发性灼痛或刺痛；带状疱疹为刀割样或灼热样剧痛；肌痛常在肌肉收缩时加剧呈酸胀痛；食管疾病的胸痛常于吞咽动作时引起或加重，多呈烧灼样疼痛或灼热感；胸膜炎、自发性气胸、心包炎的胸痛常因咳嗽或深呼吸而加剧，屏住气时疼痛减轻，常呈持续性隐痛或钝痛；稳定型心绞痛常于劳力负荷增加或精神紧张时诱发，胸痛持续短暂，多为3~5分钟，很少超过半小时，呈阵发性压榨感、压迫感、胸闷感或紧缩性疼痛，也可有烧灼感或仅觉胸闷。心肌梗死持续时间较长，常呈持续性剧痛，常规休息和舌下含服亚硝酸甘油片常不缓解，可伴有窒息、恐惧、濒死感。

3. 伴随症状 胸痛伴咳嗽、咳痰、咯血，常见于肺结核、支气管扩张、支气管肺癌等；胸痛伴有发热多见于支气管、肺、胸膜的炎症及肺癌；胸痛伴呼吸困难、发绀者多见于自发性气胸、大量胸腔积液、大叶性肺炎、肺栓塞、急性心肌梗死等；胸痛伴吞咽困难常见于食管疾病或纵隔疾病；胸痛伴休克常见于急性心肌梗死、重症肺梗死、主动脉夹层动脉瘤等。

4. 胸痛与发病年龄 青壮年胸痛多见于胸膜炎、气胸、心肌炎、心包炎、心肌病、风湿性心瓣膜病等。而中老年胸痛多考虑心绞痛、急性心肌梗死、食管癌、支气管肺癌等。

三、治疗

1. 稳定情绪 焦虑、恐惧等情绪活动会加剧胸痛，而胸痛又会影响情绪，故要加强健康知识宣教，向患者解释胸痛的原因，安慰患者，稳定其情绪，以缓解疼痛。

2. 调整体位 采取舒适的体位减轻胸痛，如肺或胸膜病变所致的胸痛可采取患侧卧位，以减少胸壁与肺部的活动，从而达到减轻疼痛的目的。解开领口保证呼吸道通畅，如果有呕吐要保持侧卧位，避免误吸。

3. 缓解疼痛 对胸痛反复发作者，要找到病因，去除诱因。一旦出现胸痛，尤其是老年人，首先考虑有冠心病的可能，若有明确冠心病病史，则应停止活动，原地休息，舌下含服硝酸甘油和吸氧等。心绞痛患者于 1~2 分钟内疼痛缓解，而心肌梗死患者因剧烈持久的胸痛可导致休克和严重的心律失常，故应尽快联系医生，尽早处理。根据医嘱迅速镇痛极为重要，先试用可待因，无效时可用哌替啶或吗啡止痛。

4. 其他 常可导致致命的胸痛包括急性心肌梗死、主动脉夹层、张力性气胸、急性肺栓塞等。这些疾病引起的胸痛必须到医院治疗。病因不同治疗方法也有所不同，但都包括休息、吸氧、镇痛等对症、支持治疗。

扫码"学一学"

第五节　心悸

心悸是一种自觉心脏跳动的不适感或心慌感，可发生于心脏病患者或健康人剧烈运动、紧张兴奋时。心悸时，心率可快可慢，当心率加快时患者感到心脏跳动不适，心率缓慢时则感到搏动有力，也可有心律失常。心悸本身无危险性，但严重的心律失常可能引起晕厥或猝死。

一、常见病因

1. 心律失常 为心悸最常见的病因，多见于窦性心动过速、阵发性室上性或室性心动过速、房室传导阻滞、窦性心动过缓或病窦综合征（由于心率缓慢，舒张期延长，心室充盈度增加，心脏搏动强而有力，可引起心悸）、期前收缩（由于心脏跳动不规则或有一段间歇，使患者感到心悸，甚至有心脏停搏的感觉）、心房扑动或颤动等。

2. 心脏搏动增强 心肌收缩力增强引起的心悸，生理性情况下见于：健康人在剧烈运动或精神过度紧张时；饮酒、喝浓茶或咖啡后；应用某些药物，如肾上腺素、麻黄碱、咖啡因、阿托品、甲状腺片等。病理性者见于：高血压性心脏病、主动脉瓣关闭不全、二尖瓣关闭不全等引起的心室肥大；此外脚气性心脏病，因维生素 B_1 缺乏，周围小动脉扩张，阻力降低，回心血流增多，也可出现心悸；甲状腺功能亢进系由于基础代谢与交感神经兴奋性增高，心率加快导致心悸；贫血以急性失血时心悸明显，贫血时血液携氧量减少，器官及组织缺氧，机体为保证氧的供应，通过增加心率，提高心输出量来代偿；人体发热时基础代谢率增高，心率加快、心排血量增加引起心悸；低血糖症、嗜铬细胞瘤等引起的肾上腺素释放增多，心率加快可发生心悸。

3. 心脏神经官能症 由自主神经功能紊乱所引起，心脏本身并无器质性病变，患者自觉心悸严重，多见于青年女性。

二、临床表现

心悸发生时，患者自觉心脏有突然的"冲击感"或"上提后下坠感""停顿感"、心跳快而强，患者感惊慌不安、不能自主，并伴有心前区不适、心前区或心尖部隐痛、发热、呼吸困难、甚至晕厥或抽搐等，以及疲乏、失眠、头痛、头晕、耳鸣、记忆力减退等神经衰弱症状，在焦虑、情绪激动等情况下更易发生。

心悸的严重程度不一定与病情成正比。心悸突发突止，多为心律失常；心悸呈持续性，时轻时重，多为器质性心脏病；心悸主要是由过劳和情绪激动诱发，时好时坏，伴有心前区针刺样疼痛、胸闷、气短、呼吸困难、头晕、失眠、多梦等，则多为心脏神经官能症。心悸伴有易饥饿、多食、多汗及体重下降，则提示甲状腺功能亢进；心悸伴有发热，可见于急性传染病及各种感染性疾病；心悸伴有胸骨后压榨感、胸闷感或心前区疼痛，提示心绞痛或急性心肌梗死。

三、治疗

1. 去除诱因 如限制吸烟、饮酒，调整运动、工作环境，避免寒冷或刺激性谈话，适当读书、看电视。

2. 休息 根据心悸原发病的轻重和心功能不全的程度，决定如何休息。如严重心律失常应卧床休息，直到病情好转后再逐渐下床活动；如为心功能不全3级应增加卧床休息时间。

3. 饮食 对器质性心脏病引起的心悸，应给予合理的营养，控制钠盐，少量多餐，以减轻水肿及心脏负荷。多吃水果、蔬菜及富含维生素的食物，有利于心肌代谢，防止发生低钾血症。

4. 严密观察病情 当出现心功能不全时，心悸可伴呼吸困难；若出现发热、胸痛则有风湿热、冠心病、心绞痛及心肌炎的可能；当严重心律失常时可伴有晕厥、抽搐，应及时与医生联系，采取相应措施。

5. 调整情绪，保持身心安静 可向患者讲清楚心悸本身的临床意义不大，并非病情恶化的表现，一般不影响心脏功能，从而消除患者因紧张不安而导致的交感神经兴奋；帮助患者学会自我调节情绪，可通过散步、看书、交谈等方式分散注意力，并克服紧张、激动心理，必要时可用小剂量镇静剂；避免使用加快心率的药物和刺激性的食物等；舒适的环境可促进休息，右侧卧位、松开衣领可使心悸减轻。

第六节 呼吸困难

呼吸困难是呼吸功能不全的一个重要症状，是指患者主观感到空气不足或呼吸费力，客观上用力呼吸，通气增加，呼吸频率、深度与节律异常，严重时鼻翼扇动、发绀、张口抬肩，甚至端坐呼吸，呼吸肌和呼吸辅助肌均参与呼吸运动。

一、常见病因

1. 呼吸系统疾病　常见于气道阻塞如支气管哮喘、慢性阻塞性肺疾病，肺部疾病如肺炎、肺结核、肺不张，胸膜疾病如气胸、胸腔积液，胸壁疾病如肋骨骨折、胸廓畸形，神经肌肉病变，膈肌运动障碍如大量腹水、腹腔巨大肿瘤等。

2. 心血管系统疾病　常见于各种原因所致的左心和（或）右心衰竭、大量心包积液等。

3. 中毒性疾病　各种原因所致的酸中毒均可使血中 CO_2 升高、pH 降低，刺激外周化学感受器或直接兴奋呼吸中枢，增加呼吸通气量，表现为深大呼吸，呼吸抑制剂如吗啡、巴比妥类等中毒时，也可抑制呼吸中枢，使呼吸浅而慢。

4. 神经精神性疾病　脑血管意外、脑肿瘤、脑炎、脑外伤等颅脑疾病引起颅内高压直接累及呼吸中枢引发呼吸困难，重症肌无力、癔症等致呼吸困难。

5. 血源性呼吸困难　血液病常见于重度贫血、高铁血红蛋白血症、硫化血红蛋白血症等。大出血或休克时因缺血及血压下降，刺激呼吸中枢而引起呼吸困难。

二、临床表现

（一）肺源性呼吸困难

肺源性呼吸困难是指呼吸系统疾病引起的呼吸困难，一般按其表现的形式可分为三种类型：吸气性呼吸困难、呼气性呼吸困难和混合性呼吸困难。

1. 吸气性呼吸困难　表现为吸气显著费力带喘鸣，呼吸深大而不快，严重者出现鼻翼扇动、吸气延长、吸气时可出现"三凹征"，即胸骨上窝、锁骨上窝和肋间隙明显凹陷。患者烦躁不安、面色苍白、口周发绀，可伴有声嘶或失音、干咳及高调的吸气性喘鸣音。常见于喉、气管的炎症、水肿、异物或肿瘤。

2. 呼气性呼吸困难　表现为呼气费力、缓慢、时间明显延长，常伴有哮鸣音，呼吸音低。常见于喘息性慢性支气管炎、支气管哮喘、慢性阻塞性肺气肿等。

3. 混合性呼吸困难　表现为吸气与呼气均感费力，呼吸浅快，常伴有呼吸音减弱或消失及病理性呼吸音。系肺部病变广泛、呼吸面积减少、影响换气功能所致，常见于重症肺炎、广泛肺纤维化、大量胸腔积液和气胸等。

（二）心源性呼吸困难

患者往往有严重的心脏病史，由于左心和（或）右心衰竭引起的呼吸困难。左心衰竭所致的呼吸困难表现为：活动时出现或加重，休息时缓解或消失；仰卧位时加重，坐位或立位时减轻，病情严重者常采取端坐呼吸体位。按严重程度可分为：①劳力性呼吸困难：左心衰竭早期在体力劳动时出现，休息后缓解。②夜间阵发性呼吸困难：患者夜间睡眠中突感胸闷、气急而憋醒，被迫坐起，轻者咳嗽、咳痰，数分钟至数十分钟症状缓解；重者气喘、发绀、咳粉红色泡沫痰，两肺有广泛的哮鸣音、两肺底闻及湿啰音，称为"心源性哮喘"。③端坐呼吸：休息时也感到气急、不能平卧，被迫取半卧位或端坐呼吸以减轻呼吸困难。

（三）中毒性呼吸困难

代谢性酸中毒时可出现深长而不规则的呼吸，频率可快可慢，往往有药物或化学物质中毒史；巴比妥类中毒时呼吸变慢，甚至出现潮式呼吸或毕奥呼吸。

（四）血源性呼吸困难

血源性呼吸困难表现为呼吸浅快，心率快。重症贫血可因红细胞减少，血氧不足而致气促，尤以活动后加剧；大出血或休克时因缺血及血压下降，刺激呼吸中枢而引起呼吸困难。

（五）神经精神性与肌病性呼吸困难

重症脑部疾病如脑炎、脑血管意外、脑肿瘤等直接累及呼吸中枢，出现异常的呼吸节律，导致呼吸困难。重症肌无力危象引起呼吸肌麻痹，导致严重的呼吸困难。另外，癔症也可有呼吸困难发作，其特点是呼吸显著频速、表浅，因呼吸性碱中毒常伴有口周、肢体麻木或手足搐搦症。

三、治疗

所有的呼吸困难都是十分严重的，需要紧急治疗，不能耽误。

（一）病因治疗

积极进行病因治疗是综合治疗的基础。如肺炎、肺脓肿的抗菌治疗，吸烟者要戒烟，心力衰竭时应积极强心、利尿、扩张血管等，及时取出呼吸道异物，解除喉痉挛，控制哮喘发作，抽出胸膜腔积液或积气等。

（二）去除诱因

慢性阻塞性肺部疾病患者应控制呼吸道感染，体力不支引起心力衰竭要限制活动强度，必要时卧床休息，根据患者的心肾功能调整输液速度和输液量。

（三）对症治疗

患者注意休息，预防受凉感冒，并给予积极吸痰，适当的补液，严重贫血者及时纠正贫血，可给予吸氧。

1. 通畅气道　采取祛痰、吸痰等措施清除气道分泌物，祛除气管内异物。祛痰剂的应用如溴己新、盐酸氨溴索、氯化铵等口服或雾化吸入。神志清楚者，鼓励患者咳嗽、咳痰；神志不清者，勤翻身、拍背、吸痰或支气管冲洗。

2. 解除支气管痉挛　可应用 β_2 受体激动剂及糖皮质激素雾化吸入，长效氨茶碱口服或氨茶碱静脉滴注，地塞米松静脉滴注。必要时气管切开抢救或者气管插管，行呼吸机辅助呼吸。

3. 氧疗和机械通气　合理的氧疗和机械通气是纠正缺氧、缓解呼吸困难最有效的治疗方法。

4. 药物治疗　给予患者镇静剂、呼吸兴奋剂、肾上腺皮质激素类药物、抗生素及其他药物进行治疗。

第七节　水肿

组织间隙过量的体液潴留称为水肿，通常是指皮肤及皮下组织液体潴留；体腔内体液增多则称积液，如胸腔积液、腹腔积液。按水肿的范围可分为全身性和局部性水肿，全身性水肿液体在组织间隙呈弥漫分布，如心源性水肿、肾源性水肿、肝源性水肿、营养不良性水肿、黏液性水肿、特发性水肿等；局部性水肿是指液体积聚在局部组织间隙而引起的肿胀，水肿部位可为机体任何部位。按水肿按压有无凹陷可分为凹陷性水肿和非凹陷性水肿，体液积聚于皮下组织间隙，凹陷性水肿指压后组织下陷，非凹陷性水肿指压后组织下陷不明显或没有凹痕。按水肿的皮肤特点可分为隐性水肿和显性水肿，隐性水肿全身组织间隙水潴留 <5kg，临床上表现为体重增加而无水肿；显性水肿全身组织间隙水潴留 >5kg，皮肤肿胀、弹性差、皱纹变浅、用手指按压有凹陷。按水肿的程度分为：①轻度水肿：眼睑及脚踝部水肿，指压后组织轻度凹陷，复平较快。②中度水肿：为全身疏松组织的可见性水肿，指压后组织明显凹陷，复平较慢。③重度水肿：为全身组织的严重水肿，低部位的皮肤紧张发亮，甚至有液体渗出，可伴有体腔积液。

一、常见病因

1. 全身性水肿 常见于右心衰竭、心包炎等引起的心源性水肿；肾炎、肾病综合征、高血压肾病等引起的肾源性水肿；慢性肝炎、肝硬化、肝癌等引起的肝源性水肿；慢性消耗性疾病、贫血、蛋白质缺乏等引起的营养不良性水肿；内分泌失调如甲状腺功能减退引起的黏液性水肿；妊娠期高血压疾病等引起的妊娠性水肿等。

2. 局部性水肿 见于血管神经炎所致过敏性水肿，肢体静脉血栓形成、上腔静脉阻塞综合征、丝虫病等局部静脉、淋巴回流受阻致阻塞性水肿等。

二、临床表现

1. 心源性水肿 水肿首先发生于身体的低垂部位，表现为对称性、凹陷性水肿，然后逐渐波及全身，尿量减少、体重增加。能起床活动者，最早出现于脚踝内侧，活动后加重，休息后减轻或消失。卧床者以腰骶部明显，颜面部一般不水肿。水肿常在下午出现或加重。水肿部位皮肤发绀，易发生破溃、压疮和感染。常伴有体循环淤血的其他表现，如胸闷、气促、发绀、心悸、不能平卧、颈静脉怒张、肝大甚至胸腹水。

2. 肾源性水肿 水肿通常多从人体组织疏松的部位开始，如眼睑及颜面部水肿而后遍及全身，以晨起最为明显，活动后逐渐减轻，严重时可累及卜肢及全身。水肿是肾脏疾病最常见的症状，水肿的程度可轻可重，轻者无可见的水肿，仅有体重增加或在清晨眼睑稍许肿胀，重者可有全身明显水肿，甚至有胸水、腹水。全身高度水肿伴大量蛋白尿、低蛋白血症、高胆固醇血症，见于肾病综合征。伴高血压、血尿、蛋白尿、管型尿常为肾源性水肿。

3. 肝源性水肿 多见于失代偿期肝硬化或肝病晚期，主要表现为腹水，但也有首先出现于踝部及双下肢水肿，逐渐向上发展，上肢及头、面部一般无水肿。实验室检查可见肝功能明显受损，血浆清蛋白降低，当低蛋白血症有所改善时水肿将减轻。伴有腹胀、腹痛、肝脾大、黄疸、蜘蛛痣和肝掌等肝功能异常和门静脉高压症的表现常提示为肝源性水肿。

4. 营养不良性水肿 是指营养吸收减少或慢性疾病营养消耗过多导致的低蛋白性水肿，又称低蛋白血症，水肿发生前常有消瘦，常从足部逐渐蔓延至全身。伴消瘦、体重明显减轻常见于营养不良性水肿。

5. 内分泌性水肿 甲状腺功能减退时，黏蛋白在皮肤和组织间积聚，由于黏蛋白亲水性强，吸收大量水分而形成水肿，为非凹陷性水肿，与其他疾病所致的凹陷性水肿不同，常见于颜面部和胫骨前，伴脸厚面宽、反应迟钝、眉毛头发稀疏、舌肥大等症状多为黏液性水肿。肾上腺皮质功能亢进或长期服用肾上腺皮质激素者水肿时伴满月脸、面红、向心性肥胖等症状。原发性醛固酮增多症的水肿伴高血压、周期性瘫痪、尿多等症状。

6. 特发性水肿 为一种原因未明的综合征，多见于妇女，往往与经期有关，常伴有自主神经功能紊乱的症状如敏感、情绪不稳、多汗、潮热、头痛、焦虑、失眠等。表现为足、踝、胫骨前的凹陷性水肿，多在直立或劳累后出现，平卧后消失，伴夜尿增多。

三、治疗

1. 心源性水肿 一旦诊断明确，应该针对心衰进行治疗（利尿、扩血管、强心等），心衰控制后，水肿自然消退。

2. 肝源性水肿 治疗肝源性水肿的原发病是缓解水肿的关键，如果由酒精肝引起，应该立即戒酒，同时配合养肝护肝药和解酒药进行治疗。病毒性肝炎需要抗肝硬化治疗，如抗乙肝病毒治疗、护肝、营养支持、治疗腹水等。应用利尿剂促进体液排出，补充蛋白质来减少液体渗出，减轻水肿。如果诱发颅内压增高可用甘露醇降压。

3. 肾源性水肿 主要是对因治疗，若为肾病综合征，则可用糖皮质激素、免疫抑制剂等治疗，病情控制后，水肿自然消退。增加卧床休息时间，可以使下肢血液回流改善，肾血流量增加，增加尿量，减轻水肿。应控制钠盐摄入，以减少水钠潴留；增加蛋白质的摄入，减轻水肿。

其余病因所导致的水肿，都遵循治疗原发疾病、消除水肿、维持生命体征的基本原则。

第八节 腹痛

扫码"学一学"

腹痛是临床常见的症状，日常生活中多见，也是促使患者就诊的原因之一。腹痛多由腹腔内脏器的病变引起，也可由腹腔外疾病及全身性疾病引起。腹痛的性质和程度受病情和刺激程度的影响，同时也受到神经和心理因素的影响。在临床上按起病急缓和病程长短将腹痛常分为急性与慢性两类。

一、常见病因

1. 急性腹痛 见于腹腔脏器的急性炎症如急性胃肠炎、胆囊炎、胰腺炎、阑尾炎等；腹部脏器穿孔或破裂如胃及十二指肠溃疡穿孔、脾脏破裂等；腹腔脏器阻塞或扩张如急性肠梗阻、胆道蛔虫病、胆石症、肾与输尿管结石等；腹腔脏器扭转如卵巢扭转、肠扭转等；腹腔内血管阻塞如肠系膜急性门静脉血栓形成、夹层腹主动脉瘤等；腹壁疾病如腹壁挫伤、腹壁脓肿及腹壁带状疱疹等；胸腔疾病如急性心肌梗死、急性心包炎、心绞痛等所致的牵涉痛；全身性疾病如尿毒症、腹型过敏性紫癜、糖尿病酮症酸中毒等。

2. 慢性腹痛 见于腹腔内脏器的慢性炎症如慢性胃炎、胆囊炎、胰腺炎等；胃、十二指肠溃疡及胃泌素瘤等；腹腔内脏器的扭转或梗阻如慢性胃肠扭转、肠粘连、大网膜粘连综合征等；包膜张力增加如肝淤血、肝炎、肝脓肿、肝癌、脾大等；胃肠运动功能障碍如胃轻瘫、功能性消化不良等。

二、临床表现

1. 腹痛的性质和程度 腹痛的性质与病变所在脏器及病变的性质有关，如绞痛常表示空腔脏器梗阻；胀痛常为内脏包膜张力增大，系膜的牵拉或空腔器官胀气扩张所致。突发刀割样、烧灼样疼痛多见于胃、十二指肠溃疡穿孔；中上腹部持续性剧痛或呈阵发性加剧多见于急性胰腺炎；胆道及泌尿系结石梗阻多呈阵发性绞痛；阵发性剑突下钻顶样剧痛为胆道蛔虫症的特征；持续性全腹剧痛伴腹肌紧张提示急性弥漫性腹膜炎。

2. 腹痛部位 通常情况下疼痛所在部位多为病变所在部位，如胃、十二指肠疾病、急性胰腺炎疼痛多位于中上腹部；肝胆疾病的疼痛多位于右上腹部；小肠疾病的疼痛多位于脐周；结肠疾病的疼痛多位于下腹或左下腹部；膀胱炎、盆腔炎、异位妊娠破裂疼痛多位于下腹部。但有一些病变引起的疼痛放射至固定的区域，如急性胆囊炎可放射至右肩胛部和背部，急性阑尾炎引起的疼痛可由脐周转移至右下腹部。

3. 伴随症状 腹痛伴发热提示炎症，多为痢疾、胆囊炎、急性阑尾炎、急性胰腺炎等。腹痛伴呕吐提示食管、胃或胆道疾病，呕吐量多提示有胃肠梗阻。腹痛伴腹泻提示肠道炎症、吸收不良、胰腺疾病。腹痛伴尿频、尿急、尿痛、血尿等，提示泌尿系感染或结石。腹痛伴休克提示腹腔脏器破裂（如肝或脾破裂或异位妊娠破裂），心肌梗死、肺炎也可有腹痛伴休克，应特别警惕。腹痛伴柏油样便或呕血提示消化性溃疡或胃炎等；如为鲜血便或暗红色血便，常提示溃疡性结肠炎、结肠癌、肠结核等。

三、治疗

由于引起腹痛的疾病甚多，所以最重要的是迅速、准确地确定腹痛的原因。

1. 急性腹痛是常见的临床症状之一，具有发病急、变化快和病情重的特点。在未明确诊断前，不能给予强效镇痛药，以免掩盖病情或贻误诊断。只有当诊断初步确立后，才能应用镇痛药或解痉药，缓解患者的痛苦。

2. 已明确腹痛是因胃肠穿孔所致者，应禁食，补充能量及电解质，并应及时应用广谱抗生素，为及时手术治疗奠定良好的基础。

3. 如急性腹痛是因肝或脾破裂所致时，腹腔内常可抽出大量血性液体，患者常伴有失血性休克，此时，除应用镇痛药外，还应积极补充血容量等抗休克治疗，为手术治疗创造良好条件。

4. 已明确腹痛是因胆石症或泌尿系结石所致者，可给予解痉药治疗。胆总管结石者可加用哌替啶治疗。

5. 生育期妇女发生急性腹痛者，尤其是中、下腹部剧痛时，应询问停经史，并及时行盆腔 B 超检查，以明确有无异位妊娠、卵巢囊肿蒂扭转等疾病。

6. 急性腹痛患者，虽经多方检查不能明确诊断时，如生命体征尚平稳，在积极行支持治疗的同时，仍要严密观察病情变化。观察过程中如症状加重，当怀疑患者有内脏出血、肠坏死、空腔脏器穿孔或弥漫性腹膜炎时则应及时剖腹探查，以挽救患者生命。

7. 对慢性腹痛患者，为了减轻患者的腹痛，在未明确诊断前，可以应用镇静药、解痉药或者一般的镇痛药，不应给予哌替啶等。一般而言，空腔脏器病变引起的腹痛，应用抗胆碱药（如阿托品、丁溴东莨菪碱、山莨菪碱）常能够得到缓解；而实质性脏器所致的腹痛，常需应用布桂嗪、曲马朵等镇痛药可缓解。因此，根据用药后腹痛缓解的情况，可初步判断患者可能是空腔脏器的病变，还是实质性脏器的病变，然后再选择有关的检查来协助诊断。

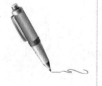

第九节 腹泻

腹泻是一种常见症状，是指排便在一日内明显超过平日习惯的频率，粪质稀薄，水分增加，每日排便量超过200g，或粪便中脂肪成分增多，或带有未消化的食物、黏液、脓血者。腹泻常伴有排便急迫感、肛门不适、失禁等症状。腹泻分为急、慢性两种类型。

一、常见病因

1. 急性腹泻　大多为病毒、细菌或寄生虫引起的肠道感染，还有溃疡性结肠炎急性发作、急性坏死性肠炎、食物中毒、食物过敏等，服食毒蕈、河豚、鱼胆、重金属中毒，服用泻药、胆碱能药物等。

2. 慢性腹泻　发病原因复杂，肠黏膜本身病变、小肠内细菌繁殖过多、肠道运输功能缺陷、消化能力不足、肠运动紊乱以及某些内分泌疾病和肠道外肿瘤均有可能导致慢性腹泻的发生。

（1）消化系统疾病　慢性阿米巴痢疾、肠结核、血吸虫病、肠道念珠菌病等肠道感染性疾病，炎症性肠病、缺血性结肠炎、尿毒症性肠炎、放射性肠炎等肠道非感染性炎症，肿瘤，小肠吸收不良，肠易激综合征，萎缩性胃炎，慢性肝炎，肝硬化，慢性胰腺炎，慢性胆囊炎等。

（2）全身性疾病　甲状腺功能亢进、糖尿病、慢性肾上腺皮质功能减退、系统性红斑狼疮、烟酸缺乏病、食物及药物过敏等。药源性腹泻见于服用各种导泻药、利血平、洋地黄类等。

二、临床表现

急性腹泻起病急，病程2~3周，常有腹痛，尤其是感染性腹泻较明显；慢性腹泻起病缓慢，持续两个月以上，或间歇期在2~4周内复发的。腹泻后腹痛多不缓解为小肠感染性腹泻，腹泻后腹痛多可缓解为结肠炎性腹泻，分泌性腹泻（当分泌量超过吸收能力时可致腹泻）往往无明显腹痛。

在粪便的性状上腹泻的表现也不尽相同。脓血便或黏液便见于感染性腹泻、炎症性肠病（由直肠或结肠溃疡、肿瘤或炎症引起）；粪便呈稀薄水样且量多，为分泌性腹泻；血水或洗肉水样便见于嗜盐菌性食物中毒和急性坏死性肠炎；暗红色果酱样便见于阿米巴痢疾；黄绿色混有奶瓣便见于婴幼儿消化不良；黄水样便见于沙门菌属或金葡菌性食物中毒；米泔水样便见于霍乱或副霍乱；脂肪泻和白陶土色便见于胆道阻塞；激惹性腹泻（常由外界的各种刺激所致，如受寒、水土不服、过食海鲜、油腻或辛辣食物刺激等），每天有3次或3次以上未成形粪便，或伴有发热、腹痛、里急后重，黏液血便、呕吐等。动力性腹泻多为水样便、伴有粪便的颗粒，下泻急促，同时腹部有肠鸣音、腹痛剧烈。

三、药物治疗

（一）非处方药

1. 感染性腹泻　首选盐酸小檗碱（黄连素），成人一次0.1~0.4g，一日3次。儿童用量，1岁以内一次0.05g；1~3岁一次0.05~0.1g；4~6岁一次0.1~0.15g；7~9岁一次0.15~0.2g；9~12岁一次0.2~0.25g；12岁以上一次0.3g，一日3次。也可用药用炭或鞣酸蛋白，口服药用炭吸附肠道内气体、细菌和毒素，成人一次1~3g，一日3次，餐前服用；鞣酸蛋白收敛、减轻炎症、保护肠道黏膜，成人一次1~2g，一日3次，儿童用量，1岁以内一次0.05g；2~7岁一次0.2~0.5g，一日3次，空腹服用。

2. 消化不良性腹泻 因胰腺功能不全可服用胰酶、多酶片；对摄食脂肪过多者可服用胰酶和碳酸氢钠；对摄食蛋白过多者宜服用胃蛋白酶；同时伴腹胀者选用乳酶生或二甲硅油。

3. 激惹性腹泻 可用双八面蒙脱石散，蒙脱石散是一种高效的消化道黏膜保护剂，同时具有改善肠道吸收和分泌的功能，能有效阻止病原微生物的攻击，促进微生态平衡的恢复；蒙脱石散以原型经肠道排出而不进入血液循环，安全无毒副作用；对于各种类型的腹泻均有较好的作用，尤其是治疗婴幼儿腹泻的理想药物；但口服蒙脱石散可能引起便秘，故大便黏稠后应立即停止使用。成人一次1袋（3g），一日3次，急性腹泻首剂加倍。1岁以内幼儿一日1袋；1~2岁一日1~2袋；2岁以上，一日2~3袋，分3次服用。可同时口服乳酶生或微生态制剂。应注意腹部保暖，控制饮食，少食生冷、油腻、辛辣食物。激惹性腹泻也可选用硝苯地平，含服，一次10~20mg，一日2次。

4. 肠道菌群失调性腹泻 补充微生态制剂，如双歧杆菌、复方嗜酸乳杆菌片、双歧三联活菌胶囊等。可调整、重建肠道菌群间的生态平衡，抑制肠道病原菌，控制腹泻。

（二）处方药

细菌感染性腹泻可选用喹诺酮类抗生素如左氧氟沙星、环丙沙星；病毒性腹泻可选用阿昔洛韦、泛昔洛韦；对腹痛较重者或反复呕吐性腹泻腹痛剧烈时可用山莨菪碱片；非感染性的急、慢性功能性腹泻首选洛哌丁胺，也可用地芬诺酯。目前临床上使用的口服补液盐（ORS）Ⅲ为低渗性口服补液盐配方，通过调节肠道水、电解质代谢平衡，有助于缩短腹泻持续的时间，减少静脉补液量，预防和纠正脱水，是腹泻治疗的首选，适用于各种病因和各年龄患者的腹泻治疗。正确使用方法：每袋用250ml温白开水溶解后服用，要求一次冲完，可以分次服用，不能隔夜。

四、用药注意事项与患者教育

1. 由于导致腹泻的病因很多，因此在应用止泻药治疗的同时，实施对因治疗非常重要。

2. 腹泻时应及时补充水和电解质，特别是注意补充钾盐，因为腹泻常可导致钾离子丢失过多引起低血钾，低血钾会影响心脏功能。

3. 腹泻时由于排出大量水分，使血液黏稠，血容量下降，使脑血液循环恶化，可诱发脑动脉闭塞、脑血流不足、脑梗死等，应给予关注。

4. 盐酸小檗碱不宜与鞣酸蛋白合用。鞣酸蛋白大量服用可能会引起便秘，也不宜与其他药物同服。

5. 药用炭吸附能力强，不宜与维生素、抗生素、各种消化酶等药物合用，以免影响疗效；药用炭可影响儿童的营养吸收，因此3岁以下儿童如患长期的腹泻或腹胀禁用。

6. 洛哌丁胺不能作为有发热、便血的细菌性痢疾的治疗药。对急性腹泻者在服用本品48小时后症状无改善，应及时停用。肝功能障碍者、妊娠期妇女慎用，哺乳期妇女尽量避免使用，2岁以下儿童不宜使用，5岁以上儿童剂量减半。

7. 微生态制剂主要用于肠道菌群失调性腹泻，或由寒冷和各种刺激所致的激惹性腹泻。对有细菌或病毒引起的感染性腹泻早期应用无效，不建议使用；在应用抗感染药和抗病毒药后期可辅助给予，以帮助恢复菌群的平衡。微生态制剂属于活菌制剂，要注意保护活菌制剂的活性：①大多数微生态制剂不耐热，不宜用热水送服，宜选用温水。②部分活菌不耐酸，宜在饭前30分钟服用，如双歧杆菌活菌。③不宜与抗生素、药用炭、黄连素、鞣酸蛋白、铋剂或氢氧化铝同服，以避免杀灭菌株或降低效价。如须合用，至少应间隔2~3小时。④部分微生态制剂要求冷链和冷处（2~10℃）保存，如双歧三联活菌胶囊。⑤微生态制剂大多为细菌或蛋白，在服用时宜注意变态反应。

8. WHO和联合国儿童基金会（UN ICEF）2005年联合发表了新修订的《腹泻病治疗指南》，新指南中强调两点：一是强调口服补液的重要性；二是强调所有患儿在腹泻发生时及早补锌。

9. 小儿腹泻家庭治疗四原则

（1）口服足够的液体以预防脱水　无脱水征和轻度脱水的腹泻患儿可在家治疗，从患儿腹泻开始，即给予口服足够的液体如口服补液盐（ORS）或清洁水以预防脱水。母乳喂养儿应继续母乳喂养并增加喂养的次数和延长单次喂养的时间，还可另外添加ORS或清洁水。混合喂养的婴儿，应在母乳喂养的基础上给予ORS或清洁水。人工喂养儿可一次或多次喂ORS、食物类液体（如汤、米汤和酸奶饮料）或清洁水。当患儿腹泻加重又不能及时就诊时，口服ORS特别重要。正确喂患儿方法：每次腹泻后，2岁以下患儿给予50~100ml，2岁以上100~200ml，少量多次喂给患儿，如孩子呕吐，停10分钟后再慢些喂，继续多喂液体，直至腹泻停止。

（2）继续喂养，以预防营养不良　腹泻期间不应禁食，疾病早期呕吐剧烈时可短期禁食，轻度脱水患儿可继续正常的喂养，中重度脱水患儿一旦脱水纠正，就该立即恢复与年龄匹配的饮食，母乳喂养儿继续母乳喂养，非母乳喂养儿继续食用患儿日常食物，每日加餐1次，直至腹泻停止后2周。

（3）补锌　锌元素是强效免疫剂，可提高机体的免疫力，提高T细胞的杀伤活力，以及直接抗击某些细菌、病毒的能力。研究表明，腹泻时补充锌能加速肠黏膜再生，维持肠道黏膜的完整，恢复其功能，防止液体的丢失，改善水和电解质的吸收，有利于缩短病程、减轻病情，并预防以后2~3个月发生腹泻。WHO已向全球推荐5岁以下急性或慢性腹泻患儿每天口服锌10~20mg，持续10~14天。

（4）密切观察病情　若患儿症状不见好转或出现下列任何一种症状，应找医师诊治：①腹泻次数和量增加；②不能正常饮食；③频繁呕吐；④发热；⑤明显口渴；⑥粪便带血。

第十节　恶心、呕吐

恶心、呕吐是消化系统常见的临床症状，是延髓呕吐中枢受到刺激引起的反射动作。恶心是指患者紧迫欲将胃内容物吐出的上腹部不适感，常伴有头晕、皮肤苍白、出汗、流涎、脉缓、血压降低等迷走神经兴奋的症状。呕吐是指胃内容物甚至部分肠内容物，通过胃的强烈收缩经食管反流出口腔的一种复杂的反射动作。呕吐可将胃内的有毒物质排出体外，从而对人体起到保护作用；但频繁而剧烈的呕吐，可引起水、电解质紊乱，代谢性碱中毒及营养不良，有时甚至发生食管贲门黏膜撕裂伤等并发症。恶心常为呕吐的前驱症状，也可单独出现。

一、常见病因

1. 反射性呕吐 常见于：①咽部受炎症或机械刺激；②前庭功能障碍，如迷路炎、梅尼埃病、晕动症等；③肝胆胰疾病，如急性肝炎、肝硬化、胆囊炎、胰腺炎；④腹膜及肠系膜疾病，如腹膜炎；⑤泌尿生殖系统疾病，如肾输尿管结石、肾盂肾炎、盆腔炎、早期妊娠或异位妊娠等；⑥心血管疾病，如急性心肌梗死、心力衰竭、高血压、休克等。

2. 中枢性呕吐 见于各种颅内感染、脑血管疾病、颅脑外伤、颅内肿瘤、癫痫持续状态等；药物如洋地黄类、抗生素、抗肿瘤药等及有机磷等化学性毒物的作用；糖尿病酮症酸中毒、尿毒症、妊娠、甲状腺危象等。

3. 神经官能性呕吐 如胃肠神经官能症、神经性厌食、癔症等。

二、临床表现

1. 呕吐时间 妊娠呕吐、尿毒症、酒精性胃炎或功能性消化不良的呕吐常于清晨发生；鼻窦炎患者因起床后脓液经鼻后孔刺激咽部，亦可致晨起恶心、干呕；夜间呕吐或晨起吐出隔夜宿食见于幽门梗阻。

2. 呕吐的特点 进食后立即呕吐，恶心很轻或缺如，呕吐常不费力，吐后又可进食，长期反复发作而营养状况无明显改变，多为神经官能症性呕吐；嗅到不愉快的气味或看到厌恶的食物而引起，也属神经官能症范畴。餐后近期呕吐，特别是集体发病，吐泻交替者，多由食物中毒所致；餐后1小时以上呕吐称为延迟性呕吐，提示胃张力下降或胃排空延迟；餐后较久呕吐或数餐后呕吐，见于幽门梗阻。颅内高压症呕吐，呈喷射性、较剧烈且多无恶心先兆，吐后不感轻松。消化系统疾病引起的呕吐常有恶心先兆，胃排空后仍干呕不止。呕吐物如为大量隔夜宿食，有粪臭味，提示有胃肠梗阻，呕吐物不含胆汁说明梗阻平面在十二指肠乳头以上；呕吐物含有大量胆汁者则提示在此平面以下，说明有胆汁逆流入胃，常为较顽固性呕吐。呕吐与头部位置有关，多为前庭功能障碍。上消化道出血常呈咖啡色样呕吐物。

3. 伴随症状 恶心、呕吐伴眩晕、耳鸣、眼球震颤、恶心、出汗、血压下降、心悸等自主神经功能失调症状常见于前庭功能障碍；呕吐伴剧烈头痛者可见于颅内高压症、偏头痛、青光眼和急性全身性感染的早期等；恶心、呕吐伴腹痛、腹泻者常见于急性胃肠炎、急性腹膜炎、急性胆囊炎和各种原因的急性中毒。

三、治疗

恶心、呕吐仅是很多疾病的症状之一，只有明确了导致恶心、呕吐的病因，在积极治疗病因的基础上，才能进行必要的对症治疗，否则会延误病情。如果患者经过病因治疗后，还是持续存在恶心、呕吐的现象，此时，可以根据患者的症状，选择适当的药物进行治疗。

1. 胃肠道疾病 因消化道良性或恶性病变造成的狭窄或梗阻所致的呕吐，药物治疗是无效的，只有经扩张、置入支架或手术治疗，解除狭窄或梗阻之后，呕吐症状才会消失。胃肠道急性炎症性病变引起的恶心、呕吐，应积极选用抗生素并纠正水、电解质紊乱及补充维生素。胃肠动力障碍引起的恶心与呕吐可应用莫沙必利等促胃肠动力剂；如果呕吐是由胃肠道痉挛所致，可应用东莨菪碱等抗胆碱能药物。

2. 肝胆胰疾病 急性病毒性肝炎的早期可出现恶心、呕吐，常与食欲缺乏、厌油腻食物及上腹部饱胀同时出现，随着护肝治疗及适当休息后，恶心与呕吐可逐渐消失。呕吐也是胆道梗阻或胆绞痛常伴随的症状，只有当胆道梗阻或炎症消除之后，呕吐才会停止。急性胰腺炎时常伴随有恶心、呕吐症状，随着采用胃肠减压、减少胰液分泌等措施之后，呕吐会逐步缓解或终止。

3. 中枢神经系统病变 降低颅内压、减轻脑细胞水肿是治疗的重要措施之一，脱水治疗后，不仅可改善呕吐的症状，更重要的是起到了保护或恢复脑细胞功能的作用。

4. 药物所致的呕吐 立即停止应用引起呕吐的药物，呕吐症状即会减轻直至消失，不需要应用镇吐药。恶心与呕吐是抗肿瘤药物最常见的化疗反应之一，为了预防或减轻此不良反应，常可应用昂丹司琼、托烷司琼等药物，化疗前30分钟给药，但应严格控制药物的剂量及间隔时间（用药后，会产生中枢神经系统、心血管系统或胃肠道的不良反应）。

5. 神经、精神因素所致的呕吐 首先消除患者的心理障碍，其次可配合药物治疗，常用的药物是镇静药与促胃肠动力剂，重者可采用多塞平或氟西汀等抗抑郁药物治疗。禁用昂丹司琼等具有强烈作用的镇吐药。

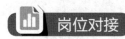 **岗位对接**

常见症状是药学专业学生提高药学服务的专业知识和专业技能必须掌握的医药学知识，为今后从事药品生产、药品检验、药品调剂、药品购销等相关工作提供高质量的药学服务奠定基础。能熟练运用常见症状的相关知识，及时、准确地为患者提供用药指导，开展药学服务，提高患者用药的依从性。

重点小结

症状是患者患病后主观感到的不适、痛苦的自身体验和异常感觉。每个症状又有多种不同的常见病因，不同病因所引起的症状又有不同的临床特点。咳嗽、咳痰、发热、腹泻等症状有时表现比较轻微，不影响工作及生活，但也需提高防病意识，做到早发现、早诊断、早治疗；有些症状病因复杂，病情严重，如咯血、胸痛、呼吸困难、水肿、腹痛、恶心、呕吐，不宜自我药疗，应及时就医，以免延误病情，引起严重后果。

目标检测

一、单项选择题

1. 作为退热药，布洛芬的优势是
   A. 镇痛作用最强　　　　　　B. 可诱发变态反应　　　　　　C. 抗炎作用较弱
   D. 对胃肠道的不良反应较轻　　E. 退热作用与阿司匹林相似但较持久

2. 可作为退热药的首选，尤其适合老年人和儿童服用的药品是
   A. 布洛芬　　B. 贝诺酯　　C. 安乃近　　D. 阿司匹林　　E. 对乙酰氨基酚

扫码"练一练"

3. 解热镇痛药用于退热属于对症治疗，两次用药的间隔时间应该是

    A. 2~4 小时   B. 3~5 小时   C. 4~6 小时   D. 5~7 小时   E. 6~8 小时

4. 正常剂量下较为安全有效，大剂量对肝脏有损害，可作为退热药的首选

    A. 阿司匹林   B. 贝诺酯   C. 布洛芬   D. 吲哚美辛   E. 对乙酰氨基酚

5. 对刺激性干咳或阵咳者宜首选

    A. 氨溴索   B. 苯丙哌林   C. 盐酸吗啡   D. 羧甲司坦   E. 乙酰半胱氨酸

6. 对口腔黏膜有麻醉作用，产生麻木感，需整片吞服，不可咀嚼的是

    A. 右美沙芬   B. 色甘酸钠   C. 苯丙哌林   D. 可待因   E. 羧甲司坦

7. 含右美沙芬制剂的禁用人群是

    A. 青光眼患者   B. 银屑病患者   C. 轻度高血压患者

    D. 妊娠期妇女   E. 糖尿病患者

8. 患儿，男，12 岁，连续 3 日夜间咳嗽就诊，首选的止咳药是

    A. 苯丙哌林   B. 右美沙芬   C. 氨溴索   D. 糖皮质激素   E. 羧甲司坦

9. 以下所列治疗咳嗽的药物中，属于处方药物是

    A. 可待因   B. 美酚伪麻   C. 苯丙哌林   D. 喷托维林   E. 右美沙芬

10. 针对剧咳和白天咳嗽患者宜选用的非处方药是

    A. 吗啡   B. 可待因   C. 右美沙芬   D. 喷托维林   E. 苯丙哌林

11. 患胸膜炎伴胸痛的咳嗽患者宜选用的药物是

    A. 羧甲司坦   B. 喷托维林   C. 右美沙芬   D. 可待因   E. 苯丙哌林

12. 可造成儿童呼吸抑制，故 5 岁以下儿童不宜应用的是

    A. 右美沙芬   B. 喷托维林   C. 苯丙哌林

    D. 可待因   E. 右美沙芬复方制剂

13. 镇咳药连续用药一般不应超过

    A. 1 天   B. 2 天   C. 3 天   D. 5 天   E. 7 天

14. 以下所列药物中，2 岁以下儿童腹泻不宜使用的是

    A. 鞣酸蛋白   B. 洛哌丁胺   C. 盐酸小檗碱

    D. 双歧三联活菌制剂   E. 复合乳酸菌胶囊

15. 因胰腺功能不全引起的消化不良性腹泻适宜选用

    A. 胰酶   B. 碳酸氢钠   C. 胃蛋白酶

    D. 双八面蒙脱石   E. 黄连素

16. 双歧三联活菌胶囊治疗腹泻的机制是

    A. 防止蛋白质发酵   B. 补充正常的细菌

    C. 减少腹胀和腹泻   D. 维持肠道正常菌群的平衡

    E. 抑制肠内腐败菌生长

17. 药用炭可以用于治疗细菌感染性腹泻，不适用的人群有

    A. 青少年   B. 老年人   C. 成年女性   D. 成年男性   E. 3 岁以下儿童

18. 患者，女，64 岁。10 天来夜间咳嗽，痰多。诊断为急性支气管炎。除了抗感染治疗外，在选服右美沙芬时应加用的药品是

    A. 洛贝林   B. 氨溴索   C. 氨茶碱   D. 可待因   E. 安钠咖

19. 用于退热，成人服用对乙酰氨基酚，1 日安全用量不得超过

A. 2. 0g　　　　B. 2. 5g　　　　C. 3. 0g　　　　D. 4. 0g　　　　E. 5. 0g

20. 下列关于解热镇痛药的使用叙述错误的是

A. 退热属对症治疗，可能会掩盖病情

B. 应严格掌握用量，避免滥用

C. 多数宜在餐后服用

D. 解热镇痛药大多有交叉变态反应

E. 阿司匹林无致畸性，但由于可导致出血，故不宜在妊娠的最后2周使用

21. "解热镇痛药用于解热一般不超过3日，症状未缓解应及时就诊或向医师咨询"的最主要原因是

A. 以免引起胃肠道的损伤　　　　B. 引起外周血管扩张、皮肤出汗，以致脱水

C. 以免引起肝、肾脏损伤　　　　D. 发生皮疹、血管性水肿、哮喘等反应

E. 退热属对症治疗，可能掩盖病情，影响疾病诊断

22. 特异体质者应当慎用解热镇痛药，其机制是用药后可能发生

A. 出血　　　　　　　　B. 虚脱　　　　　　　　C. 惊厥

D. 变态反应　　　　　　E. 电解质平衡失调

23. 反复应用可引起药物依赖性的是

A. 对乙酰氨基酚　　　　B. 氯苯那敏

C. 含伪麻黄碱的复方制剂　　D. 阿司匹林

E. 含可待因的复方制剂

24. 细菌感染性腹泻患者宜选用

A. 盐酸小檗碱　　　　　B. 阿苯达唑　　　　　　C. 乳果糖

D. 干酵母　　　　　　　E. 硫酸铝

25. 激惹性腹泻的常见主要病因是

A. 直肠或结肠溃疡、肿瘤或炎症

B. 变态反应或由肿瘤产生过多激素

C. 细菌、真菌、病毒、寄生虫感染

D. 肠道正常菌群的数量或比例失去平衡

E. 外界的各种刺激，如受寒、过食辛辣刺激性食物等

26. 下列药物中，解热且具有抑制血小板凝集作用、可能增加出血危险

A. 对乙酰氨基酚　　　　B. 阿司匹林　　　　　　C. 布洛芬

D. 贝诺酯　　　　　　　E. 吲哚美辛

27. 有关咳嗽的叙述不正确的是

A. 咳嗽是机体呼吸道黏膜受刺激引起的一种保护性反射动作

B. 咳嗽分为干咳和湿咳　　　C. 对于痰液较多的剧烈咳嗽应以镇咳为主

D. 右美沙芬可引起嗜睡　　　E. 支气管哮喘时的咳嗽宜适当合用平喘药

28. 反射性呕吐常见于

A. 咽部受炎症或机械刺激　　B. 各种颅内感染　　　　C. 脑血管疾病

D. 糖尿病酮症酸中毒　　　　E. 妊娠呕吐

29. 何谓大量咯血

A. 24 小时咯血量 >100ml　　　B. 24 小时咯血量 >200ml

    C. 一次咯血量 > 100ml   D. 一次咯血量 > 500ml

    E. 24 小时咯血量 > 500ml

30. 咳铁锈色痰可能是

    A. 肺炎球菌性肺炎   B. 支气管哮喘   C. 肺结核

    D. 气胸   E. 肺癌

二、思考题

    患儿，男，1 岁。因腹泻 2 天入院。患儿入院 2 天前不明原因出现腹泻，大便呈蛋花汤样稀水便，10～15 次/天。经临床检查后，确诊为急性腹泻。治疗：入院后积极补液，蒙脱石散口服，调整饮食，并完成相应辅助检查。

    1. 患儿服用的蒙脱石散作用是什么？

    2. 患儿腹泻治疗原则包括哪些？

（武敏霞）

第二章

基本检查方法及常见阳性体征

学习目标

知识要求 1. **掌握** 血压的测量方法；全身状态检查的主要内容；常见阳性体征的临床表现。

2. **熟悉** 视诊注意事项；全身状态检查的方法及临床意义；常见阳性体征临床意义。

3. **了解** 视诊在全身状态检查中的价值。

技能要求 1. 能运用正确的临床思维方法。

2. 通过临床见习，提高对基本检查方法及常见阳性体征的认识及其在疾病诊断中的作用。

第一节 基本检查方法

扫码"学一学"

案例导入

案例：患者，男，57 岁。因"反复头痛、头晕半年"入院。患者近半年来反复出现头痛、头晕，活动及情绪激动时症状加重，休息后改善，院外多次测血压高于 160/90mmHg。既往无高血压病史，有 20 年吸烟史，20 支/日，无嗜酒。

讨论：1. 该患者初步诊断考虑什么病？

2. 对于该患者如何测量血压，血压测量时应注意什么？

体格检查是指医师运用自己的感官和借助于传统或简便的检查工具，客观了解和评估患者身体状况的一系列最基本的检查方法。许多疾病通过体格检查再结合病史就可以做出临床诊断。

体格检查的方法有五种：视诊、触诊、叩诊、听诊和嗅诊。体格检查的过程既是基本技能的训练过程，以及积累临床经验的过程，也是与患者交流、沟通、建立良好医患关系的过程。在临床工作，不同的检查方法可获取不同疾病信息。触诊和叩诊需要手法技巧，而视诊方法简单，适用范围广，可提供重要的诊断资料和线索，有时仅用视诊就可明确一些疾病的诊断。但视诊又是一种常被忽略的诊断和检查方法，易发生视而不见的现象。只有通过反复临床实践，进行深入、细致、敏锐地观察，并将视诊与其他检查方法紧密结合起来，将局部征象与全身表现结合起来，才能发现并确定具有重要诊断意义的临床征象。

一、视诊

视诊（inspection）是医生通过观察患者全身或局部表现的诊断方法。通过视诊可以观察到患者全身的一般状态，如年龄、发育、营养、意识状态、面容、表情、体位、姿势、步态等。局部视诊可了解患者身体各部分的改变，如皮肤、黏膜、眼、耳、鼻、口、舌、头颈、胸廓、腹形、肌肉、骨骼、关节外形等。特殊部位（如眼底、呼吸道、消化道等）的视诊则需借助于某些仪器（如检眼镜、内镜等）帮助检查。

视诊最好在自然光线下进行，夜间普通灯光下不易辨别轻度发绀、黄疸、贫血等。利用侧面来的光线对观察搏动、蠕动及肿块的轮廓有一定的帮助。

二、触诊

触诊（palpation）是医生通过手接触被检查部位时的感觉（如触觉、温度觉、位置觉和震动觉等）来进行判断的一种方法。手的不同部位对触觉的灵敏度不同，其中以指腹和掌指关节的掌面最为灵敏，触诊时多用这两个部位。通过触诊可以进一步检查视诊发现的异常征象，也可以明确视诊所不能明确的体征，如体温、湿度、震颤、波动、压痛、摩擦感以及包块的位置、大小、轮廓、表面性质、硬度、移动度等。触诊的适用范围很广，尤以腹部检查更为重要。

1. 触诊方法 由于触诊目的不同而施加的压力有轻有重，因而可分为浅部触诊法和深部触诊法。

（1）浅部触诊法 医生将一手轻放在被检查部位，利用掌指关节和腕关节的协同动作以旋转或滑动方式轻压触摸。浅部触诊法可触及的深度为 1~2cm，适用于体表浅在病变、关节、软组织、浅部动脉、静脉、神经、阴囊、精索等的检查和评估。浅部触诊一般不引起患者痛苦或痛苦较轻，也多不引起肌肉紧张，因此有利于检查腹部有无压痛、抵抗感、搏动、包块和某些肿大脏器等。

（2）深部触诊法 医生将单手或两手重叠放置于检查部位，由浅入深，逐渐加压以达到深部。腹部深部触诊法触及的深度常常在 2cm 以上，有时可达 4~5cm，主要用于检查和评估腹腔病变和脏器情况。根据检查目的和手法不同可分为以下 4 种。

1）深部滑行触诊法 患者取仰卧位，双下肢屈曲，嘱患者张口平静呼吸，或与患者谈话以转移其注意力，尽量使腹肌松弛；医生用右手并拢的二、三、四指平放在腹壁上，以手指末端逐渐触向腹腔的脏器或包块，在被触及的脏器或包块上作上下左右滑动触摸，如为肠管或索条状包块，应向与包块长轴相垂直的方向进行滑动触诊。深部滑行触诊方法常用于腹腔深部包块和胃肠病变的检查。

2）双手触诊法 医生将左手掌置于被检查脏器或包块的背后部，右手中间三指并拢平置于腹壁被检查部位，左手掌向右手方向托起，使被检查的脏器或包块位于双手之间，并更接近体表，有利于右手触诊检查。双手触诊多用于肝、脾、肾和腹腔肿物的检查。

3）深压触诊法 医生用一个或两个并拢的手指逐渐深压腹壁被检查部位，用于探测腹腔深在病变的部位或确定腹腔压痛点，如阑尾压痛点、胆囊压痛点、输尿管压痛点等。

4）冲击触诊法 又称为浮沉触诊法。医生检查时，右手并拢的示、中、环三个手指取 70°~90°角，放置于腹壁拟检查的相应部位，做数次急速而较有力的冲击动作，在冲击腹壁时指端会有腹腔脏器或包块浮沉的感觉。这种方法一般只用于大量腹水时肝、脾及腹腔包块难以触及者。冲击触诊会使患者感到不适，操作时应避免用力过猛。

2. 注意事项

（1）准备工作　检查前医生要向患者讲清触诊的目的，消除患者的紧张情绪，取得患者的密切配合。

（2）操作时注意　医生手应温暖，手法应轻柔，以免引起肌肉紧张，影响检查效果。在检查过程中，应随时观察患者表情。

（3）体位　进行腹部触诊时，医生应站于患者右侧，患者通常取仰卧位，双手置于体侧，双腿稍曲，腹肌尽可能放松。根据需要可嘱患者排空大、小便，以免将充盈的膀胱误认为腹腔包块。检查肝、脾、肾时也可嘱患者取侧卧位。

（4）用心触诊　触诊时应手脑并用，边检查边思索。应注意病变的部位、特点、毗邻关系，以判断病变的性质和来源。

三、叩诊

叩诊（percussion）是医生用手指叩击身体表面某一部位，使之震动而产生音响，根据震动和声响的特点来判断被检查部位的脏器状态有无异常的一种方法。叩诊多用于肺脏、心脏、肝界和腹水的检查，也用于了解肝区、脾区及肾区等有无叩击痛。

1. 叩诊方法　根据叩诊的目的和叩诊的手法不同又分为直接叩诊法和间接叩诊法两种。

（1）直接叩诊法　医生用右手中间三指的掌面直接拍击被检查部位，借助于拍击的反响和指下的震动感来判断病变情况的方法。适用于胸部和腹部范围较广泛的病变，如大量胸腔积液、腹胸腔积液或气胸等。

（2）间接叩诊法　是广泛应用的叩诊方法。医生左手中指第二指节紧贴于叩诊部位，其他手指稍微抬起（避免与体表接触）；右手指自然弯曲，用中指指端叩击左手中指末端指关节处或第二节指骨的远端，叩击方向应与叩诊部位的体表垂直。叩诊时应以腕关节与掌指关节的活动为主，避免肘关节和肩关节参与运动。同一部位叩诊每次只需连续叩击 2～3下，若未获得明确印象，可再连续叩击 2～3下。应避免不间断地连续地快速叩击，因为这不利于叩诊音的分辨。当检查患者肝区或肾区有无叩击痛时，医生可将左手手掌平置于被检查部位，右手握成拳状，并用其尺侧叩击左手手背，询问或观察患者有无疼痛感。

2. 注意事项

（1）准备工作　环境应安静，以免影响叩诊音的判断。叩诊前应嘱患者充分暴露被叩诊部位，并使肌肉放松。

（2）体位　根据叩诊部位不同，患者应采取适当体位，如叩诊胸部时，可取坐位或卧位；叩诊腹部时取仰卧位。

（3）注意比较　叩诊时应注意对称部位的比较与鉴别。同时不仅要注意叩诊音响的变化，还要注意不同病灶的震动感差异，两者应相互配合。

（4）掌握叩诊要领紧（左手中指第二指节紧贴叩诊部位）、翘（左手其他手指稍抬起，勿与体表接触）、直（以右手中指指端垂直叩击左手中指第二指骨前段）、匀（叩击的力量要均匀一致）、快（每次叩击后右手要快速抬起）。

3. 叩诊音　叩诊时被叩击部位产生的反响称为叩诊音。叩诊音的不同取决于被叩击部位组织或器官的致密度、弹性、含气量及与体表的间距。叩诊音根据音响的频率（高音者调高，低音者调低）、振幅（大者音响强，小者音响弱）和是否乐音（音律和谐）的不同，在临床上分为清音、浊音、鼓音、实音、过清音五种。各种叩诊音的特点和临床意义见表 2 - 1。

表 2 - 1　各种叩诊音的特点及临床意义

叩诊音	相对强度	相对音调	相对时限	性质	正常存在部位	临床意义
鼓音	响亮	高	较长	鼓响样	胃泡区和腹部	气胸、肺空洞
过清音	更响亮	更低	更长	回响	正常不出现	肺气肿
清音	响亮	低	长	空响	正常肺	无
浊音	中等	中等	中等	重击声样	心、肝被肺覆盖部分	大叶性性肺炎、肺不张
实音	弱	高	短	极钝	心、肝等实质脏器部分	大量胸腔积液、肺实变

四、听诊

听诊（auscultation）是医生根据患者身体各部分活动时发出的声音判断正常与否的一种诊断方法。常用于心血管、肺及胃肠道的检查。

1. 听诊方法　听诊可分为直接听诊和间接听诊两种方法。

（1）直接听诊法　医生将耳直接贴附于被检查者的体表上进行听诊，这是听诊器出现之前所采用的听诊方法。此法所能听到的体内声音很弱，既不卫生也不方便。广义的直接听诊包括听诊语声、呼吸声、咳嗽声和呃逆、嗳气、呻吟、啼哭、呼叫发出的声音以及患者发出的其他任何声音。

（2）间接听诊法　这是用听诊器进行听诊的一种检查方法。此法方便，应用范围广，除用于心、肺、腹的听诊外，还可以听取身体其他部位发出的声音，如血管音、皮下气肿音、肌束颤动音、关节活动音、骨折面摩擦音等。

听诊器通常由耳件、体件和软管三部分组成，其长度应与医生手臂长度相适应。体件有钟型和膜型两种类型，钟型体件适用于听取低调声音，如二尖瓣狭窄的隆隆样舒张期杂音，使用时应轻触体表被检查部位，但应注意避免体件与皮肤摩擦而产生的附加音；膜型体件适用于听取高调声音，如主动脉瓣关闭不全的杂音及呼吸音、肠鸣音等，使用时应紧触体表被检查部位。

2. 注意事项

（1）准备工作　听诊环境要安静，避免干扰；要温暖、避风以免患者由于肌束颤动而出现的附加音；应根据病情和听诊的需要，嘱患者采取适当的体位。

（2）正确使用听诊器　听诊前应注意检查耳件方向是否正确，硬管和软管管腔是否通畅；切忌隔着衣服听诊，听诊器体件直接接触皮肤避免与皮肤摩擦产生附加音，以获取确切的听诊结果。

（3）排除干扰　听诊时注意力要集中，听肺部时要摒除心音的干扰，听心音时要摒除呼吸音的干扰，必要时嘱患者控制呼吸配合听诊。

五、嗅诊

嗅诊（olfactory examination）是通过嗅觉来判断发自护照患者的异常气味与疾病之间关系的一种方法。异常气味多来自患者皮肤、黏膜、呼吸道、胃肠道、呕吐物、排泄物、分泌物、脓液和血液等，根据疾病的不同，其特点和性质也不一样。

正常汗液无特殊强烈刺激气味。酸性汗液见于风湿热和长期服用水杨酸、阿司匹林等解热镇痛药物的患者；特殊的"狐臭"味见于腋臭等患者。正常痰液无特殊气味，若呈恶臭味，提示厌氧菌感染，见于支气管扩张症或肺脓肿；恶臭的脓液可见于气性坏疽。

呼吸呈刺激性蒜味见于有机磷杀虫药中毒；烂苹果味见于糖尿病酮症酸中毒者；氨味见于尿毒症；肝腥味见于肝性脑病者。

呕吐物呈酸味提示食物在胃内停滞时间长而发酵，常见于幽门梗阻或贲门失弛缓症的患者；呕吐物出现粪便味可见于长期剧烈呕吐或肠梗阻患者。

粪便具有腐败性臭味见于消化不良或胰腺功能不良者；腥臭味粪便见于细菌性痢疾；肝腥味粪便见于阿米巴性痢疾。

尿呈浓烈氨味见于膀胱炎，由于尿液在膀胱内被细菌发酵所致。

临床工作中，嗅诊可迅速提供具有重要意义的诊断线索，但必须要结合其他检查才能做出正确的诊断。

六、全身状态检查

体格检查过程中的第一步，是对患者全身状态的概括性观察，以视诊为主，配合触诊、听诊和嗅诊进行检查。全身状态检查的内容包括性别、年龄、体温、脉搏、血压、发育与营养、意识状态、面容表情、体位姿势、步态等。

1. 性别 正常人的性征明显。性征的正常发育，女性与雌激素和雄激素有关，男性仅与雄激素有关。女性受雄激素的影响出现大阴唇与阴蒂的发育，腋毛、阴毛生长，可出现痤疮；受雌激素的影响出现乳房、女阴、子宫及卵巢的发育。男性受雄激素的影响出现睾丸、阴茎的发育，腋毛多，阴毛呈菱形分布，声音低而洪亮，皮脂腺分泌多，可出现痤疮。疾病的发生与性别有一定的关系，某些疾病可引起性征发生改变。

2. 年龄 年龄的增长，机体出现生长发育、成熟、衰老等一系列改变。年龄与疾病的发生及预后有密切的关系；药物的用量以及某些诊疗方法的选择，也需要考虑年龄因素。年龄大小一般通过问诊即可得知，但在某些情况下，如昏迷、死亡或隐瞒年龄时则需通过观察进行判断，其方法是通过观察皮肤的弹性与光泽、肌肉的状态、毛发的颜色和分布、面与颈部皮肤的皱纹、牙的状态等进行大体上的判断。

3. 生命体征 生命体征是评价生命活动存在与否及其质量的指标，包括体温、脉搏、呼吸和血压，为体格检查时必须检查的项目之一。

（1）体温

1）体温测量及正常范围 测量体温方法要规范，保证结果准确。国内一般按摄氏法进行记录，所用的温度计有水银体温计、电子体温计和红外线体温计。常用的体温测量方法有口测法、腋测法和肛测法，近年来还出现了耳测法和额测法。其评价及正常范围（表2-2）。

表 2-2 体温常用测量方法与评价

方法	正常范围	评价
口测法	36.3~37.2℃	将消毒后的体温计置于患者舌下，让其紧闭口唇，5分钟后读数。使用该法时应嘱患者不用口腔呼吸，以免影响测量结果。该法结果较为准确，但不能用于婴幼儿及神志不清者
腋测法	36~37℃	将体温计头端置于患者腋窝深处，嘱患者用上臂将体温计夹紧，10分钟后读数。使用该法时，注意腋窝处应无致热或降温物品，并应将腋窝汗液擦干，以免影响测定结果。该法简便、安全，且不易发生交叉感染，为最常用的体温测定方法
肛测法	36.5~37.7℃	让患者取侧卧位，将肛门体温计头端涂以润滑剂后，徐徐插入肛门内达体温计长度的一半为止，5分钟后读数。该法测值稳定，多用于婴幼儿及神志不清者

2）体温的记录方法　体温测定的结果，应按时记录于体温记录单上，描绘出体温曲线。多数发热性疾病，其体温曲线的变化具有一定的规律性，称为热型。

（2）呼吸　呼吸是非常重要的且直观的生命体征，有节律的自主呼吸常提示生命体征的存在。正常成人静息状态下，呼吸为 12～20 次/分，呼吸与脉搏之比为 1:4。新生儿呼吸约 44 次/分，随着年龄的增长而逐渐减慢。常通过观察患者胸部或腹部的起伏（一起一伏为一次），注意观察记录患者呼吸的节律性及每分钟次数。

（3）脉搏　是指动脉脉搏，脉搏的变化可反映心脏跳动的速度和节律，常用触诊的方法。注意观察记录患者脉搏的节律性及每分钟次数。

（4）血压　观察动脉血压的高低，检测方法详见后。

4. 发育与体型　发育常通过患者年龄、智力和体格成长状态（包括身高、体重及第二性征）之间的关系进行综合评价。发育正常者，其年龄、智力与体格的成长状态处于均衡一致。成年以前，随年龄的增长，体格不断成长，在青春期，尚可出现一段生长速度加快的青春期急速成长期，属于正常发育状态。机体的发育受种族遗传、内分泌、营养代谢、生活条件及体育锻炼等多种因素的影响。

临床上的病态发育与内分泌的改变密切相关。在青春期前，如出现腺垂体功能亢进，可致体格异常高大称为巨人症；如发生垂体功能减退，可致体格异常矮小称为垂体性侏儒症。甲状腺对体格发育也有很大影响，在新生儿期，如发生甲状腺功能减退，可导致体格矮小和智力低下，称为呆小病。

体型是身体各部发育的外观表现，包括骨骼、肌肉的生长与脂肪分布的状态等。成年人的体型可分为：①无力型：亦称瘦长型，表现为体高肌瘦、颈细长、肩窄下垂、胸廓扁平、腹上角小于 90°。②正力型：亦称匀称型，表现为身体各个部分结构匀称适中，腹上角 90°左右，见于多数正常成人。③超力型亦称矮胖型，表现为体格粗壮、颈粗短、面红、肩宽平、胸围大、腹上角大于 90°。

5. 营养状态　营养状态与食物的摄入、消化、吸收和代谢等因素密切相关，其好坏可作为鉴定健康和疾病程度的标准之一。

营养状态一般较易评价，通常根据皮肤、毛发、皮下脂肪、肌肉的发育情况进行综合判断。最简便而迅速的方法是观察皮下脂肪充实的程度，尽管脂肪的分布存在个体差异，男女亦各有不同，但前臂曲侧或上臂背侧下 1/3 处脂肪分布的个体差异最小，为判断脂肪充实程度最方便和最适宜的部位。此外，在一定时间内监测体重的变化亦可反映机体的营养状态。

6. 意识状态　意识是大脑功能活动的综合表现，即对环境的知觉状态。意识活动主要包括认知、思维、情感、记忆、定向力。正常人意识清晰，定向力正常，反应敏锐精确，思维和情感活动正常，语言流畅、准确、表达能力良好，凡能影响大脑功能活动的疾病均可引起程度不等的意识改变，称为意识障碍。患者可出现兴奋不安、思维紊乱、语言表达能力减退或失常、情感活动异常、无意识动作增加等。根据意识障碍的程度可将其分为嗜睡、意识模糊、谵妄、昏睡以及昏迷。

判断患者意识状态多采用问诊，通过交谈了解患者的思维、反应、情感、计算及定向力等方面的情况。对较为严重者，尚应进行痛觉试验、瞳孔反射等检查，以确定患者意识障碍的程度。

7. 面容与表情　面容是指面部呈现的状态；表情是在面部或姿态上思想感情的表现。

健康人表情自然，神态安怡。患病后因病痛困扰，常出现痛苦、忧虑或疲惫的面容与表情。某些疾病发展到一定程度时，尚可出现特征性的面容与表情，对疾病的诊断具有重要价值。

通过视诊即可确定患者的面容和表情，临床上常见的典型面容改变及临床意义见表2-3)。

表2-3 常见面容改变的特点及临床意义

面容	特 点	临床意义
急性病容	面色潮红，兴奋不安，鼻翼扇动，口唇疱疹，表情痛苦	急性感染性疾病，如肺炎球菌肺炎、疟疾、流行性脑脊髓膜炎等
慢性病容	面容憔悴，面色晦暗或苍白无华，目光暗淡	慢性消耗性疾病，如恶性肿瘤、肝硬化、严重结核病等
贫血面容	面色苍白，唇舌色淡，表情疲惫	贫血
肝病面容	面色晦暗，额部、鼻背、双颊有褐色色素沉着	见于慢性肝脏疾病
肾病面容	面色苍白，眼睑、颜面水肿，舌色淡、舌缘有齿痕	慢性肾脏疾病
甲状腺功能亢进面容	面容惊愕，眼裂增宽，眼球凸出，目光炯炯，兴奋不安，烦躁易怒	甲状腺功能亢进症
黏液性水肿面容	面色苍黄，颜面水肿，睑厚面宽，目光呆滞，反应迟钝，眉毛、头发稀疏，舌色淡、肥大	甲状腺功能减退症
二尖瓣面容	面色晦暗、双颊紫红、口唇轻度发绀	风湿性心瓣膜病二尖瓣狭窄
肢端肥大症面容	头颅增大，面部变长，下颌增大、向前突出，眉弓及两颧隆起，唇舌肥厚，耳鼻增大	肢端肥大症
伤寒面容	表情淡漠，反应迟钝呈无欲状态	肠伤寒、脑脊髓膜炎、脑炎等高热衰竭患者
苦笑面容	牙关紧闭，面肌痉挛，呈苦笑状	破伤风
满月面容	面圆如满月，皮肤发红，常伴痤疮和胡须生长	见于Cushing综合征及长期应用糖皮质激素者
面具面容	面部呆板，无表情，似面具样	震颤麻痹、脑炎等

8. 体位 体位是指患者身体所处的状态。体位的改变对某些疾病的诊断具有一定的意义。常见的体位有：①自主体位：身体活动自如，不受限制。见于正常人、轻症和疾病早期患者。②被动体位：患者不能自己调整或变换身体的位置。见于极度衰竭或意识丧失者。③强迫体位：患者为减轻痛苦，被迫采取某种特殊的体位。临床上常见的强迫体位可分为强迫仰卧位（见于急性腹膜炎等）、强迫俯卧位（见于脊柱疾病）、强迫侧卧位（见于一侧胸膜炎和大量胸腔积液的患者）、强迫坐位（亦称端坐呼吸，见于心、肺功能不全者）、强迫蹲位（见于先天性发绀型心脏病）、角弓反张位（见于破伤风及小儿脑膜炎）等。

9. 姿势　姿势是指举止的状态。健康成人躯干端正，肢体活动灵活适度。正常的姿势主要依靠骨骼结构和各部分肌肉的紧张度来保持，但亦受机体健康状况及精神状态的影响，如疲劳和情绪低沉时可出现肩垂、弯背、拖拉蹒跚的步态。患者因疾病的影响，可出现姿势的改变。颈部活动受限提示颈椎疾病；充血性心力衰竭患者多愿采取坐位、当其后仰时可出现呼吸困难；腹部疼痛时可有躯干制动或弯曲，胃、十二指肠溃疡或胃肠痉挛性疼痛发作时，患者常捧腹而行。

10. 步态　步态指走动时所表现的姿态。健康人的步态因年龄、机体状态和所受训练的影响而有不同表现，如小儿喜急行或小跑，青壮年矫健快速，老年人则常为小步慢行。当患某些疾病时可导致步态发生显著改变，并具有一定的特征性，有助于疾病的诊断。常见的典型异常步态见表2-4。

表2-4　常见异常步态的特点及临床意义

异常步态	特　点	临床意义
蹒跚步态	走路时身体左右摇摆似鸭行	见于佝偻病、大骨节病、进行性肌营养不良或先天性双侧髋关节脱位等患者
醉酒步态	行走时躯干重心不稳，步态紊乱不准确如醉酒状	见于小脑病变、酒精及巴比妥中毒患者
共济失调步态	起步时一脚高抬，骤然垂落，且双目向下注视，两脚间距很宽，以防身体倾斜，闭目时则不能保持平衡	见于脊髓病变患者
慌张步态	起步后小步急速趋行，身体前倾，有难以止步之势	见于帕金森患者
跨阈步态	由于踝部肌腱、肌肉弛缓，患足下垂，行走时必须抬高下肢才能起步	见于腓总神经麻痹
剪刀步态	由于双下肢肌张力增高，尤以伸肌和内收肌张力增高明显，移步时下肢内收过度，两腿交叉呈剪刀状	见于脑性瘫痪与截瘫患者
间歇性跛行	步行中，因下肢突发性酸痛乏力，患者被迫停止行进，需稍休息后方能继续行进	见于高血压、动脉硬化患者

七、血压检查

血压（blood pressure，BP）通常指体循环动脉血压，是重要的生命体征。

1. 测量方法　血压测量有直接测压法和间接测量法。前者需要专门设备，技术要求高，本法精确、实时，但为有创方式，仅适用于危重、疑难病例；后者无创伤、简便易行，但易受外界因素影响。

临床上常用血压计来间接测量血压。血压计有泵柱式、弹簧式和电子血压计，诊所或医院常用泵柱式血压计或经过验证［英国高血压协会（BHS）和美国医疗仪器促进协会（AAMI）、欧洲高血压学会（ESH）］合格的电子血压计进行测量。

测量血压时，根据Korotkoff 5期法判断血压值，首先听到响亮的拍击声（第1期）代表收缩压（systolic blood pressure，SBP），随后拍击声有所减弱和带有柔和吹风样杂音成为第2期，在第3期搏动声增强、杂音消失，然后音调突然变沉闷为第4期，最终声音消失即达第 5 期。第 5 期的血压值为舒张压（diastolic blood pressure，DBP），收缩压和舒张压之差为脉压（pulse pressure，PP）。舒张压加 1/3 脉压为平均动脉压。

操作规程：被检查者半小时内禁烟、禁咖啡、排空膀胱，安静环境休息至少 5 分钟。取坐位或仰卧位，被检查者上肢裸露自然伸直并轻度外展，肘部与心脏同一水平，将气袖紧贴皮肤缠于上臂（袖带下缘距肘窝 2~3cm），气袖中央位于肱动脉表面。检查者先触及肱动脉搏动处，然后将听诊器胸件紧贴于肱动脉搏动明显处（切不可将听诊器胸件插入袖带内）准备听诊。然后，向袖带内充气，边充气边听诊，待搏动声消失，充气使汞柱再升高 30mmHg 后，缓慢匀速放气（2~6mmHg/s），双眼随汞柱下降，平视汞柱平面，听到 Korotkoff 音第一音为收缩压，消失音为舒张压。血压至少应测量 2 次，间隔 1~2 分钟；如收缩压与舒张压 2 次读数相差 5mmHg 以上，应再次测量，以 3 次读数的平均值作为测量结果。需注意的是，部分被检查者偶尔可出现收缩压与舒张压之间的无声间隔，可能因未能识别而导致收缩压的低估，主要见于重度高血压或主动脉瓣狭窄等。因此，需注意向袖带内充气时肱动脉搏动声消失后，再升高 30mmHg，一般能防止此误差。

2. 注意事项　由于血压测量的影响因素较多，应特别注意以下几点。

（1）充分做好测量前的各项准备工作（以泵式血压计为例）。

1）血压计的选择与要求　①血压计的袖带宽度约为上肢周径的 40%。②血压计气袖大小应适合患者的上臂臂围，至少应包裹 80% 上臂。手臂过于粗大或测大腿血压时，用标准气袖测值会过高，反之，手臂太细或儿童测压时用标准气袖则结果会偏低。因此，针对这些特殊情况，为保证测量准确，须使用适当大小的袖带，肥胖的人用宽袖带，儿童用窄袖带，尽可能减少测量误差。③打开血压计开关后，汞柱的凹面水平应在零位。④对于非汞式血压计，每次使用前均需校准。

2）血压测量前准备工作　①检查环境应安静、舒适、温暖。②测血压前 30 分钟被检者禁止吸烟和饮用含有咖啡因的饮料，并至少休息 5~10 分钟。③充分暴露被测量的上肢，且被测量上肢无动静脉瘘。④触诊肱动脉以保证有搏动。⑤被测量上肢的肱动脉与心脏处于同一水平，将袖带均匀紧贴皮肤缠于上臂，其下缘距肘窝 2~3cm，且气袖中央位于肱动脉表面。⑥检查者先触及肱动脉搏动处，然后将听诊器胸件置于搏动的肱动脉上，准备听诊。

（2）首诊时应当测量双臂血压，以较高一侧读数为准。如实记录血压值，读数应取偶数。

（3）重复测量时应将袖带内气体完全排空后 1~2 分钟后再测量。

3. 临床意义　90%~95% 的高血压原因未明（原发性高血压），病因明确的高血压则为继发性高血压。测量血压的目的主要：①检查生命体征；②证实高血压的存在和严重程度；③评估心血管的危险因素；④明确靶器官损害；⑤判断高血压原因，明确有无继发性高血压。

血压测值受多种因素的影响，如情绪激动、紧张、运动等；若在安静、清醒和未使用降压药的条件下采用标准测量方法，至少 3 次非同日血压值达到或超过收缩压 140mmHg 和（或）舒张压 90mmHg，即可认为有高血压，如果仅收缩压达到标准则称为单纯收缩期高血压。血压变化的意义见表 2-5。

表 2 – 5　血压变化的临床意义

类　别	特　点	临 床 意 义
高血压	血压高于正常标准	绝大多数是原发性高血压，约5%继发于其他疾病，称为继发性或症状性高血压，如慢性肾炎等。高血压是动脉粥样硬化和冠心病的重要危险因素，也是心力衰竭的重要原因
低血压	血压低于 90/60mmHg	持续的低血压状态多见于严重病症，如休克、心肌梗死、急性心脏压塞等。低血压也可有体质的原因，患者自诉一贯血压偏低，一般无症状。另外，如患者平卧5分钟以上后站立1分钟和5分钟，其收缩压下降20mmHg以上，并伴有头晕或晕厥，为直立性低血压
血压不对称	双上肢血压差 >10mmHg	见于多发性大动脉炎或先天性动脉畸形等
脉压增大	脉压≥60 mmHg	见于甲状腺功能亢进、主动脉瓣关闭不全和动脉硬化等
脉压减小	脉压 <30 mmHg	见于主动脉狭窄、心包积液及严重的心力衰竭
上下肢血压差减小	正常下肢血压高于上肢血压达 20～40mmHg	如下肢血压低于上肢应考虑提示相应部位有动脉狭窄或闭塞，见于主动脉缩窄、胸腹主动脉型大动脉炎等

4. 动态血压监测　血压监测方面除了重危患者的床旁连续有创监测外，尚有动态血压监测（ambulatory blood pressure monitoring，ABPM），是高血压诊治的一个重要方面。测量应使用符合国际标准［BHS、AAMI 和（或）ESH］的动态血压检测仪，按设定的间隔间期，24 小时连续记录血压。一般设白昼时间（早 6 时～晚 10 时）每 15 或 20 分钟测血压一次；晚间为晚 10 时～次晨 6 时，每 30 分钟记录一次。动态血压的国内正常参考标准如下：24 小时平均血压值 <130/80mmHg；白昼平均值 <135/85mmHg；夜间平均值 <120/70mmHg。正常情况下，夜间血压值较白昼低 10% ～20% 。凡是疑有单纯性诊所高血压（白大衣高血压）、隐蔽性高血压、顽固难治性高血压、发作性高血压或低血压，以及降压治疗效果差的患者，均应考虑做动态血压监测作为常规血压的补充手段。

5. 家庭自测血压　部分患者在诊所或医院内由医务人员测定血压时，由于情绪紧张等因素，血压值可能偏高，甚至超过正常范围称为诊所高血压（白大衣高血压）。对此，除考虑动态血压监测外，尚可观察家庭自测血压以进行鉴别。家庭自测血压由患者或其家属，采用上述的血压测量方法测定血压，并进行记录，就诊时供医师参考，必要时补充进行动态血压监测。家庭自测血压的正常值为 <135/85mmHg。

第二节　常见阳性体征

体征（sign）是患者的体表或内部结构发生可察觉的改变，如皮肤黄染、肝脾大、心脏杂音和肺部啰音等。症状和体征可单独出现或同时存在。体征对临床诊断的建立可发挥主导的作用。下面我们着重介绍几种临床上常见的体征。

一、啰音

啰音是呼吸音以外的附加音，正常情况下肺内无啰音。按啰音性质的不同可分为下列几种。

1. 湿啰音 系由于吸气时气体通过呼吸道内的分泌物如痰液、血液和黏液等，形成的水泡破裂所产生的声音，又称水泡音。

（1）特点 ①呼吸音以外的附加音。②断续而短暂，一次常连续多个出现。③于吸气时或吸气终末较为明显，有时也出现于呼气早期。④部位较恒定，性质不易变，中、小湿啰音可同时存在，咳嗽后可减轻或消失。

（2）分类 按产生湿啰音的呼吸道腔径大小和腔内渗出物的多寡分为粗、中、细湿啰音和捻发音。其特点见表2－6。

表2－6 湿啰音的分类及特点

分 类	特 点
粗湿啰音（大水泡音）	发生于气管、主支气管或空洞部位，一般出现在吸气早期。昏迷或濒死的患者因虚弱无力，大量呼吸道分泌物积聚于主气道内无法排出，于气管处可闻及粗湿啰音，有时不用听诊器亦可听到，谓之痰鸣音
中湿啰音（中水泡音）	发生于中等大小的支气管，多出现于吸气的中期
细湿啰音（小水泡音）	发生于小支气管，多在吸气后期出现
捻发音	一种极细而均匀一致的湿啰音。多在吸气的终末闻及，似在耳边用手指捻搓一束头发所发出的声音。正常老年人或长期卧床的患者，于肺底亦可听及捻发音，在数次深呼吸或咳嗽后可消失，一般无临床意义

（3）临床意义 肺部闻及局限性湿啰音，提示该处存在局部病变，如肺炎、支气管扩张等。两侧肺底湿啰音，多见于心力衰竭所致的肺淤血和支气管肺炎等。两肺野满布湿啰音，则多见于急性肺水肿和严重的支气管肺炎。

2. 干啰音 系由于气管、支气管或细支气管狭窄或部分阻塞，空气吸入或呼出时形成湍流所产生的声音。病理基础包括：①炎症引起的黏膜充血水肿和分泌物增加；②支气管平滑肌痉挛；③管腔内肿瘤或异物阻塞；④管壁被管外肿大淋巴结或纵隔肿瘤压迫。

（1）特点 ①干啰音为一种持续时间较长带乐性的呼吸附加音，音调较高；②吸气及呼气时均可听及，但以呼气时为明显；③发生于主支气管以上大气道的干啰音，有时不用听诊器亦可听及，称为喘鸣。

（2）分类 根据音调的高低可分为高调和低调两种。其特点见表2－7。

表2－7 干啰音的分类及特点

分 类	特 点
高调干啰音（哨笛音）	音调高，呈短促的"zhi—zhi"声或带音乐性。多起源于较小的支气管或细支气管
低调干啰音（鼾音）	音调低，呈呻吟声或鼾声的性质，多发生于气管或主支气管

（3）临床意义 双肺广泛闻及干啰音，常见于支气管哮喘、慢性阻塞性肺疾病、心源性呼吸困难等。局限性干啰音，多由于局部支气管狭窄所致，常见于支气管内膜结核或肿瘤等。

二、胸膜摩擦音

正常胸膜表面光滑，且胸膜腔内有微量液体在胸膜脏层和壁层之间起润滑作用，故呼吸时无音响发生。当胸膜面由于炎症、纤维素渗出而变得粗糙时，则随着呼吸便可出现胸膜摩擦音。其特征颇似用一手掩耳，以另一手指在其手背上摩擦时所听到的声音。

1. 特点 ①于呼气、吸气均可闻及，近在耳边，一般于吸气末或呼气初较为明显。②屏气时即消失。③深呼吸或在听诊器体件上加压时，摩擦音的强度可增加。④胸膜摩擦音最常听到的部位是前下侧胸壁，因呼吸时该区域的呼吸动度最大。⑤胸膜摩擦音可随体位的变动而消失或复现。当胸腔积液较多时，因两层胸膜被分开，摩擦音可消失，在积液吸收过程中当两层胸膜又接触时，可再出现。当纵隔胸膜发炎时，于呼吸及心脏搏动时均可听到胸膜摩擦音。

2. 临床意义 胸膜摩擦音常见于纤维素性胸膜炎、肺梗死、胸膜肿瘤及尿毒症等。

三、靴形心

靴形心是影像学上描述心脏的形态改变，并非一种疾病。指心脏浊音界向左下扩大，心腰部不大，使心腰部加深近似直角，心浊音界轮廓似靴形而得名，因其常见于主动脉瓣病变，如主动脉瓣关闭不全，又称为主动脉型心，也可见于高血压性心脏病、法洛四联症。

主动脉型心的X线特征：心影呈靴形，主动脉结增宽、迂曲，肺动脉段内凹（心腰凹陷），左心缘下段向左下延长，心尖向左下移位。是多种原因引起左心室肥大的共同表现。

四、梨形心

梨形心，当左心房显著增大时，胸骨左缘第3肋间心浊音界扩大，使心腰消失，当左心房与肺动脉段均扩大时，胸骨左缘第2、3肋间心浊音界向外扩大，心腰部则更为饱满或膨出，使心浊音界呈梨形。因其常见于二尖瓣瓣膜病变，如二尖瓣狭窄，故又称二尖瓣型心，也可见于房间隔缺损、肺动脉瓣狭窄、肺动脉高压与肺源性心脏病等。

二尖瓣型心的X线特征：呈梨形，主动脉结小，肺动脉段突出，房室增大。多由二尖瓣病变导致左房、右室及肺循环负荷增大所致（心脏形态、大小异常见图2-1）。

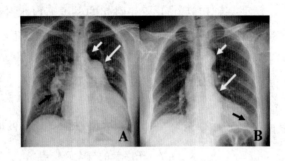

图2-1 心脏形态、大小异常

A. 二尖瓣型（梨形心）主动脉球缩小（白短箭头），肺动脉段膨出（白长箭头），右下肺动脉呈残根状（黑箭头）；

B. 主动脉型（靴形心）主动脉结迂曲、延长（白短箭头），心腰凹陷（白长剪头），左心室段延长、心尖下移（黑箭头）

五、奔马律

奔马律并非正常心音，为病理性附加心音，不同于心脏杂音。系一种发生在舒张期的额外心音，与原有的第一心音、第二心音（S_1、S_2）组成类似马奔跑时的蹄声，故称奔马律。奔马律是心肌严重损害的体征。按其出现时间的早晚可分三种。

1. 舒张早期奔马律   最为常见，是病理性的 S_3，又称第三心音奔马律。它与生理性 S_3 的主要区别是后者见于健康人，尤其是儿童和青少年。一般认为舒张早期奔马律是由于心室舒张期负荷过重，心肌张力减低与顺应性减退，以致心室舒张时，血液冲击引起室壁振动。常见于心力衰竭、急性心肌梗死、重症心肌炎与扩张性心肌病等。听诊部位为左室奔马律在心尖区稍内侧，呼气时响亮；右室奔马律则在剑突下或胸骨左缘第 5 肋间，吸气时响亮。

2. 舒张晚期奔马律   又称收缩期前奔马律或房性奔马律，实为病理性第四心音。多见于心室肥厚的心脏病，如高血压性心脏病、肥厚型心肌病等。听诊特点为：音调较低，强度较弱，距 S_1 较近，在心尖部稍内侧听诊最清楚。

3. 重叠型奔马律   为舒张早期和晚期奔马律同时并重叠出现引起，使此额外音音调明显增强。当心率较慢时，两种奔马律可没有重叠，则听诊为 4 个心音，称舒张期四音律，常见于心肌病或心力衰竭。

六、舒张期杂音

心脏杂音是指在正常心音与额外心音之外，在心脏收缩或舒张过程中的异常声音，杂音性质和发生位置的判断对于心脏病的诊断具有重要的参考价值。但杂音并非心脏病的必备条件，即有杂音不一定有心脏病，有心脏病也可无杂音。

根据产生杂音的部位有无器质性病变可区分为器质性杂音与功能性杂音。功能性杂音包括生理性杂音、各种原因造成的血流动力学改变产生的杂音（如甲状腺功能亢进）、有临床病理意义的相对性关闭不全或狭窄引起的杂音。后者与器质性杂音又可合称为病理性杂音。

根据杂音出现在心动周期中的时期与部位，可分为收缩期杂音、舒张期杂音。舒张期杂音的特点及意义如下。①二尖瓣区：器质性杂音主要见于风湿性心瓣膜病的二尖瓣狭窄。呈局限于心尖区的舒张中、晚期低调、隆隆样、递增型杂音。②主动脉瓣区：主要见于各种原因的主动脉瓣关闭不全。杂音是由舒张早期开始，递减型，性质柔和叹气样。常见于风湿性心瓣膜病或先天性心脏病的主动脉瓣关闭不全。③肺动脉瓣区：多由于肺动脉扩张导致相对性关闭不全所致的功能性杂音。性质柔和、较局限、呈舒张期递减型、吹风样，于吸气末增强，又称 Graham Steell 杂音，常见于二尖瓣狭窄伴明显肺动脉高压。④三尖瓣区：见于三尖瓣狭窄而产生的杂音，临床极为少见。

七、移动性浊音

移动性浊音为临床上发现有无腹腔积液的重要检查方法。当腹腔内游离腹水在 1000ml 以上时，即可查出移动性浊音。

1. 原理   当腹腔内有较多的液体存留时，因重力作用，液体多潴积于腹腔的低处，故在此处叩诊呈浊音。如患者仰卧，腹中部由于含气的肠管在液面浮起，叩诊呈鼓音，两侧腹部因腹腔积液积聚叩诊呈浊音。

2. 检查方法   检查时先让患者仰卧，医生自腹中部脐水平面开始向患者左侧叩诊，发现浊音时，板指固定不动，嘱病人右侧卧，再度叩诊，如呈鼓音，表明浊音移动。同样方法向右侧叩诊，叩得浊音后嘱患者左侧卧，以核实浊音是否移动。这种因体位不同而出现浊音区变动的现象，称为移动性浊音。

如果腹水量少，用以上方法不能查出时，若病情允许可让患者取肘膝位，使脐部处于最低部位。由侧腹部向脐部叩诊，如由鼓音转为浊音，则提示有腹水的可能（即水坑征）。

3. 鉴别诊断 应注意鉴别下列几种情况，易误诊为腹腔积液。

（1）肠梗阻时肠管内有大量液体潴留，可因患者体位的变动，出现移动性浊音，但常伴有肠梗阻的征象，如腹痛、腹胀、呕吐、排便排气停止。

（2）巨大的卵巢囊肿，亦可使腹部出现大面积浊音，其浊音非移动性，鉴别点如下：①浊音区分布：卵巢囊肿所致浊音，于仰卧时常在腹中部，鼓音区则在腹部两侧，这是由于肠管被卵巢囊肿压挤至两侧腹部所致。②卵巢囊肿的浊音不呈移动性。③尺压试验也可鉴别，即当患者仰卧时，用一硬尺横置于腹壁上，检查者两手将尺下压，如为卵巢囊肿，则腹主动脉的搏动可经囊肿壁传到硬尺，使尺发生节奏性跳动；如为腹水，则搏动不能被传导，硬尺无此种跳动。

八、Murphy 征

Murphy 征即墨菲征，又称胆囊触痛征。胆囊呈梨形，位于肝下面的胆囊窝内，分为底、体、颈、管四部分。颈部移行于胆囊管，可防止胆汁逆流。胆囊具有吸收、分泌和运动功能，因而起到浓缩、储存和排出胆汁的作用。同时通过胆囊的运动调节胆道内压，其运动功能受神经和激素的支配，神经反射、食物和激素等多种因素都可影响胆囊的运动功能。

正常时胆囊不能触及。胆囊肿大时可在右肋缘下、腹直肌外缘处触及一梨形或卵圆形，有时较长呈布袋形肿块，表面光滑，张力较高，随呼吸上下移动。如肿大胆囊呈囊性感，并有明显压痛，伴 Murphy 征阳性，常见于急性胆囊炎。胆囊肿大呈囊性感，无压痛者，见于壶腹周围癌。由于胰头癌压迫胆总管导致胆道阻塞、黄疸进行性加深，胆囊也显著肿大，但无压痛，称为库瓦西耶征（Courvoisier sign）阳性，又称无痛性胆囊增大征。胆囊肿大，有实性感者，见于胆囊结石或胆囊癌。

胆囊疾病时，当炎症波及浆膜时，但胆囊肿大未达肋缘下，触诊不能查到胆囊，但可探测及胆囊触痛。检查时医师以左手掌平放于患者右胸下部，以拇指指腹勾压于右肋下胆囊点（右腹直肌外缘与右肋缘交点）处然后嘱患者缓慢深吸气，在吸气过程中发炎的胆囊下移时碰到用力按压的拇指，即可引起疼痛，此为胆囊触痛，如因剧烈疼痛而致吸气中止称 Murphy 征阳性。

急性胆囊炎系因化学性刺激和细菌感染引起的胆囊壁急性炎症性疾病，一般分为急性结石性胆囊炎和急性非结石性胆囊炎，前者起病是由于胆石阻塞胆囊管，造成胆囊内胆汁滞留，继发细菌感染引起的急性炎症，后者胆囊管常无阻塞。近年来非结石性胆囊炎的发病率有增多趋势，亦可在慢性胆囊炎的发病基础上屡次发作。腹痛是本病的主要症状，常因饮食不节、高脂饮食、过劳、受寒及精神因素等刺激胆囊收缩而诱发，疼痛为剧烈的绞痛，称为胆绞痛，可向右肩和右肩胛下区放射，伴有恶心、呕吐，感染严重时有畏寒、高热。体格检查时患者右上腹有压痛，Murphy 征阳性。严重时右上腹可触到肿大而有触痛的胆囊，有的因为形成胆囊周围炎性团块则可触到境界不清的痛性包块。白细胞总数及中性粒细胞明显升高。B 超检查可显示胆囊增大、囊壁增厚、囊内结石和囊周渗出包裹等影像。根据临床表现及 B 超所见，常可诊断。

九、麦氏点压痛

阑尾位于右髂窝，附着于盲肠后内侧壁，呈蚯蚓状，为具有盲端的肌性管道，可分为基底、体、尖端三部分。其长短、粗细变异很大，其基底与盲肠相通，交界处有阑尾瓣，但其尖端可指向任何方向，常见有回肠后位、盲肠后位、盆腔位等。阑尾在腹壁上的投影在右侧髂前上棘与脐部连线的中、外 1/3 交点处，临床上称为阑尾点或麦氏（McBurney）点。

正常腹部触摸时不引起疼痛，重按时仅有一种压迫感。腹部有压痛提示腹壁或腹腔内的病变。腹壁病变比较表浅，可借抓捏腹壁或仰卧位做屈颈抬肩动作使腹壁肌肉紧张时触痛更明显，而有别于腹腔内病变引起者。腹腔内的病变，如脏器的炎症、淤血、肿瘤、破裂、扭转以及腹膜的刺激（炎症、出血等）等均可引起压痛，压痛的部位常提示存在相关脏器的病变。一些位置较固定的压痛点常反映特定的疾病，如位于右锁骨中线与肋缘交界处的胆囊点压痛标志胆囊的病变，位于脐与右髂前上棘连线中、外 1/3 交界处的 McBurney 点（麦氏点）压痛标志阑尾的病变等。

当触诊患者腹部出现压痛后，医师用并拢的 2~3 个手指（示、中、无名指）压于原处稍停片刻，使压痛感觉趋于稳定，然后迅速将手抬起，如此时患者感觉腹痛骤然加重，并常伴有痛苦表情或呻吟，称为反跳痛。反跳痛是腹膜壁层已受炎症累及的征象，当突然抬手时腹膜被激惹所致，是腹内脏器病变累及邻近腹膜的标志。腹膜炎患者常有腹肌紧张、压痛与反跳痛，称腹膜刺激征，亦称腹膜炎三联征。当腹内脏器炎症尚未累及壁层腹膜时，可仅有压痛而无反跳痛。

急性阑尾炎是外科最常见的疾病之一，发病率居各种急腹症的首位。可发生于任何年龄，多见于青壮年，其主要症状是转移性右下腹痛，而右下腹麦氏点局限而固定的压痛和反跳痛是急性阑尾炎最重要的体征，在急性阑尾炎诊断中具有重要作用。如麦氏点无明显压痛，可进一步做诊断性试验：①结肠充气试验：患者仰卧位，当医师用右手压迫其左下腹降结肠区，相当于麦氏点对称部位，或再用左手按压其上端使结肠内气体传送至右下腹盲肠和阑尾部位，如引起右下腹疼痛，则为结肠充气征阳性，提示右下腹部有炎症。这是由于结肠内气体倒流传至盲肠和阑尾，刺激发炎阑尾所致。②腰大肌试验：嘱患者左侧卧位，两腿伸直，并使右下肢被动向后过伸，如发生右下腹痛，称为腰大肌征阳性，提示炎症阑尾位于盲肠后位。低位或盆腔内阑尾炎症时，肛指检查可有直肠右前壁触痛或触及肿块。

十、板状腹

当腹膜受到细菌感染或化学物质如胃、肠、胰液及胆汁等的刺激时，即引起腹膜急性炎症，称为急性腹膜炎。临床上以细菌感染所致者急性腹膜炎最为严重。消化性溃疡急性穿孔或外伤性胃肠穿孔所致急性弥漫性腹膜炎，由于腹膜受胃酸强烈刺激，腹肌强烈收缩可呈现板状腹。

急性弥漫性腹膜炎主要表现为突然发生的上腹部持续性剧烈疼痛，一般以原发病灶处最显著，腹痛迅速扩展至全腹，于深呼吸、咳嗽和转动体位时疼痛加剧。因腹膜受炎症刺激而常致反射性恶心与呕吐，呕吐物为胃内容物，有时带有胆汁。以后则出现麻痹性肠梗阻，呕吐转为持续性，呕吐物可有肠内容物，可伴有恶臭。全身表现可有发热及毒血症，严重者可出现血压下降、休克等征象。

急性弥漫性腹膜炎患者多呈急性危重病容，全身冷汗，表情痛苦，呼吸浅速，为减轻腹痛常被迫采取两下肢屈曲仰卧位。在病程后期因高热、不能进食、呕吐、失水、酸中毒等，使患者出现精神萎靡、面色灰白、皮肤和口舌干燥、眼球及两颊内陷、脉搏频数无力、血压下降等征象。当腹腔内炎性渗出液增多或肠管发生麻痹明显扩张时，可见腹部膨隆。腹部检查可发现典型的腹膜炎三联征，即腹肌紧张、压痛和反跳痛。弥漫性腹膜炎患者，触诊时全腹均可触及腹肌紧张、压痛和反跳痛，胃溃疡穿孔患者可触及板状腹。叩诊时由于胃肠穿孔游离气体积聚于膈下，可出现肝浊音界缩小或消失，腹腔有多量渗液时，可叩出移动性浊音。听诊时肠鸣音减弱或消失。如局限性腹膜炎局部形成脓肿，或炎症与周围大网膜和肠管粘连成团时，触诊时可在局部扪及有明显压痛的肿块。

 岗位对接

体格检查是药学专业学生提高药学服务的专业知识和专业技能必须掌握的医药学知识，为今后从事药品生产、药品检验、药品调剂、药品购销等相关工作提供高质量的药学服务奠定基础。能熟练运用体格检查的相关知识，及时、准确地为患者提供用药指导，开展药学服务，提高患者用药的依从性。

重点小结

体格检查是诊断疾病的基本方法。视诊是医生通过观察患者全身或局部表现的诊断方法，一般检查常以视诊为主。本章第一节主要介绍了一般检查中全身状态检查的内容与方法、第二节介绍了常见阳性体征。通过学习一般检查及常见阳性体征，使同学们初步了解全身状态的检查方法及常见阳性体征临床意义，对全身性疾病的局部变化的观察与分析具有重要意义。

扫码"练一练"

目标检测

单项选择题

1. 一般检查常用的方法

    A. 触诊   B. 视诊   C. 叩诊   D. 听诊   E. 嗅诊

2. 患者不能自己调整肢体位置称

    A. 被动体位   B. 强迫体位   C. 自主体位   D. 辗转体位   E. 强迫停立位

3. 下列哪项不是视诊的内容

    A. 发育营养   B. 面容表情   C. 肿块的质地 D. 体位   E. 神志

4. X线平片显示靴型心，两肺透光度增加，肺野呈网状肺纹理应考虑为

    A. 室间隔缺损伴肺动脉高压

    B. 房间隔缺损伴肺动脉高压

    C. 动脉导管未闭伴肺动脉高压

    D. 法洛四联症

    E. 肺动脉瓣狭窄

5. Murphy 征阳性见于哪种疾病

    A. 胆囊炎   B. 急性肝炎   C. 胰腺炎   D. 阑尾炎   E. 肝硬化

6. 下列哪项可诊断急性腹膜炎

    A. 腹部压痛   B. 腹部压痛、反跳痛伴腹肌紧张

    C. 肠鸣音减弱   D. 移动性浊音阳性

    E. Murphy 征阳性

7. 移动性浊音阳性，提示腹水量

    A. 500ml 以上   B. 800ml 以上   C. 1000ml 以上

    D. 1200ml 以上   E. 3000ml 以上

8. 生命征是评价生命活动存在与否及其质量的指标，不包括

    A. 意识状态   B. 体温   C. 脉搏   D. 呼吸   E. 血压

9. 强迫体位不见于下列哪种情况

    A. 急性腹膜炎   B. 急性左心衰竭   C. 大量胸腔积液

    D. 胆道蛔虫症   E. 意识丧失者

10. 患者，男，22 岁。淋雨后出现寒战、高热、右胸痛，咳铁锈色泡沫痰；面色潮红，兴奋不安，鼻翼扇动，口唇疱疹，表情痛苦。该患者的面容是

    A. 急性面容   B. 慢性面容   C. 甲亢面容   D. 二尖瓣面容 E. 伤寒面容

11. 患者，女，30 岁。咳嗽、右侧胸痛、气促 3 个月。诊断右侧大量胸腔积液。该患者多采取何种体位

    A. 自主体位   B. 被动体位   C. 患侧卧位   D. 端坐呼吸   E. 辗转体位

12. 支气管扩张患者肺部听诊常出现

    A. 局限性干啰音   B. 局限性湿啰音

    C. 两肺底湿啰音   D. 双肺满布湿啰音

    E. 双肺满布哮鸣音

13. 两肺底湿啰音常见于

    A. 肺淤血   B. 肺气肿   C. 肺水肿

    D. 支气管哮喘   E. 慢性支气管炎

14. 下列啰音中哪种可发生于气管或主气管狭窄时

    A. 粗湿啰音   B. 中湿啰音   C. 捻发音

    D. 哨笛音   E. 鼾音

15. 下列哪种不属于湿啰音的听诊特点

    A. 为断续而短暂的水泡音   B. 部位恒定，性质不易变

    C. 可多种啰音同时存在   D. 多出现在吸气时，吸气末更清楚

    E. 水泡音的大小与所在管径的大小无关

16. 下列哪项属局部视诊内容

    A. 营养、意识状态   B. 面容、表情   C. 步态、姿势

    D. 胸、腹形态   E. 发育与体型

17. 视诊能观察到全身一般状态和许多全身和局部的体征，除了

    A. 年龄   B. 发育营养   C. 肝大

    D. 表情   E. 体位及步态

18. 作为年龄推断的指标，下列哪项不准确
   A. 皮肤弹性随年龄增加而减低　　B. 牙脱落大多数老年人均有
   C. 头发变白肯定已属老年　　　　D. 角膜老年环见于 60 岁以上的老人
   E. 老年人大多肌肉萎缩、松弛

19. 第二性征的区别下列哪项不正确
   A. 体毛和阴毛分布的特征　　　　B. 乳房发育及皮下脂肪
   C. 肌肉发达程度　　　　　　　　D. 皮肤色素分布
   E. 声音强弱和音调

20. 测血压时，袖带过窄将使测得的血压
   A. 增高　　　　　　　　　　　　B. 降低
   C. 舒张压降低，脉压增大　　　　D. 脉压变小　　　　　E. 不受影响

21. 慢性阑尾炎主要体征是
   A. 右下腹局限性压痛　　　　　　B. 右下腹压痛、反跳痛
   C. 右下腹压痛、反跳痛及肌紧张
   D. 右下腹无痛性肿块　　　　　　E. 右下腹压痛性肿块

22. 急性阑尾炎常见的最典型临床表现是
   A. 阵发性右下腹痛　　　　　　　B. 腰大肌试验阳性　　　　C. 发热
   D. 转移性右下腹痛　　　　　　　E. 恶心、呕吐

23. 麦氏点的位置在
   A. 髂前上棘与脐连线中点
   B. 髂前上棘与脐连线内 1/3 和中 1/3 的交点
   C. 髂前上棘与脐连线外 1/3 和中 1/3 的交点
   D. 耻骨联合上缘中点与髂前上棘连线中点
   E. 以上都不是

24. 患者，男，28 岁。肚脐周围痛 2 小时，半天后疼痛逐渐转移至右下腹，右下腹麦氏点固定有压痛、反跳痛。该患者最可能诊断是
   A. 急性胃肠炎　B. 急性阑尾炎　C. 急性胆囊炎　D. 胃溃疡　　E. 十二指肠溃疡

25. 急性弥漫性腹膜炎可出现的体征有
   A. 压痛　　　B. 板状腹　　　C. 反跳痛　　　D. 剧烈腹痛　　　E. 以上均有

26. 急性弥漫性腹膜炎可出现
   A. 突发的中上腹剧烈刀割样痛，烧灼样痛
   B. 中上腹持续性剧痛或阵发性加剧
   C. 阵发性剑突下钻顶样疼痛
   D. 持续广泛性剧烈腹痛伴腹壁肌紧张或板状腹
   E. 右下腹压痛

27. 腹部出现移动性浊音，提示有
   A. 门静脉高压　　　　　　　　　B. 腹膜炎　　　　　　C. 幽门梗阻
   D. 腹腔积液　　　　　　　　　　E. 腹腔肿瘤

28. 脉压增大可见于
   A. 主动脉瓣关闭不全　　　　　　B. 重度心功能不全　　　C. 心肌梗死

D. 心包积液　　　　　　　　E. 寒冷

29. 腹部触诊时，触及腹肌紧张，强直硬如木板，常见于

A. 急性胰腺炎　　　　　　B. 急性胆囊炎　　　　　　C. 胃肠穿孔

D. 结核性腹膜炎　　　　　E. 急性阑尾炎

30. 奔马律提示的信息是

A. 心肌严重损害　　　　　B. 心律不齐　　　　　　　C. 心肌肥厚

D. 心动过速　　　　　　　E. 心腔扩大

（周　源）

第三章

常用医学检查

学习目标

知识要求　**1. 掌握**　血、尿、便常规检查，肝肾功能检查和常用生化、血糖、血脂检查的正常参考值。

　　　　　2. 熟悉　血、尿、便常规检查，肝肾功能检查和常用生化、血糖、血脂检查的临床意义。

技能要求　学会对血、尿、便常规检查，肝肾功能检查和常用生化、血糖、血脂检查的结果进行正确判断。

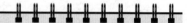

案例导入

案例：患者，男，57岁。因"反复头痛、头晕半年"入院。患者近半年来反复出现头痛、头晕，活动及情绪激动时症状加重，休息后改善，院外多次测血压高于160/90mmHg。既往无高血压病史，有20年吸烟史，20支/日，无嗜酒。

讨论：1. 该患者初步诊断考虑什么病？

　　　2. 对于该患者如何测量血压，血压测量时应注意什么？

第一节　血、尿、便常规检查

扫码"学一学"

一、血常规检查

单位体积每升（L）全血中红细胞数量及其主要内容物血红蛋白的变化，可反映机体生成红细胞能力并能协助诊断与红细胞有关的疾病。正常人的红细胞数量和血红蛋白浓度不仅有性别差异，还可因年龄、生活环境和机体功能状态不同而有差异。

（一）红细胞计数

红细胞是血液中数量最多的血细胞。红细胞的主要功能是运输 O_2 和 CO_2。红细胞运输 O_2 的功能依赖于细胞内的血红蛋白来实现。红细胞还参与对血液中的酸、碱物质的缓冲及免疫复合物的清除。红细胞计数有显微镜计数法、血细胞计数仪法。

1. 参考值　成年男性 $(4.0 \sim 5.5) \times 10^{12}/L$，成年女性 $(3.5 \sim 5.0) \times 10^{12}/L$，新生儿 $(6.0 \sim 7.0) \times 10^{12}/L$。

2. 临床意义

（1）红细胞增多 ①生理性增多：胎儿及新生儿、高原地区居民等。②病理性增多：相对性红细胞增多症、代偿性红细胞增多症（先天性心脏病、严重肺源性心脏病等）、真性红细胞增多症等。

（2）红细胞减少 ①生理性减少：婴幼儿、老年人、妊娠中晚期等。②病理性减少：红细胞丢失过多，如急、慢性失血；造血原料不足，如缺铁性贫血、巨幼红细胞性贫血；红细胞破坏增加，如先天性或后天性溶血性贫血；红细胞生成障碍，如再生障碍性贫血。

（二）血红蛋白测定

红细胞内的蛋白质主要是血红蛋白，因此血液呈红色。血红蛋白测定有血氧法、测铁法及比色法，氰化高铁法较为常用。

1. 参考值 成年男性 120～160 g/L，成年女性 110～150 g/L，新生儿 170～200 g/L。

2. 临床意义 血红蛋白含量是诊断贫血最有价值的指标之一。血红蛋白含量的增减与红细胞数量增减的临床意义大体一致，但不完全平行。

（三）血小板计数

血小板的体积小，无细胞核。血小板有助于维持血管壁的完整性。循环中的血小板一般处于"静止"状态，当血管损伤时，血小板可被激活而在生理止血过程中起重要作用。血小板计数是计数单位容积（L）外周血液中血小板的数量，可以采用显微镜计数法，目前多用自动化血细胞分析仪检测。

1. 参考值 （100～300）×10^9/L。

2. 临床意义

（1）生理性变化 每日有 6%～10% 的波动。进食、运动、午后、妊娠中晚期，血小板轻度增加。女性月经期第 1 日降低，第 3～4 日恢复正常或稍高。

（2）病理性增多 见于急性失血、急性溶血、原发性血小板增多症、真性红细胞增多症、脾切除、慢性粒细胞白血病早期等。

（3）病理性减少 血小板 <50×10^9/L，有可能出现自发性出血。见于：①血小板生成障碍，如再生障碍性贫血、急性白血病、放射病、多发性骨髓瘤、骨髓转移瘤等。②血小板破坏增多，如原发性血小板减少性紫癜、脾功能亢进、系统性红斑狼疮等。③血小板消耗过多，如弥散性血管内凝血、血栓性血小板减少性紫癜等。④伤寒、败血症等感染或化学药物中毒等。

（四）红细胞沉降率

红细胞沉降率简称"血沉"，是指红细胞在一定条件下沉降的速率，是静止情况下，红细胞受地球引力、血浆浮力及血液组成相互作用的结果。

1. 参考值 男性 0～15 mm/h，女性 0～20 mm/h。

2. 临床意义

（1）生理性增快 见于 12 岁以下的儿童、60 岁以上的老年人、月经期、妊娠 3 个月以上的妇女，其增快可能与生理性贫血或纤维蛋白原含量增加有关。

（2）病理性增快 见于各种炎症性疾病、组织损伤及坏死、恶性肿瘤、贫血、各种原因导致血浆球蛋白相对或绝对增加等。

（3）血沉减慢 一般临床意义较小，红细胞增多症、球形红细胞增多症和纤维蛋白原含量重度缺乏者，血沉可减慢。

（五）白细胞计数

正常人血液中白细胞的数目可随年龄和机体处于不同功能状态而发生变化。各类白细胞均参与机体的防御功能。白细胞所具有的变形、游走、趋化、吞噬和分泌等特性，是其执行防御功能的生理基础。

1. 参考值　成人 $(4.0 \sim 10.0) \times 10^9/L$，儿童 $(5.0 \sim 12.0) \times 10^9/L$，新生儿 $(15.0 \sim 20.0) \times 10^9/L$。

2. 临床意义

（1）生理性增多　见于新生儿、婴幼儿、妊娠、分娩、月经期、运动、寒冷、饭后、情绪激动等。

（2）病理性增多　见于大多数细菌性感染、出血、溶血、白血病、急性中毒、恶性肿瘤及严重组织损伤等。

（3）病理性减少　白细胞总数减少主要是中性粒细胞减少。见于病毒感染、伤寒、副伤寒、布鲁杆菌病、疟疾、药物或代谢产物中毒、再生障碍性贫血、粒细胞减少症、脾功能亢进、肿瘤放疗或化疗后等。

（六）白细胞分类计数

1. 参考值　白细胞为无色、有核的细胞，在血液中一般呈球形。正常人外周血中有中性杆状核及分叶核粒细胞、嗜酸性粒细胞、嗜碱性粒细胞、淋巴细胞、单核细胞五种，其参考值如表3-1。

2. 临床意义

（1）中性粒细胞　临床意义同白细胞计数。

（2）嗜酸性粒细胞　①增多：见于过敏性疾病，如支气管哮喘、食物或药物过敏、血清病等；寄生虫病，如血吸虫病、肺吸虫病、钩虫病等；皮肤病，如湿疹、银屑病、天疱疮、过敏性皮炎等；其他，如慢性粒细胞白血病、嗜酸性粒细胞白血病、霍奇金病、脾切除等。②减少：见于伤寒、副伤寒、某些传染病早期、肾上腺皮质功能亢进及应用肾上腺皮质激素后。

（3）嗜碱性粒细胞　增多见于慢性粒细胞白血病、嗜碱性粒细胞白血病、某些转移癌及骨髓纤维化等。

（4）淋巴细胞　①绝对值增多：某些病毒或杆菌感染，如流行性腮腺炎、传染性单核细胞增多症、伤寒、副伤寒、百日咳、结核病等；急性传染病及中毒症的恢复期；淋巴细胞白血病、淋巴瘤等。②绝对值减少：多见于传染病急性期、放射病、细胞免疫缺陷病等。当中性粒细胞增多时，淋巴细胞相对减少。

表3-1　白细胞分类计数参考值

细胞类型	相对含量	绝对值 $(\times 10^9/L)$
中性粒细胞		
杆状核	$0 \sim 0.05$	$0 \sim 0.5$
分叶核	$0.5 \sim 0.7$	$2 \sim 7$
嗜酸性粒细胞	$0.005 \sim 0.05$	$0.02 \sim 0.5$
嗜碱性粒细胞	$0 \sim 0.01$	$0 \sim 0.1$
淋巴细胞	$0.2 \sim 0.4$	$0.8 \sim 4$
单核细胞	$0.03 \sim 0.08$	$0.12 \sim 0.8$

（5）单核细胞 ①增多：某些感染，如活动性肺结核、亚急性感染性心内膜炎、疟疾、感染的恢复期等；某些血液病，如单核细胞白血病、粒细胞缺乏症恢复期以及淋巴瘤、骨髓增生异常综合征等。②减少：无意义。

二、尿常规检查

尿液是血液经过肾小球滤过、肾小管和集合管重吸收及排泄所产生的终末代谢产物，是人体体液的重要组成成分。尿液检查主要用于：①协助泌尿系统疾病的诊断、病情和疗效观察；②协助其他系统疾病的诊断；③职业病防治；④用药监护；⑤健康人群的普查。

尿液检查也有一定的局限性：①检查结果易受饮食影响；②尿液的各种成分变化和波动范围大；③尿液易被污染；④与其他成分相互干扰。

（一）一般性状检查

尿液一般性状检查简便、安全、无创伤，对泌尿系统疾病、肝脏疾病、糖尿病等代谢性疾病的诊断及疗效观察有重要价值。

1. 尿量 尿量主要与饮水和排汗有关。正常成人24小时的尿量为1~2L，按每千克体重计算，儿童排尿量多于成人2~3倍。如果成人24小时尿量持续少于0.5L或多于2.5L，则视为异常。

（1）增多 ①生理性增多，见于饮水、饮茶、饮酒过量以及精神紧张、受凉等。②病理性增多，见于糖尿病、慢性肾炎、肾盂肾炎后期、尿崩症、服用利尿药及肾移植后等。

（2）减少 见于急性肾炎、高热、脱水、休克、严重烧伤、肝硬化腹水等。24小时尿量少于0.1L称为无尿，见于肾炎晚期、急性肾衰竭、尿路梗阻等。

2. 颜色 正常尿液呈淡黄色，其颜色的改变易受尿量、食物、药物等的影响。

（1）血尿 可因尿中含红细胞的多少呈淡红色、洗肉水样、血红色、血块等。镜检红细胞增多。血尿的出现提示泌尿系统有出血，见于急性肾炎、肾结核、肾结石、肾肿瘤、出血性疾病等。

（2）血红蛋白尿 呈酱油色或红葡萄酒色，由血管内溶血所致。镜检无红细胞，但潜血试验阳性可证实。见于阵发性睡眠性血红蛋白尿、蚕豆病、恶性疟疾、血型不合的输血反应等。

（3）胆红素尿 因尿中含有大量的胆红素而呈深黄色，振荡后有黄色泡沫，可用尿胆红素阳性证实。见于急性黄疸性肝炎、阻塞性黄疸、肝细胞性黄疸等。

（4）乳糜尿 因尿内含有大量脂肪微粒而呈乳白色，可用苏丹Ⅲ染色或乙醚提取证实。见于丝虫病、肾周围淋巴管阻塞等。

3. 透明度 新鲜尿清晰透明，放置一段时间呈微浊。

（1）尿酸盐 加热或加碱后消失。

（2）磷酸盐或碳酸盐 加酸后浑浊消失。

（3）脓尿或菌尿 因尿中含有大量脓细胞或细菌而呈云雾状浑浊，前者静置后可有白色絮状沉淀，后者不下沉。加热、加酸、加碱后其浑浊加重，见于泌尿系感染。

4. 酸碱度 尿液酸碱度易受食物、药物的影响，食植物性食物呈中性或弱碱性，混合性食物呈弱酸性。正常尿液呈弱酸性或中性（pH6.0~7.0），久置后呈弱碱性。

（1）强酸性尿 见于酸中毒、糖尿病、肾炎、白血病、痛风及服用大量酸性药物等。

（2）强碱性尿 见于碱中毒、膀胱炎、严重呕吐及服用大量碱性药物等。

5. 比重　尿比重受饮水、排汗影响较大，连续测定可了解肾功能。尿比重一般与尿量成反比，但糖尿病例外。正常成人尿比重为 1.010 ~ 1.025。

（1）比重增高　见于急性肾炎、急性肾衰竭少尿期、高热、脱水、蛋白尿、糖尿病和心功能不全等。

（2）比重降低　见于慢性肾炎、急性肾衰竭多尿期、尿崩症、应用利尿剂等。

（二）化学检查

尿液化学检查简便、安全、无创伤，对泌尿系统疾病、肝脏疾病、糖尿病等代谢性疾病的诊断及疗效观察有重要价值，已成为尿液检查的重要内容和诊断疾病的重要指标，由于尿液化学分析仪的广泛应用，目前已成为常规检查项目。

1. 尿蛋白　正常人尿蛋白 20 ~ 130mg/24h，故一般尿蛋白定性试验呈阴性。当肾小球通透性增加，肾小管重吸收功能降低，或异常蛋白排泄增多时，尿中蛋白质含量 >150mg/24h 或 >100mg/L 时称为蛋白尿。

尿蛋白阳性①肾小球性：各类原发性肾小球肾炎、肾病综合征等。②肾小管性：小管间质病变、中毒性肾间质损害等。③混合性：肾小球疾病后期、肾小管间质疾病等。④溢出性：浆细胞病、急性血管内溶血、急性肌肉损伤等。

2. 尿糖　正常尿糖为阴性。尿糖阳性称为糖尿，分为以下两种。

（1）暂时性糖尿　见于精神紧张、摄入大量糖、妊娠等。

（2）持续性糖尿　见于糖尿病、甲状腺功能亢进、腺垂体功能亢进、嗜铬细胞瘤、库欣综合征、肾小管功能不全、肾糖阈降低、颅内压增高、慢性肝炎等。

尿糖测定是诊断糖尿病、判断病情和观察疗效的常用指标。

3. 尿酮体　正常为阴性。尿酮体阳性见于糖尿病酮症酸中毒、发热、呕吐、腹泻、过量饮酒等。

4. 尿酸　正常参考值为 2.4 ~ 5.4mmol/24h。

（1）尿酸增多　见于痛风、组织大量破坏、肝豆状核变性、使用抗利尿激素与肾上腺皮质激素等，此时患者血尿酸减少而尿尿酸增多。

（2）尿酸减少　见于高糖、高脂饮食、肾功能不全、痛风发作前期等。

5. 尿淀粉酶　正常参考值为淀粉酶活性 <1000 U/L。急性胰腺炎、胰腺癌、胰腺损伤、急性胆囊炎等尿淀粉酶活性增高。

（三）显微镜检查

尿液有形成分是指尿液在显微镜下观察到的成分，如来自肾脏或尿道脱落、渗出的细胞，肾脏发生病理改变而形成的各种管型、结晶，以及感染的微生物、寄生虫等。

1. 细胞

（1）上皮细胞　①小圆上皮细胞：来自尿道后段和肾小管。正常尿中极少见，慢性肾小球肾炎多见，肾小管病变时增多，同时伴有各种管型。②尾状上皮细胞：来源于肾盂、输尿管、膀胱颈。正常尿中很少见，大量出现见于肾盂肾炎。③鳞状上皮细胞：来源于膀胱、尿道、阴道的浅表层。正常男性尿中较少见，女性尿 3 ~ 5 个/HP，故一般无临床意义。明显增加并伴有白细胞，则提示泌尿系感染。

（2）红细胞　正常男性尿中无红细胞，女性 <3 个/HP。如 >3 个/HP 即为镜下血尿，当尿中血液 >1ml/L 时可呈现淡红色，称为肉眼血尿。见于急性肾小球肾炎、系统性红斑狼疮、紫癜性肾炎以及泌尿系结石、肿瘤和结核等。

（3）白细胞　正常尿中可见少量白细胞，男性 0 ~ 2 个/HP，女性 0 ~ 4 个/HP，>5 个/HP 即为镜下脓尿。尿中白细胞大量出现主要见于肾盂肾炎、膀胱炎、尿道炎、精囊炎、前列腺炎等泌尿系炎症以及肾结核、肾肿瘤等。

2. 管型　是蛋白质、细胞及其破碎产物在肾小管内凝固而形成的圆柱状体。正常尿中偶见透明管型。管型的出现提示肾实质性损伤。

（1）透明管型　是各种管型形成的基础，两端圆钝，两侧基本平行，呈无色半透明。经常或大量出现提示肾小球毛细血管膜有损伤。见于急、慢性肾炎以及肾淤血、肾动脉硬化、长期发热等。肾炎晚期可出现异常粗大的透明管型。

（2）颗粒管型　由变性蛋白颗粒、脂肪小体、类脂质颗粒组成，为肾上皮细胞的变性产物，它的出现表示肾小管有严重损害。见于急性肾小球肾炎、慢性肾炎、肾盂肾炎、慢性铅中毒等。

（3）脂肪管型　管型内含有大量脂肪滴，为上皮细胞脂肪变性产物。见于类脂质肾病、肾病综合征、慢性肾炎晚期，为预后不良之征象。

（4）蜡样管型　形同受热变形的蜡烛，是由透明管型在肾小管内久留而形成。它的出现提示肾小管有严重的变性坏死。多见于重症肾小球肾炎、慢性肾炎晚期、肾功能不全及肾淀粉样变性，为预后不良之征象。

（5）细胞管型　①上皮细胞管型：管型内含有变性肾小管上皮细胞，为肾小管上皮细胞脱落的证据，见于肾病、长期发热、子痫、毒素反应、重金属中毒、肾淀粉样变性等。②红细胞管型：管型内含有退行性变的红细胞。它的出现提示肾内有出血，见于急性肾炎、慢性肾炎急性发作、肾梗死等。③白细胞管型：管型内含有白细胞或脓细胞，提示肾内有化脓性感染，多见于肾盂肾炎。

3. 结晶

（1）酸性尿结晶　如非晶形尿酸盐、尿酸结晶、草酸钙结晶等。后两者大量出现并伴有红细胞，提示有膀胱或肾结石的可能。

（2）碱性尿结晶　如非晶形磷酸盐、三价磷酸盐、磷酸钙、碳酸钙、尿酸铵等。服用磺胺类药物后，尿中若出现磺胺结晶，可能导致尿闭，应立即停药，积极对症处理。

三、粪常规检查

粪便是食物在体内被消化吸收营养成分后剩余的产物。粪便主要成分有：①未被消化的食物残渣，如淀粉颗粒、肉类纤维、植物细胞、植物纤维等。②已被消化但未被吸收的食糜。③消化道分泌物，如胆色素、酶、黏液和无机盐等。④分解产物如靛基质、粪臭素、脂肪酸等。⑤肠壁脱落的上皮细胞。⑥细菌，如大肠埃希菌和肠球菌等。

在病理情况下，粪便中可见血液、脓液、寄生虫及其虫卵、包囊、致病菌、胆石或胰石等。粪便检查对了解消化道及通向肠道的肝、胆、胰腺等器官有无病变，间接判断胃肠、胰腺、肝胆系统的功能状况有重要价值。

（一）一般性状检查

粪便一般性状受食物的种类、性质、量的影响较大，也受某些药物的影响。但粪便一般性状检查对消化系统疾病和寄生虫感染的诊断有重要价值。

1. 量　正常成人每日一般排便一次，量为 100 ~ 300g。胃、肠、胰腺有炎症或功能紊乱及消化不良时粪便量常增多。

2. 颜色与性状 正常成人新鲜粪便为黄褐色圆柱形软便，婴幼儿粪便可为黄色或金黄色糊状。异常改变情况有：①稀糊状或水样：见于急性肠炎、服导泻药及甲亢等。②黏液样：见于肠炎、细菌性痢疾等。③脓性及脓血性：见于细菌性痢疾、溃疡性结肠炎等。④胶冻状便：见于过敏性肠炎、慢性菌痢等。⑤鲜血便：见于痔疮、肛裂、直肠病变等。⑥黑便及柏油样便：见于上消化道出血等。⑦白陶土便：见于胆管阻塞等。⑧米泔样便：见于霍乱等。

3. 气味 正常粪便因含蛋白分解产物吲哚和粪臭素而有臭味。食肉者味重，食素者味轻。患慢性肠炎、结肠癌时有恶臭，阿米巴肠炎时有腥臭，消化不良时有酸臭味。

4. 寄生虫体 正常时无寄生虫体，有寄生虫体感染时可见虫体。

（二）显微镜检查

粪便显微镜检查是粪便常规检查的重要项目之一，主要观察粪便中有无细胞、寄生虫虫卵、原虫以及各种食物残渣等，有助于消化道疾病的诊断和疗效观察。

1. 正常时偶见少许白细胞和肠上皮细胞。下消化道感染、出血、肿瘤时分别可见白细胞、红细胞、肿瘤细胞。

2. 正常时偶见少许淀粉颗粒和脂肪小滴。胰腺功能不全、肠蠕动亢进时可见较多的淀粉颗粒、脂肪小滴、肌肉纤维、结缔组织及植物纤维等。

3. 正常时无寄生虫和虫卵。有寄生虫感染时可见寄生虫卵或虫体。

（三）细菌学检查

正常粪便中的菌量和菌谱处于相对稳定状态，保持着与宿主间的生态平衡。若正常菌群消失或比例失调，称为肠道菌群失调症。可通过粪便涂片染色检查、细菌培养确定致病菌。

通过粪便细菌培养可以查到伤寒沙门菌、副伤寒沙门菌、霍乱弧菌、结核分枝杆菌、痢疾杆菌、变形杆菌等多种病原菌。

（四）粪便隐血试验

消化道出血量较少时红细胞已被消化分解，粪便外观无血色，且显微镜检查也未发现红细胞者为隐血。采用化学方法、免疫学方法检查粪便微量出血的试验称为粪便隐血试验。粪便隐血试验对消化道出血，特别是消化道肿瘤的诊断与鉴别诊断具有重要价值。

正常为阴性，每日出血量超过 5 ~ 10ml 可为阳性。消化性溃疡、消化道肿瘤、结肠息肉、钩虫病、药物性胃黏膜损伤等可为阳性。

第二节 肝、肾功能检查

一、肝功能检查

肝功能检查主要检测反映肝脏代谢功能状态的相关指标及反映肝损害的相关指标。

1. 谷丙转氨酶（ALT）和谷草转氨酶（AST） Kamen 法参考值为 ALT 5 ~ 25 U/L，AST 8 ~ 28 U/L，ALT/AST≤1。急、慢性病毒性肝炎 ALT 和 AST 均有不同程度的升高。酒精性肝病、药物性肝炎、脂肪肝、肝癌、急性心肌梗死、肝内外胆汁淤积、骨骼肌疾病、肺梗死、胰腺炎和休克等 ALT、AST 均可轻度升高。ALT 是肝细胞损害最敏感的指标。

2. γ-谷胺酰转移酶（GGT） 硝基苯酚连续监测法（37℃）参考值为 50 U/L。胆道阻塞性疾病、病毒性肝炎、肝硬化、酒精性肝炎、药物性肝炎、脂肪肝、胰腺炎、胰腺肿瘤、前列腺肿瘤等可增加。

3. 碱性磷酸酶（ALP） 磷酸对硝基苯酚连续监测法（37℃）参考值为成人 40~110 U/L，儿童 <250 U/L。用于肝胆系统疾病、骨骼疾病的诊断和黄疸的鉴别诊断，对胆道系统疾病的诊断敏感性较高。

4. 血清总蛋白（TP）、清蛋白（A）、球蛋白（G）、A/G 比值 肝脏合成 90% 以上的血清总蛋白和全部的血清清蛋白，因此血清总蛋白和清蛋白含量是反映肝脏合成功能的重要指标。清蛋白是正常人体血清中的主要蛋白质组分，在维持血液胶体渗透压、体内代谢物质转运及营养等方面起着重要作用。总蛋白含量减去清蛋白含量，即为球蛋白含量。球蛋白是多种蛋白质的混合物，与机体免疫功能和血浆黏度密切相关。

（1）正常参考值 TP 60~80 g/L，A 40~55g/L，G 20~30g/L，A/G 比值 1.5:1~2.5:1。

（2）临床意义 ①血液浓缩时 TP 及 A 均增高。②肝细胞损害、营养不良、蛋白丢失过多、消耗增加及血清水分增加时 TP 及 A 均降低。③慢性肝病、M 蛋白血症、自身免疫性疾病、慢性感染与炎症时 TP 及 G 均增高。④免疫功能抑制、先天性低 γ-球蛋白血症时 G 降低。⑤严重肝功能损害、M 蛋白血症时 A/G 比值倒置。

二、肾功能检查

肾脏是人体重要的生命器官，其主要功能是生成尿液，以维持体内水、电解质、蛋白质和酸碱等代谢平衡，维持机体内环境稳定。肾功能检查是判断肾脏疾病严重程度和预测预后、确定疗效、调整某些药物剂量的重要依据。

1. 血清尿素氮（BUN）测定 血尿素氮是蛋白质代谢的终末产物，体内氨基酸脱氨基分解成 α-酮基和 NH_3，NH_3 在肝脏内和 CO_2 生成尿素，因此尿素的生成量取决于饮食中蛋白质摄入量、组织蛋白质分解代谢及肝功能状况。尿素主要经肾小球滤过随尿排出，正常情况下 30%~40% 被肾小管重吸收。当肾实质受损时，肾小球滤过率降低，致使血尿素浓度增加。因此，目前临床上多测定尿素氮，粗略观察肾小球的滤过功能。

（1）参考值 成人 3.2~7.1 mmol/L，婴儿、儿童 1.8~6.5 mmol/L。

（2）临床意义 血清尿素氮增高见于：①肾疾病：如肾炎、肾动脉硬化、肾盂肾炎、肾结核和肾肿瘤晚期等。肾功能轻度受损，尿素氮可无变化。当其高于正常时，提示有效肾单位的 60%~70% 已受损害。②肾前或肾后因素引起的少尿或无尿：如脱水、腹水、循环功能不全、前列腺肥大、尿路结石或肿瘤等。③体内蛋白质分解过多：如急性传染病、上消化道出血、大面积烧伤、大手术后和甲状腺功能亢进等。

2. 血清肌酐（Cr）测定 肌酐是肌酸的代谢产物，在成人体内含 Cr 约 100g，其中 98% 存在于肌肉内，每天约更新 2%。肌酸在磷酸激酶作用下，形成带有高能键的磷酸肌酸，为肌肉收缩时的能量来源和储备形式，磷酸肌酸释放出能量经脱水而变为肌酐，再由肾排出。

（1）参考值 全血肌酐 88.4~176.8 mmol/L，血清或血浆肌酐：男性 53~106 mmol/L、女性 44~97 mmol/L。

（2）临床意义 能反映肾小球滤过功能。早期或轻度肾小球滤过功能减退（如急、慢性肾小球肾炎）时，由于肾的储备和代偿能力很强，血肌酐可正常。当肾小球滤过率下降至正常人的 1/3 时，血肌酐明显升高。

3. 内生肌酐清除率（Ccr） 是测定肾小球滤过功能最常用的方法。体内肌酐从肌酸和食物中来，肌酐绝大部分经肾小球滤过，几乎不被肾小管分泌，也不被重吸收，因此能较好地反映肾小球滤过率。

（1）参考值 成人 80～120ml/min，新生儿 40～65ml/min。

（2）临床意义 ①能敏感地反映肾小球滤过功能有无损害。②可反映肾小球滤过功能受损程度。③对临床治疗具有指导作用。

第三节 常用生化、血糖、血脂检查

一、血生化检查

1. 淀粉酶（AMY）：参考值 Somogyi 法：总活性为 800～1800U/L。增高见于急性胰腺炎、慢性胰腺炎急性发作、胰腺癌、胰腺囊肿、胰管阻塞等。

2. 肌酸激酶（CK）：速率法（37℃）：参考值男性为 38～174U/L，女性为 26～140U/L。升高见于心肌梗死、病毒性心肌炎、进行性肌营养不良、多发性肌炎、肌肉损伤及严重的心绞痛、心包炎、脑血管意外、脑膜炎以及心脏手术等。

3. 血尿酸（UA） 过氧化物酶耦联法：参考值男性为 208～428μmol/L，女性为 155～357μmol/L。增高见于痛风、核酸代谢增加、急性或慢性肾炎及三氯甲烷中毒、四氯化碳中毒、铅中毒、子痫、妊娠反应、饮食中脂肪过多、肥胖、糖尿病等；减少见于遗传性黄嘌呤尿症等。

二、空腹血糖测定

空腹血糖是诊断糖代谢紊乱最常用和最重要的指标。空腹血糖易受肝脏功能、内分泌激素、神经因素和抗凝剂等多种因素的影响，且不同的检测方法，其结果也不尽相同。临床上常采用葡萄糖氧化酶法和己糖激酶法测定，采集静脉血或毛细血管血，可用血浆、血清或全血，以空腹血浆葡萄糖检测最可靠，但临床上通常采用血清较多且更为方便。

1. 空腹血糖参考值 为 3.9～6.1mmol/L。

2. 临床意义

（1）血糖增高 ①生理性：见于饭后 30 分钟至 1 小时、食糖过多、精神紧张等。②病理性：主要见于糖尿病，还见于甲状腺功能亢进、腺垂体功能亢进、肾上腺皮质功能亢进以及颅内压增高（如颅外伤、颅内出血、脑膜炎等）、脱水（呕吐、腹泻、高热等）。

（2）血糖降低 ①生理性或暂时性：见于饥饿、剧烈运动、注射胰岛素或口服降血糖药物等。②病理性：见于胰岛素分泌过多（如胰岛 B 细胞增生或肿瘤）、升糖激素分泌不足（如甲状腺功能减退、腺垂体功能减退、肾上腺皮质功能减退等）、血糖来源减少（如严重肝病、长期营养不良）等。

三、血脂检查

血清脂质包括胆固醇、甘油三酯、磷脂和游离脂肪酸。血清脂质除了可作为脂质代谢紊乱及有关疾病的诊断指标外，还可协助诊断原发性胆汁性胆管炎、肾病综合征、肝炎肝硬化及吸收不良综合征等。

1. 总胆固醇（TC） 血清中的胆固醇有 1/3 呈游离状态，其余 2/3 与长链脂肪酸结合成胆固醇酯，两者合称总胆固醇。

（1）参考值 2.82～5.95 mmol/L。

（2）临床意义 ①增高：见于高脂血症、动脉粥样硬化、重症糖尿病、类脂质肾病、肾病综合征、胆总管阻塞、甲状腺功能减退、胆石症、脂肪肝等。②降低：见于甲状腺功能亢进、严重贫血、急性感染、重症肝病、营养不良、肺结核、肺源性心脏病等。

2. 甘油三酯（TG） 甘油三酯是甘油和 3 个脂肪酸所形成的酯，是机体恒定的供能来源，主要存在于 β - 脂蛋白和乳糜微粒中，直接参与胆固醇和胆固醇酯的合成。甘油三酯也是动脉粥样硬化的危险因素之一。

（1）参考值 0.56～1.70 mmol/L。

（2）临床意义 ①增高：见于动脉粥样硬化性心脏病、原发性高脂血症、肥胖症、阻塞性黄疸、糖尿病、肾病综合征、甲状腺功能减退、胆汁淤积性黄疸、高脂饮食、酗酒等。②降低：见于甲状腺功能亢进、营养不良、肾上腺功能减退、严重肝衰竭等。

3. 低密度脂蛋白（LDL） 低密度脂蛋白是富含胆固醇的脂蛋白，是动脉粥样硬化的危险性因素之一。LDL 经过化学修饰后，其中的 apoB - 100 变性，通过清道夫受体被吞噬细胞摄取，形成泡沫细胞并停留在血管壁内，导致大量胆固醇聚积，促使动脉壁形成动脉粥样硬化斑块，故 LDL 为促动脉粥样硬化因子。

（1）参考值 合适水平 ≤ 3.12mmol/L，边缘水平 3.15～3.61mmol/L，增高 > 3.64mmol/L。

（2）临床意义 ①LDL 增高：是形成动脉粥样硬化和发生冠心病的危险因素，还可见于肾病综合征、肥胖症、长期应用雄激素和糖皮质激素以及甲状腺功能减退等。②LDL 降低：见于甲状腺功能亢进、营养不良等。

4. 高密度脂蛋白（HDL） 高密度脂蛋白是血清中颗粒密度最大的一组脂蛋白，其蛋白质和脂质各占 50%。HDL 水平升高有利于外周组织清除胆固醇，从而防止动脉粥样硬化的发生，故 HDL 被认为是抗动脉粥样硬化因子。临床上一般以高密度脂蛋白胆固醇（HDL - C）含量来反映 HDL 水平。

（1）参考值 HDL 一般水平 1.03～2.07mmol/L，合适水平 > 1.04mmol/L，降低 < 0.91mmol/L。

（2）临床意义 HDL 有抗动脉粥样硬化的作用，因此 HDL 升高有利于防止动脉粥样硬化。冠心病、动脉粥样硬化、糖尿病、肝损害及肾病综合征时 HDL 降低。

📊 **岗位对接** ────────────────────

血、尿、便常规检查，肝肾功能和常用生化、血糖、血脂等常用医学检查是药学专业学生提高药学服务的专业知识和专业技能必须掌握的医药学知识，为今后从事药品检验、药品生产、药品调剂、药品购销等相关工作提供高质量的药学服务奠定基础。能正确判断并熟练运用常用医学检查结果，准确地为顾客、患者提供用药指导、开展药学服务，提高患者用药依从性。

重点小结

　　常用医学检查是通过物理、化学和生物学等实验室方法对患者的血液、体液、分泌物、排泄物、细胞取样和组织标本等进行检查，从而获得病原学、病理形态学或器官功能状态等资料。实验室检查虽然在疾病的诊断中具有重要作用，但是其数据只是临床诊断的参考指标，必须与其他检查、病史、症状、体格检查等相结合才能对疾病进行诊断。

目标检测

扫码"练一练"

一、单项选择题

1. 下列哪种疾病不引起白细胞总数增多
   - A. 急性心肌梗死
   - B. 肺脓肿
   - C. 急性中毒
   - D. 伤寒或副伤寒
   - E. 急性大出血

2. 下列哪项不是引起中性粒细胞减少的原因
   - A. 再生障碍性贫血
   - B. 病毒感染
   - C. 脾功能亢进
   - D. 服用抗甲状腺药物
   - E. 急性大出血

3. 下列哪种疾病尿常规检查可见大量白细胞及白细胞管型
   - A. 急性肾小球肾炎
   - B. 急性肾盂肾炎
   - C. 肾病综合征
   - D. 尿道感染
   - E. 急性膀胱炎

4. 下列检测结果哪项不正常
   - A. 尿沉渣镜检 RBC 2/HP
   - B. 尿沉渣镜检 WBC 4/HP
   - C. 尿内偶见透明管型
   - D. 尿胆红素定性试验阳性
   - E. 尿胆原定性试验阳性

5. 判断肾小球滤过功能受损的早期指标是
   - A. 内生肌酐清除率
   - B. 血尿素氮
   - C. 血肌酐
   - D. 血尿酸
   - E. 尿量

6. 血红蛋白的正常值参考范围是
   - A. 男性 100~150g/L，女性 90~150g/L
   - B. 男性 100~160g/L，女性 90~150g/L
   - C. 男性 120~160g/L，女性 110~150g/L
   - D. 男性 110~150g/L，新生儿 170~200g/L
   - E. 男性 120~160g/L，新生儿 170~190g/L

7. 血清总蛋白降低见于
   - A. 营养不良
   - B. 呕吐
   - C. 高热
   - D. 腹泻
   - E. 巨球蛋白血症

8. 血浆胶体渗透压主要来自
   - A. 纤维蛋白原
   - B. α–球蛋白
   - C. β–球蛋白

D. 清蛋白   E. γ – 球蛋白

9. 尿中发现大量透明管型时，提示病变在

    A. 肾小管和肾盏   B. 肾小管和肾盂   C. 肾小管和肾小球

    D. 肾小管和输尿管   E. 肾小管和膀胱

10. 根据蛋白尿的发生机制，下列哪一类是错误的

    A. 肾小球性蛋白尿   B. 肾小管性蛋白尿   C. 分泌性蛋白尿

    D. 溢出性蛋白尿   E. 假性蛋白尿

二、多项选择题

1. 病理性蛋白尿包括

    A. 肾小球性蛋白尿   B. 肾小管性蛋白尿   C. 混合性蛋白尿

    D. 溢出性蛋白尿   E. 药物肾毒性蛋白尿

2. 下列哪些情况可以引起尿液的 pH 值增高

    A. 长期呕吐   B. 肾小管性酸中毒   C. 应用碳酸氢钠

    D. 糖尿病酮症酸中毒   E. 应用维生素 C

3. 患者尿葡萄糖（CLU）阳性，可能提示的疾病是

    A. 糖尿病   B. 胰腺炎   C. 急性肾病

    D. 甲状腺功能亢进   E. 心肌梗死

4. 可引起粪隐血的疾病有

    A. 胃癌   B. 消化道溃疡   C. 溶血性黄疸

    D. 急性白血病   E. 尿道前列腺切除术

5. 血清 γ – 谷胺酰转移酶增高的临床意义有

    A. 阻塞性黄疸性胆管炎   B. 心肌梗死   C. 酒精性肝硬化

    D. 急性胰腺炎   E. 前列腺肿瘤

6. 血清总胆固醇降低常见于

    A. 甲状腺功能减退   B. 甲状腺功能亢进   C. 严重肝功能衰竭

    D. 糖尿病   E. 营养不良

7. 血清球蛋白增高可见于

    A. 炎症   B. 免疫功能抑制   C. 自身免疫性疾病

    D. 营养不良   E. 淋巴瘤

8. 出现管型尿的疾病是

    A. 肾病综合征   B. 急性肾小球肾炎

    C. 急进性肾小球肾炎   D. 急性肾盂肾炎   E. 急性膀胱炎

9. 内生肌酐清除率测定的临床意义包括

    A. 指导临床治疗   B. 判断肾小球损害的敏感指标

    C. 较早地反映肾小球滤过功能   D. 初步估计肾功能损害程度

    E. 慢性肾衰竭临床分期的参考

10. 粪便隐血试验中正确的说法是

    A. 少量消化道出血即可阳性   B. 正常人检查应为阴性

    C. 服用铁剂可为假阳性   D. 可确诊消化道出血的部位

    E. 是判断消化道出血的有效办法

三、思考题

1. 简述红细胞计数参考值及临床意义。
2. 简述白细胞计数参考值及临床意义。
3. 简述血小板计数参考值及临床意义。
4. 简述内生肌酐清除率参考值及临床意义。
5. 简述空腹血糖参考值及临床意义。

（潘伟男）

第二篇　各系统常见疾病

第四章

传染病

学习目标

知识要求　**1. 掌握**　肺结核、病毒性肝炎的临床表现、诊断与治疗原则。

　　　　　2. 熟悉　肺结核、病毒性肝炎的病因和防治。

　　　　　3. 了解　肺结核、病毒性肝炎的发病机制及病理改变。

技能要求　1. 能运用正确的临床思维方法对肺结核、病毒性肝炎进行诊断。

　　　　　2. 具有人文关怀意识。

第一节　肺结核

扫码"学一学"

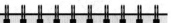

案例导入

案例：患者，男性，27 岁。自诉 1 个月来常有咳嗽、低热、乏力、盗汗等不适，近 1 周咳嗽后出现少量咯血，身体逐渐消瘦，曾用抗生素和镇咳药治疗效果不佳。

讨论：1. 该患者的诊断是什么？

　　　2. 为了明确诊断需要做哪些检查？

　　　3. 药物治疗原则是什么？

　　肺结核是由结核分枝杆菌引起的肺部慢性传染病，临床上常有低热、盗汗、咳嗽、咯血等症状。全球有 1/3 的人（约 20 亿）曾受到结核分枝杆菌感染，全球 80% 的结核病集中在印度、中国、俄罗斯、南非、秘鲁等 22 个国家。我国当前的结核病疫情特点是：高感染率、高患病率、高耐药率、高病死率、低递减率，中青年发病多，地区患病差异性大。

一、病因

　　结核分枝杆菌因涂片染色具有抗酸性，也称抗酸杆菌。引起人类结核病的主要菌型为人型结核病，牛型感染少见。结核菌生长缓慢，人工培养需 4~6 周才能繁殖成可见的菌落，对外界抵抗力强，在阴湿处能生存 5 个月以上，但在阳光下暴晒 2 小时、5%~12% 甲酚（来苏）溶液接触 2 ~ 12 小时、70% 乙醇接触 2 分钟、煮沸 1 分钟，即可被杀灭。直接焚毁带有病菌的痰纸是最简单的灭菌方法。

二、流行病学

1. 传染源和传播途径　排菌的肺结核患者是主要传染源，呼吸道感染是肺结核的主要感染途径，飞沫传播是最常见的方式。痰菌阳性的肺结核患者经咳嗽、打喷嚏等喷出带菌飞沫，被健康人吸入肺部而致病。其次，大量毒力强的结核分枝杆菌（带菌牛乳）进入消化道，在机体免疫力低下时也可发病。其他如经皮肤、泌尿生殖系统感染者少见。

2. 人群易感性　人群普遍易感，但感染后仅有少数人发病。儿童、青少年、老年人、免疫力低下者、艾滋病患者、糖尿病患者等发病率较高。

三、发病机制

结核病的基本病理改变有渗出、增生和干酪样坏死 3 种。3 种病变可同时存在于一个肺部病灶中，但常以其中一种病变为主。

1. 细胞免疫　经巨噬细胞处理的结核分枝杆菌特异性抗原传递给辅助 T 淋巴细胞（$CD4^+T$ 细胞），使之致敏。致敏的淋巴细胞再次接触结核分枝杆菌，可释放出多种淋巴因子，使巨噬细胞聚集在细菌周围，吞噬并杀灭细菌，然后变成类上皮细胞及朗格汉斯细胞，最终形成结核结节，使病变局限。同时，抑制性淋巴细胞（$CD8^+$）可溶解已吞噬结核分枝杆菌和受抗原作用的巨噬细胞，导致宿主细胞和组织被破坏。

2. 变态反应　结核分枝杆菌侵入人体后 4 ~ 8 周，机体组织对结核分枝杆菌及其代谢产物所产生的敏感反应称为变态反应，属迟发型变态反应，可引起细胞坏死、干酪性变，甚至形成空洞。

四、临床表现

（一）症状

1. 呼吸系统症状

（1）咳嗽、咳痰　咳嗽是肺结核常见的重要早期症状，也是排出气道分泌物的生理反应，早期咳嗽轻微，通常为干咳或咳少量黏液痰。当结核病进展出现干酪坏死空洞形成或合并感染时，痰量才逐渐增多。

（2）咯血　咯血是肺结核患者常见的症状，发生率为 20% ~ 90%，病灶毛细血管扩张可致痰中带血；小血管损伤或空洞内动脉瘤破裂可致中等量以上的咯血。

（3）胸痛、呼吸困难　病灶炎症累及壁层胸膜时，可出现胸痛，于呼吸及咳嗽时加重。肺组织病变广泛、肺功能明显下降时，可出现呼吸困难。如并发大量胸腔积液、气胸等，则呼吸困难尤为严重。

2. 全身症状　缓慢起病，多为午后或傍晚低热、倦怠、乏力、盗汗、食欲缺乏和体重减轻等。若病变进展、播散，可出现不规则高热。女性患者可有月经不调或闭经，可见多关节肿痛、四肢结节性红斑、环形红斑等表现。

（二）体征

病灶较小或位于肺组织深部时，可无体征。若病变范围较大，出现患侧呼吸运动减弱，叩诊呈浊音，听诊呼吸音减低或可闻及支气管肺泡呼吸音。由于肺结核好发于肺上叶尖后段或下叶上段，故锁骨上、下区及肩胛间区发现叩诊浊音及听诊闻及细湿啰音，对诊断有参考意义。如并发大量胸腔积液、广泛胸膜增厚、肺气肿时，则有相应体征。

五、临床类型

（一）原发型肺结核（I型）

人体初次感染结核分枝杆菌而发生的肺结核，多见于儿童。原发病灶多位于上叶下部或下叶上部，靠近胸膜。原发病灶、淋巴管炎和肺门淋巴结炎合称原发综合征，X线胸片呈现"哑铃状"阴影。大多数原发感染症状不明显，只呈现阳性结核菌素反应。大多数原发复合征病变可吸收、纤维化或钙化，少数病变可进展恶化。

（二）血行播散型肺结核（II型）

分为急性、亚急性和慢性。急性血行播散型（粟粒型）肺结核多见于婴幼儿和青少年，特别是营养不良、患传染病和长期应用免疫抑制剂导致抵抗力明显下降的小儿，多同时伴有原发型肺结核。成人也可发生，为大量结核分枝杆菌侵入血液所致。起病急，有全身毒血症状，50%以上合并结核性脑膜炎。X线胸片显示粟粒状结节阴影。亚急性、慢性血行播散型肺结核起病隐匿，症状不明显，新鲜渗出与陈旧硬结和钙化病灶共存。

（三）继发型肺结核（III型）

1. 浸润型肺结核　病变多发生在肺尖和锁骨下，X线胸片表现为小片状或斑点状阴影，可融合并形成空洞。

2. 空洞型肺结核　空洞形态不一，多是由干酪样渗出病变溶解形成洞壁不明显的、多个空腔的虫蚀样空洞，伴有周围浸润病变的新鲜薄壁空洞。空洞型肺结核多有支气管播散病变，临床症状明显，有发热、咳嗽、咳痰和咯血等，患者痰中经常排菌。

3. 结核球　多由干酪样病变吸收和周边纤维膜包裹或干酪空洞阻塞性愈合而形成。结核球内有钙化灶或液化坏死形成的空洞，同时80%以上结核球有卫星灶。

4. 干酪样肺炎　多发生在免疫力和体质虚弱，又受到大量结核分枝杆菌感染的患者，或有淋巴结支气管瘘，淋巴结中的大量干酪样物质经支气管进入肺内而发生。大叶性干酪样肺炎X线胸片呈大叶性密度均匀的磨玻璃状阴影，可出现虫蚀样空洞。小叶性干酪样肺炎X线胸片呈小叶斑片播散病灶，多发生在双肺中下部。

5. 慢性纤维空洞型肺结核　由于病程长，反复进展恶化，肺组织破坏及功能受损严重，双侧或单侧出现纤维厚壁空洞和广泛的纤维组织增生，导致肺门向上牵拉，肺纹理呈垂柳状阴影，患侧肺组织收缩，导致纵隔向患侧移位，常见胸膜粘连和代偿性肺气肿。

（四）结核性胸膜炎（IV型）

结核性胸膜炎可分为干性胸膜炎和渗出性胸膜炎两种。结核分枝杆菌及其代谢产物进入胸膜腔，机体对结核菌蛋白成分处于高度变态反应时，胸膜充血、水肿、纤维蛋白渗出，胸膜增厚且粗糙，称为干性胸膜炎；若病情进一步发展，大量浆液渗出，称为渗出性胸膜炎。

（五）其他肺外结核病（V型）

按部位和脏器命名，如骨关节结核、结核性脑膜炎、肾结核、肠结核等。

六、辅助检查

1. 结核分枝杆菌检查　痰中找到结核分枝杆菌是确诊肺结核的主要依据，且表明结核病灶是开放的，具有传染性，但痰涂片的阳性率低。痰结核分枝杆菌培养敏感性和特异性高，但时间需要 4~6 周。聚合酶链反应检测结核分枝杆菌更加简便、敏感和快速，并可鉴定菌型，但有假阳性。

2. 影像学检查　肺结核影像学检查有一定的特征性表现，但无特异性。胸部 X 线检查可以较早发现肺结核，了解病变的部位、范围，并能大致估计结核病灶的性质和严重程度，对于肺结核的诊断及疗效判断都有重要价值。胸部 CT 检查对于发现微小或隐蔽性病变及鉴别肺部病变性质均有帮助。

3. 结核菌素试验　为诊断结核感染的参考指标。常用的有旧结核菌素（OT）和结核分枝杆菌纯化蛋白衍生物（PPD）做皮内注射两种方法。以 PPD（或 OT）0.1ml（5TU，0.1μg，1:2000）于左前臂内侧皮内注射，48~72 小时后，观察皮肤反应：<5mm 为阴性，5~9mm 为弱阳性，10~19 mm 为阳性，>20mm 或局部有水疱、坏死者为强阳性。对于成人阳性仅表示曾有结核分枝杆菌感染，并不一定现在患病。对婴幼儿其诊断价值较成人大，3 岁以下强阳性反应者，应视为有新近感染的活动性结核病。结核菌素试验阴性反应并不能排除结核分枝杆菌感染的可能。

4. 其他　如血象、血沉、纤维支气管镜等检查对诊断及判断病情有一定帮助。

七、诊断

（一）疑似病例

凡符合下列项目之一者为疑似病例。

1. 痰结核分枝杆菌检查阴性，胸部 X 线检查怀疑活动性肺结核病变者。

2. 痰结核分枝杆菌检查阴性，胸部 X 线检查有异常阴影，患者有咳嗽、咳痰、低热、盗汗等肺结核症状或按肺炎治疗观察 2~4 周未见吸收。

3. 儿童结核菌素试验强阳性反应者，伴有结核病临床症状。

（二）确诊病例

1. 痰结核分枝杆菌检查阳性（包括涂片或培养）。

2. 痰结核分枝杆菌检查阴性，胸部 X 线检查有典型的活动性结核病变表现。

3. 肺部病变标本，病理学诊断为结核病变。

4. 疑似肺结核患者，经临床 X 线检查随访观察后，可排除其他肺部病变。

5. 临床上已排除其他原因引起的胸腔积液，可诊断为结核性胸膜炎。

临床诊断：具备 2 或 4 或 5。实验确诊：具备 1 或 3。

八、鉴别诊断

肺结核的临床表现多种多样，应与肺癌、肺炎、肺脓肿、支气管扩张等常见呼吸系统疾病鉴别。在鉴别诊断过程中，除详细询问病史，结合症状、体征和 X 线检查等方法外，实验室检查资料应特别注意。

九、治疗

（一）一般治疗

症状明显、痰结核分枝杆菌阳性者为活动性肺结核，需卧床休息，加强营养，病情好转可逐渐恢复体力活动。症状轻微、痰结核分枝杆菌阴性者不必卧床休息。

（二）抗结核化学药物治疗

抗结核化学药物治疗（简称化疗）。

1. 原则　抗结核化疗对控制结核病起着决定性作用，合理化疗可使病灶内细菌消灭，疾病痊愈，因此必须坚持早期、规律、全程、适量和联合治疗的原则。①早期：对所有检出和确诊患者均应立即给予抗结核治疗。②规律：严格遵照医嘱要求规律用药，不漏服，不停服，以避免耐药性的产生。③全程：保证完成规定的治疗期是提高治愈率和减少复发率的重要措施。④适量：严格按照适当的药物剂量用药。⑤联合：同时采用多种抗结核药物治疗。

2. 常用抗结核药

（1）异烟肼（INH，H）　又称雷米封，具有杀菌力强、可以口服、不良反应少、价格低廉等优点。对巨噬细胞内外的结核分枝杆分枝杆菌均有杀菌作用，为治疗结核病的首选药和必选药。常规用量很少发生不良反应，大剂量应用偶见周围神经炎、肝损害等。

（2）利福平（RFP，R）　为全杀菌药，杀菌力仅次于异烟肼，对巨噬细胞内外代谢旺盛和偶尔繁殖的结核分枝杆菌均有杀灭作用。可渗入胸膜腔、透过血脑屏障，与其他抗结核药之间无交叉耐药性，一般不良反应少，偶有轻度胃肠刺激和暂时性肝损害，尿、眼泪颜色呈橘红色。

（3）链霉素（SM，S）　为半杀菌药，通过干扰结核分枝杆菌的酶活性，阻碍蛋白合成，对巨噬细胞外碱性环境中的结核分枝杆菌具有杀灭作用，对细胞内的结核分枝杆菌作用较小。主要不良反应为耳毒性、前庭功能损害和肾毒性等。

（4）乙胺丁醇（EMB，E）　为抑菌药，与其他抗结核药物联用时，可延缓细菌对其他药物产生耐药性。不良反应少，偶有胃肠不适和视神经毒性反应。

（5）吡嗪酰胺（PZA，Z）　能杀灭巨噬细胞内酸性环境中的结核分枝杆菌。不良反应与药物剂量有关，偶有肝功能损害、高尿酸血症、关节痛等。

（6）对氨基水杨酸钠（PAS，P）　为抑菌药，用量较大，疗效较少，常与异烟肼、链霉素合用，副作用以胃肠刺激多见，偶见发热、皮疹、肝功能损害等。

3. 化疗方法

（1）"标准"化疗与短程化疗　过去常规使用异烟肼、链霉素和对氨基水杨酸钠，每日给药，疗程 12～18 个月，称为"标准"化疗。但因疗程过长，患者常不能坚持完成，使疗效受到影响。目前，多采用以利福平加异烟肼两种杀菌药与其他药物合用，疗程 6～9 个月，称为短程化疗，其疗效与"标准"化疗相同。

（2）间歇用药及分阶段用药　有规律地每周用药 3 次，能达到与每天用药相同的效果。开始化疗的 1～3 个月内，每天用药（强化阶段），以后每周 3 次间歇用药（巩固阶段）。间歇用药阶段仍联合用药，异烟肼、利福平、乙胺丁醇等药物剂量可适当增加，而链霉素、对氨基水杨酸钠等副作用较多，每次用药剂量不宜增加。

4. 化疗方案　用药物英文缩写字母和相关数字表示，例如：2RHZ/4RH 表示前 2 个月用利福平（R）、异烟肼（H）、吡嗪酰胺（Z），后 4 个月用利福平和异烟肼，每日 1 次。如药名右下方有数字，则表示每周给药次数。

（1）初治方案　分强化期和巩固期两个阶段。①初治涂阳肺结核治疗方案（含初治涂阴有空洞形成或粟粒型肺结核）：强化期为 $2HRZE/2H_3R_3Z_3E_3$，巩固期为 $4HRE/6H_3R_3E_3$。②初治涂阴肺结核治疗方案：强化期为 $2HRZ/2H_3R_3Z_3$，巩固期为 $4HR/4H_3R_3$。

（2）复治方案　初治失败痰菌仍然阳性，病灶进展或复发恶化，对常用药物产生耐药者，均列为复治对象。复治涂阳肺结核治疗方案强化期为 $2HRSZE/2H_3R_3Z_3S_3E_3$，巩固期为

$4 \sim 6HRE/6H_3R_3E_3$。WHO 复治方案为 2SHZE/1HRZE/5HRE，疗程 8 个月。

十、预防

1. 控制传染源 定期胸部 X 线检查，早发现、早诊断、早治疗痰菌阳性者。做好患者痰液消毒、用具消毒、居室空气紫外线照射消毒工作。加强宣教。

2. 切断传播途径 勿随地吐痰，做好患者痰液管理。痰吐于痰杯中，加 2% 甲酚或 1% 甲醛溶液灭活。保持环境空气清洁和流通。

3. 保护易感人群 接种卡介苗是预防结核病最有力的措施。新生儿在出生 24 小时内即给予皮内疫苗注射。

第二节 病毒性肝炎

病毒性肝炎是由多种肝炎病毒引起的，以肝脏炎症和坏死病变为主的一组全身性传染病。按病原分类，目前已确定病毒性肝炎共有 5 型，分别为甲型肝炎、乙型肝炎、丙型肝炎、丁型肝炎和戊型肝炎。另有 1995 年新发现的庚型肝炎和 1997 年发现的输血传播型肝炎。各型病毒性肝炎的临床表现相似，以疲乏、食欲缺乏、厌油、肝大、肝功能异常为主，部分病例出现黄疸。甲型、戊型肝炎主要经粪 – 口途径传播，主要为急性感染。乙型、丙型、丁型肝炎主要经血液、体液传播，多呈现慢性感染，少部分可发展为肝硬化或肝癌。

一、病因

1. 甲型肝炎病毒（HAV） 为直径 27 ~ 32nm 的单链微小 RNA 病毒，只有 1 个血清型和 1 个抗原抗体系统。IgM 型抗体是近期感染的标志，IgG 型抗体是过去感染或免疫接种后的标志。HAV 在外界抵抗力较强，能耐受 60℃ 30 分钟，100℃ 1 分钟才能完全灭活。耐酸碱，干粪中 25℃ 能存活 30 天，在水中可存活数月，耐低温。对紫外线、甲醛敏感。

2. 乙型肝炎病毒（HBV） 为 DNA 病毒。HBV 的抵抗力很强，能耐受紫外线、低温、干燥及一般浓度的消毒剂。煮沸 10 分钟，65℃ 10 小时或高压蒸汽消毒可以被灭活。对 0.5% 过氧乙酸、0.2% 苯扎溴铵敏感。

HBV 的抗原抗体系统如下。

（1）乙型肝炎表面抗原（HBsAg）与乙型肝炎表面抗体（抗 HBs） 人体感染 HBV 后最早 1 ~ 2 周，最迟 11 ~ 12 周血中首先出现 HBsAg。HBsAg 只有抗原性，无传染性。急性自限性 HBV 感染时血中 HBsAg 持续时间大多为 1 ~ 6 周，最长可达 20 周，在慢性患者和无症状携带者中可持续存在多年。抗 HBs 在 HBsAg 转阴后一段时间开始出现，是一种保护性抗体，可保持多年。

（2）乙型肝炎核心抗原（HBcAg）与乙型肝炎核心抗体（抗 HBc） 肝中的 HBcAg 主要存在于受感染的肝细胞核内，血液中的 HBcAg 主要存在于 Dane 颗粒的核心。HBcAg 是 HBV 复制的标志。高滴度抗 HBc IgM 见于乙型肝炎急性期和慢性乙型肝炎急性发作期。抗 HBc IgG 出现较迟，可保持多年。

（3）乙型肝炎 e 抗原（HBeAg）与乙型肝炎 e 抗体（抗 HBe） HBeAg 一般仅见于 HBsAg 阳性血清，是 HBV 复制活跃和有较强传染性的标志。长期抗 HBe 阳性并不代表病毒停止复制或无传染性。HBV DNA 是病毒复制和传染性的直接标志。HBV DNA 聚合酶位于病毒核心部位，也是反映病毒复制和传染性的标志。

3. 丙型肝炎病毒（HCV） 为单股正链 RNA 病毒。HCV 对外界有一定的抵抗力，但煮沸、紫外线、10% 氯仿可使其灭活。丙型肝炎病毒抗体（抗 HCV）不是保护性抗体，是 HCV 感染的标志。HCV RNA 在感染 HCV 后第一周即可检出，是病毒感染和复制的直接标志。

4. 丁型肝炎病毒（HDV） 为单股环状闭合负链 RNA 病毒。HDV 是一种缺陷病毒，需 HBV 等嗜肝病毒辅助才能自行复制。HDV 只有一个血清型和一个抗原抗体系统。HDV RNA 是诊断 HDV 感染的直接证据。

5. 戊型肝炎病毒（HEV） 为单股正链 RNA 病毒。抗 HEV IgM 是近期 HEV 感染的标志。抗 HEV IgG 在血清中持续存在的时间多在发病后 1 年以内。

近年来还发现了庚型肝炎病毒和输血传播型肝炎病毒，但是否引起病毒性肝炎，尚无定论。

二、发病机制

HAV 侵入人体后，由肠道进入血流，引起短暂的病毒血症，然后进入肝细胞。HAV 并不直接杀伤肝细胞，发病可能与细胞免疫、免疫复合物有关。HBV 引起的肝细胞病变主要由细胞免疫反应所致，肝外损害主要由免疫复合物引起。丙型、丁型及戊型肝炎的发病机制尚待进一步研究。

三、临床表现

潜伏期：甲型肝炎 5~45 日，乙型肝炎 28~180 日，丙型肝炎 15~180 日，丁型肝炎 3~12 日，戊型肝炎 10~75 日。

各型肝炎病毒均可引起急性肝炎、重型肝炎，慢性肝炎由乙型、丙型、丁型肝炎病毒引起。

（一）急性肝炎

1. 急性黄疸型肝炎

（1）黄疸前期 出现全身乏力、食欲缺乏、厌油、恶心、呕吐、上腹部不适、腹胀、肝区痛等症状，尿色逐渐加深。甲型、戊型肝炎起病较急，多数病例有发热。乙型肝炎可有皮疹、关节痛等血清病样表现。本期持续 1~21 天，平均 5~7 天。

（2）黄疸期 发热减退，自觉症状可有所好转，但尿色继续加深，巩膜、皮肤出现黄染，黄疸于 1~3 周内达高峰。可有一过性粪色变浅、皮肤瘙痒、心率减慢。肝大肋下 1~3cm，有充实感，有压痛及叩击痛。部分患者脾大，肝功能异常。本期持续 2~6 周。

（3）恢复期 黄疸逐渐消退，症状减轻以至消失，肝、脾回缩，肝功能逐渐恢复正常。本期持续 2~16 周，平均 1 个月。

2. 急性无黄疸型肝炎 此型较黄疸型肝炎多见，起病缓慢，症状较轻，无黄疸。病程 2~3 个月。

（二）慢性肝炎

1. 轻度 病情较轻，症状不明显，或虽有症状、体征，但肝功能指标仅 1 或 2 项轻度异常。

2. 中度 症状、体征、实验室检查居于轻度与重度之间。

3. 重度 有明显或持续的肝炎症状，可伴有肝病面容、肝掌、蜘蛛痣、脾大。谷丙转氨酶（ALT）反复和（或）谷草转氨酶（AST）反复持续升高，清蛋白（A）降低或清蛋白/球蛋白（A/G）比值异常，丙种球蛋白明显增高。

（三）重型肝炎

1. 急性重型肝炎　以急性黄疸型肝炎起病，2 周内出现极度乏力、严重的消化道症状，迅速出现Ⅱ度以上（按Ⅳ度划分）肝性脑病，凝血酶原活动度低于 40%，黄疸急剧加深，肝浊音界进行性缩小。即使黄疸很浅，甚至尚未出现黄疸，但上述表现者均考虑本病。

2. 亚急性重型肝炎　以急性黄疸型肝炎起病，15 日至 26 周出现极度乏力、明显消化道症状，黄疸迅速加深，血清总胆红素每日上升≥17.1μmol/L 或大于正常值 10 倍，凝血酶原活动度低于 40%，凝血酶原时间明显延长。首先出现Ⅱ度以上肝性脑病者称为脑病型，首先出现腹水者称为腹水型。

3. 慢性重型肝炎　在肝硬化基础上，肝功能进行性减退导致以腹水或门静脉高压、凝血功能障碍和肝性脑病等为主要表现的慢性肝功能失代偿。

（四）淤胆型肝炎

起病类似急性黄疸型肝炎，但自觉症状较轻，皮肤瘙痒，大便灰白，肝明显增大，血清胆红素明显升高，以直接胆红素为主。黄疸持续 3 周以上。

（五）肝炎后肝硬化

肝炎后肝硬化是慢性肝炎的发展结果。根据肝脏炎症的活动程度，分为活动性肝硬化、静止性肝硬化。根据临床表现及肝组织病理表现，分为代偿性肝硬化、失代偿性肝硬化。

四、辅助检查

（一）肝功能检查

1. 血清酶测定　ALT 是反映肝细胞功能的最常用指标，急性期及活动期明显升高。重型肝炎 ALT 快速下降，胆红素不断升高，称为酶胆分离现象，提示肝细胞大量坏死。在肝病时 AST 升高，与肝病严重程度成正相关。

2. 血清清蛋白　重型肝炎、慢性肝炎中度以上、肝硬化时，清蛋白下降，A/G 比值下降或倒置。

3. 胆红素　肝损害程度与胆红素含量成正相关，重型肝炎常超过 17.1 μmol/L。

4. 凝血酶原活动度（PTA）　PTA 高低与肝损害程度成正比。

（二）其他生化指标检查

1. 血糖、血浆胆固醇　重型肝炎患者血糖、血浆胆固醇可明显下降，梗阻性黄疸时胆固醇升高。

2. 甲胎蛋白（AFP）　肝炎活动和肝细胞修复时可有不同程度地升高；急性重型肝炎时升高，提示有肝细胞再生。

（三）病原学检查

1. 甲型肝炎　抗 HAV IgM 是早期诊断甲型肝炎最简便而可靠的血清学标志。抗 HAV IgG 属于保护性抗体，是具有免疫力的标志。

2. 乙型肝炎

（1）HBsAg 与抗 HBs　HBsAg 阳性表示 HBV 感染，HBsAg 阴性不能排除 HBV 感染。抗 HBs 阳性表示对 HBV 有免疫力。

（2）HBeAg 与抗 HBe   HBeAg 阳性表示 HBV 复制活跃且传染性强。抗 HBe 阳性并不代表 HBV 停止复制或无传染性。

（3）HBcAg 与抗 HBc   HBcAg 阳性表示 HBV 处于复制状态，有传染性。抗 HBc IgM 阳性表示 HBV 现症感染。高滴度抗 HBc IgG 表示现症感染，低滴度抗 HBc IgG 提示既往感染。

（4）HBV DNA 是 HBV 复制和传染性的直接指标。

3. 丙型肝炎   抗 HCV 是病毒感染的标志。抗 HCV IgM 阳性表示现症感染，抗 HCV IgG 阳性表示现症感染或过去感染。HCV RNA 是病毒感染和复制的直接标志。

4. 丁型肝炎   抗 HDV IgM 阳性是 HDV 现症感染的标志。高滴度抗 HDV IgG 表示 HDV 感染持续存在，低滴度抗 HDV IgG 表示 HDV 感染静止或终止。

5. 戊型肝炎   抗 HEV IgM、抗 HEV IgG 均可作为近期感染的标志。

五、诊断

1. 流行病学资料   有助于诊断。甲型、戊型肝炎：病前流行区生活史，与患者的生活接触史。乙型肝炎：与 HBV 感染者的接触史，输血史，不洁注射史，婴儿的母亲为 HBsAg 阳性。丙型肝炎：是否为静脉药瘾者，是否有多个性伴侣，有无输血及血制品、血液透析，母亲是否为 HCV 感染者。

2. 各临床类型的临床表现   是临床分型诊断的依据。

3. 病原学或血清学特异方法的检测   是病原学诊断的确诊依据。

六、鉴别诊断

1. 药物性肝损害   有应用肝损害的药物史，肝炎病毒标志物阴性，停药后肝功能可逐渐恢复。

2. 感染中毒性肝炎   某些病毒、细菌、原虫、蠕虫感染可引起肝炎，主要根据原发病的临床特点、病原学、血清学和影像学检查进行鉴别。

3. 酒精性肝炎   肝炎病毒标志物阴性，有长期较大量饮酒史或酗酒史。

4. 脂肪肝   依据血清三酰甘油、胆固醇增高，B 超检查进行鉴别。

5. 肝外梗阻性黄疸   常由胆石症、胆管癌、胰头癌、肝癌、壶腹周围癌等引起，原发病临床表现、影像学检查有助于鉴别。

七、治疗

目前尚无特效抗病毒药。治疗原则以合理休息、营养为主，辅以适当药物，避免过度劳累、饮酒和损害肝脏药物。

（一）急性肝炎

急性肝炎一般为自限性，多可完全恢复，早期应卧床休息，就地隔离或住院治疗。恢复期可逐渐增加活动量，应避免过劳，症状消失、肝功能正常后仍应休息 1~3 个月。饮食应清淡易消化，热量足够。适当补充维生素，必要时静脉补充葡萄糖。对症治疗及恢复肝功能的药物不宜太多，以免加重肝脏负担。急性丙型肝炎应早期抗病毒治疗，药物可选用干扰素或长效干扰素。

（二）慢性肝炎

1. 一般治疗   症状明显时以静养为主，病情较重者应卧床休息，病情好转后应注意动静结合，不宜过度劳累。合理饮食，不必过分强调高营养。

2. 药物治疗

（1）非特异性护肝药物治疗　可用维生素（维生素 B 族、维生素 C、维生素 E 等）、葡醛内酯、肌苷、辅酶 A、三磷酸苷、还原型谷胱甘肽、氨基酸等。ALT 升高者可选用甘草提取物、垂盆草、五味子类、齐墩果酸、苦参碱。黄疸患者可选用茵栀黄注射液、门冬氨酸钾镁、丹参等。

（2）抗病毒治疗　干扰素用于治疗慢性乙型肝炎和丙型肝炎，应注意掌握治疗指征、剂量及疗程。注意观察干扰素的不良反应，并做出相应处理。核苷类抗病毒药可抑制 HBV 复制，可选用拉米夫定、阿德福韦酯、恩替卡韦和替比夫定等。

（3）免疫调节　可选用胸腺素、特异性免疫核糖核酸、转移因子。

（三）重型肝炎

采用综合性治疗措施。绝对卧床休息，加强监护，严密观察病情变化，防止医院内感染。控制蛋白质的摄入量，加强支持治疗，维持水、电解质及酸碱平衡。应用肝细胞生长因子促进肝细胞再生。积极防治肝性脑病、上消化道出血、继发感染及肝肾综合征。通过保守治疗难以恢复的患者，可以采用人工肝支持系统。

八、预后

急性肝炎多数在 3 个月内康复，急性乙型、丙型肝炎可转为慢性肝炎或病毒携带者。部分慢性肝炎可发展为肝硬化或转为肝癌。重型肝炎预后不良，病死率达 50%。活动性肝硬化预后不良。

九、预防

1. 控制传染源　隔离急性患者至病毒消失。病毒携带者及肝炎患者不能从事入口食品和托幼工作，不得献血。

2. 切断传播途径　甲型、戊型肝炎采取切断粪－口途径传播的措施。乙型、丙型、丁型肝炎采取防止血液、体液传播的措施。

3. 保护易感人群　①甲型肝炎：对易感者接种甲型肝炎减毒活疫苗，易感接触者注射人丙种球蛋白。②乙型肝炎：乙型肝炎疫苗接种是预防乙型肝炎的最关键措施，接种对象为易感者、新生儿。乙型肝炎免疫球蛋白主要用于阻断母婴传播及暴露于 HBV 的易感者。③戊型肝炎：对易感者接种重组戊型肝炎疫苗。

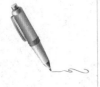 **岗位对接**

本章内容是药学类、药品经营与管理、药品服务与管理专业学生必须掌握的内容，为胜任岗位需求必须奠定的基础。本任务对应岗位包括西药药师、医药商品购销员、药品销售岗位等相关工种。上述从事药学服务及药品销售相关所有岗位的从业人员均需掌握肺结核、病毒性肝炎等常见传染病的相关知识并能有针对性地开展药学服务及用药指导。

重点小结

肺结核是由结核分枝杆菌引起的一种呼吸系统传染病，排菌的肺结核患者是传染源，经飞沫传播。主要临床表现为低热、盗汗、咳嗽、咯血等。痰菌检查是确诊手段，还可进行 X 线检查、结核菌素试验。主要治疗方法是早期、联用、适量、规律、全程使用抗结核化疗药物。卡介苗注射能有效降低婴儿及儿童结核的发病率及病死率。

应根据病史、典型临床表现及病原学检查（乙肝两对半）等来诊断病毒性肝炎，治疗以适当休息、合理营养和药物治疗为主要原则，可采用抗病毒、免疫调节药、抗肝细胞坏死、促进肝细胞修复药物等。

目标检测

扫码"练一练"

一、单项选择题

1. 下列肝炎病毒基因组归类于 DNA 病毒的是
    A. 甲型肝炎　　B. 乙型肝炎　　C. 丙型肝炎　　D. 丁型肝炎　　E. 戊型肝炎

2. 甲型肝炎的主要传播途径是
    A. 消化道传播　　　　　　B. 输血或血制品途径　　　　　　C. 注射途径
    D. 母婴传播　　　　　　　E. 性接触传播

3. 预防乙肝最主要的措施是
    A. 接种乙肝疫苗　　　　　B. 隔离治疗患者　　　　　　　　C. 消灭苍蝇、蟑螂
    D. 加强医院内消毒和献血者筛查　　　　E. 接种人免疫球蛋白

4. 某肝炎患者血清 HBsAg（＋），HBeAg（＋），说明此患者
    A. 无传染性　　　　　　　B. 有一定免疫力　　　　　　　　C. 病情稳定
    D. 已处于恢复期　　　　　E. 有较大的传染性

5. 患者在一次体检中发现血中乙型肝炎表面抗原阳性已半年，但无任何不适感觉，其他各项体检及化验均正常。该患者属于
    A. 显性患者　　　　　　　B. 潜伏性感染　　　　　　　　　C. 隐性感染
    D. 病原携带状态　　　　　E. 病原体被清除

6. 判断肺结核活动性最有意义的是哪一项
    A. 血沉增快　　　　　　　B. 结核中毒症状
    C. 结核菌素试验阳性　　　D. 痰菌阳性　　　　　　　　　　E. 干酪样坏死

7. 引起人类结核病的分枝杆菌主要是
    A. 人型　　　　B. 鼠型　　　　C. 牛型　　　　D. 腐生型　　　　E. 猪型

8. 下列哪种症状不是肺结核患者的典型症状
    A. 倦怠、乏力　　B. 低热　　　C. 打喷嚏　　　D. 夜间盗汗　　E. 食欲缺乏

9. 结核分枝杆菌主要的传播途径为
    A. 消化道　　　　　　　　B. 呼吸道　　　　　　　　　　　C. 泌尿道
    D. 生殖道　　　　　　　　E. 破损的皮肤、黏膜

10. 最简便的杀灭结核分枝菌的方法是

  A. 阳光暴晒 2 小时   B. 煮沸 1 分钟

  C. 70% 乙醇接触 2 分钟   D. 来苏水接触 2~12 小时

  E. 直接焚烧带有病菌的痰纸

二、多项选择题

1. 下列哪些是乙型肝炎的传播途径

  A. 消化道传播   B. 输血或血制品途径   C. 注射途径

  D. 母婴传播   E. 日常生活密切接触

2. HBeAg（+）的正确概念是

  A. 病毒复制活跃的指标   B. 传染性大的指标

  C. 病情严重的标志   D. 相应的抗体属保护性抗体

  E. 是病毒外壳的成分之一

3. 病毒性肝炎临床可分为

  A. 急性肝炎   B. 慢性肝炎   C. 重型肝炎   D. 淤胆型肝炎   E. 肝炎后肝硬化

4. 慢性乙型肝炎常见的临床表现有

  A. 乏力   B. 食欲缺乏   C. 肝掌   D. 蜘蛛痣   E. 肝功能异常

5. 预防策略与措施中以切断传播途径为主的病毒性肝炎是

  A. 甲型肝炎   B. 乙型肝炎   C. 丙型肝炎

  D. 丁型肝炎   E. 戊型肝炎

6. 肺结核病的主要症状有

  A. 咳嗽   B. 咳痰   C. 咯血   D. 低热   E. 腹痛

7. 结核病治疗的原则是

  A. 早期   B. 规律   C. 全程   D. 适量   E. 联合

8. 下列哪些抗结核药属于杀菌剂

  A. 异烟肼   B. 利福平   C. 链霉素   D. 吡嗪酰胺   E. 乙胺丁醇

9. 下列哪种情况下会出现结核菌素试验阴性

  A. 极度衰竭的结核患者   B. 结核感染不到 4 周

  C. 长期应用肾上腺糖皮质激素 D. 重度营养不良的患者

  E. 没有结核分枝杆菌感染

10. 下列哪些是继发性肺结核的特点

  A. 病变多位于肺尖或锁骨下区   B. 局部反应剧烈，易发生空洞

  C. 气管旁、纵隔淋巴结常受累及   D. 可沿支气管播散

  E. 病变愈合有消散、纤维化或钙化等方式

三、思考题

1. 患者，男，32 岁，办公室文员。因"低热伴咳嗽 1 个月"来就诊。患者于 1 个月前受凉后出现低热，体温最高不超过 38℃，午后明显。咳嗽，咳少量白色黏痰，无咯血和胸痛，自服"999 感冒颗粒"若干，效果差。有时伴夜间盗汗。病后进食和睡眠差，体重稍有下降，二便正常。平时不吸烟，家族中母亲有肺结核。查体：T 37.8℃，P 86 次/分，R 20 次/分，BP 120/80mmHg。右上肺叩诊浊音，语颤增强，可闻及支气管肺泡呼吸音和少量湿性啰音，心、腹部检查未见异常。

实验室检查：Hb 130 g/L，WBC 9.0×10^9/L，N 0.68，L 0.32，PLT 138×10^9/L，ESR 35mm/h，PPD 试验强阳性。

问题：

（1）该患者最大的可能诊断是什么？诊断依据？

（2）需要进一步做哪些检查？

（3）治疗要点有哪些？

2. 患者，男，45 岁，乡镇企业工人。因腹胀、尿少 2 周就诊。患者近年来体力下降较明显，易疲乏，曾出现右上腹不适、尿黄，未予理会。患者在 2012 年招工体检时无异常发现，2015 年因车祸做头颅手术，术中曾输血 1200 ml。体查：脸色灰暗，肝掌征（＋），胸前毛细血管扩张，巩膜轻度黄染，肝肋下未及，脾左肋下 2cm，质Ⅱ，移动性浊音（＋）。

实验室检查：ALT 65U/L，AST 102U/L，ALB 30g/L，GLB 41g/L，TB 56μmol/L，DB 24μmol/L，WBC 3.2×10^9/L，RBC 3.6×10^{12}/L，Hb 12.4g/L，PLT 72×10^9/L，AFP 102ng/L。

问题：

（1）该患者最可能的诊断是什么？诊断依据有哪些？

（2）需要进一步做哪些检查？

（3）治疗措施有哪些？

（潘伟男）

第五章

呼吸系统疾病

学习目标

知识要求 **1. 掌握** 本章所述呼吸系统疾病的临床表现、治疗原则。

　　　　 2. 熟悉 各疾病的诊断和鉴别诊断。

　　　　 3. 了解 呼吸系统疾病的病因、发病机制及预防措施。

技能要求 1. 学会根据疾病诊断讲解用药原则及注意事项。

　　　　 2. 通过学习具有临床指导患者用药的能力。

案例导入

案例：患者，男，60岁。因慢性咳嗽、咳痰20余年，加重伴呼吸困难1周而入院。缘于20年前无明显诱因出现咳嗽、咳痰，多以受凉为诱因，冬重夏轻，反复发作迁延不愈，曾多次住院治疗，诊断为慢性支气管炎，经抗感染、止咳等治疗后症状可缓解。1周前因受凉后出现咳嗽加重，痰为白色黏稠样，无特殊气味，每日量约30ml，伴有呼吸困难，活动后为主，可以平卧，无夜间憋醒，无胸痛、咯血，未予系统诊治，为进一步诊治而入院。查体：T 38.2℃，P 104次/分，R 22次/分，BP 120/78mmHg，急性病容，口唇发绀，双肺呼吸音粗糙，可闻及散在干、湿性啰音，心率104次/分，节律规整。

辅助检查：血常规：WBC 10.8×10^9/L，N 0.85。胸片检查示肋间隙增宽，两肺纹理增粗、紊乱。

讨论：1. 患者可能的诊断是什么？

　　　　 2. 治疗原则是什么？用药注意事项有哪些？

扫码"学一学"

第一节　急性上呼吸道感染

　　急性上呼吸道感染（acute upper respiratory tract infection）是鼻腔、咽或喉部急性炎症的总称。具有一定的传染性。常见病原体是病毒，少数是细菌。本病发病率高，一般病情较轻，病程较短，预后良好，但有时亦可引起严重并发症，应积极防治。

一、病因与发病机制

　　急性上呼吸道感染多发于冬春季节，有70%～80%由病毒引起。主要有流感病毒（甲、乙、丙）、副流感病毒、呼吸道合胞病毒、腺病毒、鼻病毒、埃可病毒、柯萨奇病毒。另有

20%~30%为细菌引起，可单纯发生或继病毒感染之后发生，以溶血性链球菌为多见，其次为流感嗜血杆菌、肺炎球菌和葡萄球菌等，偶见革兰阴性杆菌。多由于受凉、淋雨、过度疲劳等原因可降低全身或呼吸道局部防御功能，致使原存的病毒或细菌迅速繁殖，或者直接接触携带病原体的患者，由喷嚏、空气及污染的手和用具诱发本病。

二、临床表现

根据病因不同，临床表现可有不同的类型。

（一）普通感冒

俗称"伤风"，又称急性鼻炎或上呼吸道卡他，本病起病较急，以鼻咽部卡他症状为主要表现。初期有咳嗽、咽干、咽痒或烧灼感，发病同时或数小时后，可有喷嚏、鼻塞、流清水样鼻涕，2~3天后，鼻涕变稠，常伴咽痛、头痛、流泪、味觉迟钝、呼吸不畅、声嘶等。严重者有发热、轻度畏寒和头痛。体检可见鼻腔黏膜充血、水肿、有分泌物，咽部轻度充血。一般5~7天痊愈，伴有并发症者可致病程迁延。

（二）急性病毒性咽炎、喉炎

由鼻病毒、腺病毒、流感病毒、副流感病毒及肠病毒、呼吸道合胞病毒等引起，临床表现为咽痒和灼热感，咽痛不明显，咳嗽少见。急性喉炎多为流感病毒、副流感病毒及腺病毒等引起，临床特征为明显声嘶、讲话困难，可有发热、咽痛或咳嗽，体检可见喉部水肿、充血，局部淋巴结轻度肿大和触痛，有时可闻及喉部的喘息声。

（三）急性疱疹性咽峡炎

多于夏季发作，儿童多见，成人偶见。由柯萨奇病毒A引起，临床特征为明显咽痛、发热，病程约1周。检查可见咽充血，软腭、腭垂、咽及扁桃体表面有灰白色疱疹及浅表溃疡，周围有红晕。

（四）急性咽结膜热

常发生于夏季，游泳中传播。儿童多见。由腺病毒、柯萨奇病毒引起，表现发热、咽痛、畏光、流泪、咽及结合膜明显充血。病程4~6天。

（五）急性细菌性咽-扁桃体炎

病原体多为溶血性链球菌，其次为流感嗜血杆菌、肺炎球菌和葡萄球菌等。起病急，明显咽痛、畏寒、发热，体温可达39℃以上。体检可见咽部明显充血，扁桃体肿大、充血，表面有黄色点状渗出物，颌下淋巴结肿大、压痛，肺部无异常体征。

三、诊断

根据鼻咽部症状和体征，结合周围血象和阴性的胸部X线检查可做出临床诊断，一般无须病因诊断。特殊情况下可进行细菌培养和病毒分离或病毒血清学检查，可确定病原体。

1. 血液检查 病毒性感染见白细胞计数正常或偏低，淋巴细胞比例升高。细菌感染有白细胞计数与中性粒细胞增多以及核左移现象。

2. 病原学检查 一般情况下不做。必要时可用免疫荧光法、酶联免疫吸附检测法、血清学诊断和病毒分离鉴定等方法确定病毒的类型。细菌培养和药物敏感试验有助于指导临床诊断及用药。

四、鉴别诊断

1. 变异性鼻炎 临床症状与本病类似，易于混淆。多由过敏因素如螨虫、灰尘、动物毛皮、低温等刺激引起，如脱离变应原，数分钟至 1~2 个小时内症状即消失。检查可见鼻黏膜苍白、水肿，鼻分泌物涂片可见嗜酸性粒细胞增多。

2. 流行性感冒 为流感病毒引起，可为散发，时有小规模流行，病毒发生变异时可大规模暴发。起病急，鼻咽部症状较轻，但全身症状较重，伴高热、全身酸痛、眼结膜炎症状明显，病毒分离或血清学诊断可供鉴别。

3. 急性气管–支气管炎 表现为咳嗽、咳痰，血白细胞增高。鼻部症状轻，X 线胸片常见肺纹理增强。

4. 急性传染病前驱症状 很多病毒感染性疾病如麻疹、脊髓灰质炎、脑炎、肝炎和心肌炎等疾病前期表现类似，但如果在一周内呼吸道症状减轻反而出现新的症状，需进行必要的实验室检查，以免误诊。

五、治疗

目前尚无特效抗病毒药物，以对症治疗为主，同时戒烟、注意休息、多饮水、保持室内空气流通和防治继发性细菌感染。

1. 对症治疗 病情较重或发热者或年老体弱者应卧床休息，忌烟，多饮水，室内保持空气流通。有发热、头痛、全身肌肉酸痛症状者，可酌情应用解热镇痛药如对乙酰氨基酚、阿司匹林、布洛芬等。咽痛可用消炎喉片含服，局部雾化治疗。鼻塞、流鼻涕可用 1% 麻黄碱滴鼻。

2. 抗病毒药物治疗 无发热、免疫功能正常、发病不超过 2 天的患者一般无需抗病毒治疗。免疫功能低下的可早期应用。广谱抗病毒药奥司他韦、利巴韦林对流感病毒、副流感病毒和呼吸道合胞病毒等有较强的抑制作用。

3. 抗生素治疗 若合并细菌感染，可根据病原菌选用敏感的抗菌药物。经验用药，可选青霉素类、第一代头孢菌素类、大环内酯类或喹诺酮类。单纯的病毒感染一般可不用抗生素。

4. 中药治疗 可辩证给予清热解毒或辛温解表和有抗病毒作用的中药，有助于改善症状，缩短病程。

六、预防

重在预防，隔离传染源有助于避免传染。加强锻炼、增强体质、改善营养、饮食生活规律有助于降低易感性，是预防上感最好的方法。

扫码"学一学"

第二节 急性气管–支气管炎

急性气管–支气管炎是由生物、理化刺激或过敏等因素引起的气管–支气管黏膜的急性炎症。临床主要表现有咳嗽和咳痰。多见于寒冷季节或气候突变时，各年龄段人群均可患病。

一、病因与发病机制

1. 微生物 病原体与上感类似。可由病毒、细菌直接感染，也可由急性上呼吸道感染的病毒或细菌蔓延引起本病。

2. 理化因素 过冷空气、粉尘、刺激性气体可刺激气管、支气管黏膜引起急性损伤和炎症反应。

3. 变态反应 机体对吸入性致敏原如花粉、有机粉尘、真菌孢子、动物毛皮及排泄物等过敏，或对细菌蛋白质过敏，均可引起本病。

二、临床表现

该病起病较急，一般全身症状较轻，可有发热，初期为干咳或少量黏液性痰，随后可转为黏液脓性，痰量增多，咳嗽加剧，偶可痰中带血。该病的阳性体征不多，可有呼吸音粗糙及双肺散在的干、湿性啰音。

三、诊断

根据病史、咳嗽和咳痰等呼吸道症状以及双肺散在干、湿性啰音等体征，结合血常规检查和胸部 X 线检查，排除其他疾病后可做出临床诊断。进行病毒和细菌检查，可确定病因诊断。

四、鉴别诊断

1. 流行性感冒 是一种由流感病毒引起传染性强、传播速度快、极易发生大范围流行的疾病。表现为急起高热、全身疼痛、显著乏力和轻度呼吸道症状。婴幼儿、老年人和存在心肺基础疾病的患者容易并发肺炎等严重并发症而导致死亡。

2. 急性上呼吸道感染 鼻咽部症状明显，全身症状轻微，一般无痰。肺部无异常体征，X 线检查正常。

3. 其他疾病 其他引起咳嗽、咳痰疾病如支气管肺炎、肺结核、肺癌、百日咳等经相关检查后进行鉴别。

五、治疗

1. 一般对症治疗 休息、保暖、多饮水、补充足够的热量。如有发热，可选用解热镇痛药。咳嗽、咳痰明显者可给予镇咳祛痰药，如右美沙芬、喷托维林、盐酸氨溴酸、溴己新复方甘草合剂等，必要时雾化帮助祛痰。支气管痉挛时可用平喘药如茶碱、β_2 受体激动剂、胆碱能阻滞剂等。

2. 抗菌药物治疗 可根据病原菌选用敏感的抗菌药物，病原菌检查结果未回报之前，多采取经验用药，可选青霉素类、头孢菌素类或喹诺酮类。多数口服即可，症状较重者可用肌内注射或静脉滴注。

六、预防

加强锻炼，增强体质，注意环境卫生，避免接触污染空气及过敏物质。

第三节　慢性支气管炎

慢性支气管炎（chronic bronchitis），简称慢支，是指气管、支气管黏膜及其周围组织的慢性非特异性炎症。临床上以咳嗽、咳痰或伴有喘息，每年发病持续 3 个月或者更长时间，连续 2 年或 2 年以上，并排除具有咳嗽、咳痰、喘息症状的其他疾病。

一、病因与发病机制

病因尚未完全清楚，可能是多种环境因素与机体自身因素长期相互作用的结果。

扫码"学一学"

1. 吸烟　是最重要的环境发病因素，吸烟者比不吸烟者发病率高 2~8 倍。烟草中焦油、尼古丁、氢氰酸等化学物质具有多种损伤效应，如损伤气道上皮细胞，使纤毛运动障碍，气道净化能力下降；促使支气管黏液腺和杯状细胞增生肥大，黏液分泌增多；刺激副交感神经兴奋使支气管平滑肌收缩，气道阻力增加；使氧自由基产生增多，诱导中性粒细胞释放蛋白酶，破坏肺弹力纤维，诱发肺气肿形成等。

2. 职业粉尘和化学物质　烟雾、变应原、工业废气、室内空气污染，浓度过高、时间过长可诱发慢支发病。

3. 空气污染　有害气体（二氧化硫、二氧化氮、氯气），使纤毛清除功能下降，黏液分泌增加，为细菌感染增加条件。

4. 感染因素　病毒（流感病毒、鼻病毒、腺病毒、呼吸道合胞病毒）、支原体、细菌感染是慢支发生发展的重要原因之一。细菌感染常继发于病毒感染，见于肺炎链球菌、流感嗜血杆菌、卡他莫拉菌、葡萄球菌。这些感染因素同样造成气管、支气管黏膜的损伤和慢性炎症。

5. 其他因素　①机体因素：免疫功能紊乱、气道高反应性、年龄增大，老年人肾上腺皮质功能减退、细胞免疫功能下降，溶血酶活性减低，造成呼吸道反复感染；②气候等环境因素：寒冷空气刺激腺体黏液分泌增加，纤毛运动减弱，黏膜血管收缩，局部血液循环障碍，有利于继发感染。

二、病理

1. 支气管上皮细胞变性、坏死、脱落，后期出现鳞状上皮化生，纤毛变短、粘连、倒伏、脱失。

2. 各级支气管壁均有多种炎症细胞浸润，以中性粒细胞、淋巴细胞为主，急性期大量中性粒细胞，严重者出现化脓性炎症，黏膜充血、水肿。

3. 杯状细胞和黏液腺肥大增生、分泌旺盛，大量黏液潴留；病情继续发展，炎症由支气管壁向其周围组织扩散，黏膜下层平滑肌束断裂萎缩，黏膜下和支气管周围纤维组织增生。支气管壁的损伤–修复过程反复发生，进而引起支气管结构重塑，胶原含量增加，瘢痕形成，进一步发展成阻塞性肺气肿时见肺泡腔扩大，肺泡弹性纤维断裂。

三、临床表现

（一）症状

多缓慢起病，病程较长，反复急性发作而加重。主要症状有慢性咳嗽、咳痰或伴有喘息。

1. 咳嗽　一般晨间咳嗽较重，白天较轻，晚间睡前有阵咳或排痰。

2. 咳痰　常以清晨排痰较多，痰液一般为白色黏液或浆液泡沫性，偶可带血。

3. 喘息或气急　常称为喘息性支气管炎，部分可能伴发支气管哮喘，伴肺气肿表现为劳动或活动后气急。

（二）体征

早期无体征，急性发作期可在背部或双肺底干湿啰音，咳嗽后减少或消失，伴哮喘可闻及哮鸣音伴呼气相延长。

四、辅助检查

1. X 线检查　早期无异常，反复发作者肺纹理增粗、紊乱，呈网状或条索状、斑点状阴影，以双下肺野明显。

2. 呼吸功能 早期无异常，小气道阻塞时 75%、50% 肺容量时流量明显减低，使用支气管舒张剂后 FEV1/FVC 低于 0.7 则提示已发展为慢性阻塞性肺疾病。

3. 血液检查 细菌感染时偶可见白细胞总数和（或）中性粒细胞增高。

4. 痰液检查 可培养出致病菌，涂片可发现革兰阳性或阴性菌，或大量破坏的白细胞和杯状细胞。

五、诊断

依据咳嗽、咳痰或伴有喘息，每年发病持续 3 个月，连续 2 年或 2 年以上，并排除其他可以引起类似症状的慢性疾病可诊断。

六、鉴别诊断

慢性支气管炎应与下列疾病相鉴别。

1. 支气管哮喘 部分以刺激性咳嗽为特征，灰尘、油烟、冷空气诱发，家族史或个人过敏史，抗生素治疗无效，支气管激发试验阳性

2. 嗜酸粒细胞性支气管炎 症状类似，X 线检查无明显改变或肺纹理增加，支气管激发试验多为阴性，痰细胞学检查中嗜酸性粒细胞在 3% 以上，吸入或口服糖皮质激素有效。

3. 肺结核 常有发热、乏力、盗汗、消瘦，痰抗酸杆菌阳性及胸部 X 线表现可鉴别。

4. 支气管肺癌 多有数年吸烟史，顽固性刺激性咳嗽或过去有咳嗽史，近期咳嗽性质改变，常痰中带血，有时表现为反复同一部位的阻塞性肺炎，经抗生素治疗不能完全消退，痰脱落细胞、胸部 CT 及气管镜检查可鉴别。

5. 特发性肺纤维化 临床经过多缓慢，开始仅有咳嗽、咳痰，偶有气短，听诊胸部下后侧可闻及爆裂音，血气分析示低氧血症，二氧化碳分压可不增高。高分辨率螺旋 CT 有助于诊断。

6. 支气管扩张 典型者反复大量咯脓痰或反复咯血，X 线表现示肺野纹理粗乱，肺 CT 可确诊。

7. 其他引起慢性咳嗽的疾病 慢性咽炎、胃食管反流、某些心血管疾病均有各自特点。

七、治疗

（一）急性加重期的治疗

1. 控制感染 依据所在地常见病原菌经验选药，一般口服，严重者静脉滴注，如培养出致病菌按药敏结果选药。常用的有青霉素 G、红霉素、氨基糖苷类、喹诺酮类、头孢菌素类抗生素等，能单独应用窄谱抗生素应尽量避免使用广谱抗生素，以免二重感染或产生耐药菌株。

2. 镇咳祛痰 常用药物有氯化铵合剂、溴己新等。中成药止咳也有一定效果。对老年体弱无力咳痰者或痰量较多者，应以祛痰为主，协助排痰，畅通呼吸道。应避免应用强的镇咳剂，如可待因等，以免抑制中枢及加重呼吸道阻塞和炎症，导致病情恶化。

3. 平喘 有气喘者可加用支气管扩张剂，如氨茶碱或茶碱控释剂，或 β_2 受体激动剂吸入。

（二）缓解期治疗

1. 戒烟，避免吸入有害气体和其他有害颗粒。

2. 增强体质，预防感冒。

3. 反复呼吸道感染者可使用免疫调节剂或中药，流感疫苗、肺炎疫苗等提高免疫力。

八、预后

部分可控，部分发展成 COPD 甚至肺心病。

扫码"学一学"

第四节　支气管哮喘

支气管哮喘（bronchial asthma），简称哮喘，是一种以嗜酸性粒细胞、肥大细胞反应为主的气道变应性炎症（allergic airway inflammation，AAI）和气道高反应性（broncho – hy – perreactivity，BHR）为特征的疾病。易感者对此类炎症表现为不同程度的可逆性气道阻塞症状。临床上表现为反复发作性伴有哮鸣音的呼气性呼吸困难、胸闷或咳嗽，可自行或治疗后缓解。若长期反复发作可使气道重建，导致气道增厚与狭窄，成为阻塞性肺气肿。

全球约有 3 亿患者。我国患病率接近 1.24%，各地患病率 1%～18% 不等，半数在 12 岁以前发病，成人男、女患病率大致相同，城市高于农村。约 20% 的患者有家族史。

一、病因与发病机制

哮喘病因复杂，多基因参与，发病多有家族集聚现象。食物、药物、空气污染、尘螨等与发病密切相关。有过敏体质的人接触抗原后，在 B 细胞介导下，浆细胞产生 IgE，后者附着在肥大细胞上。当再次接触抗原时，钙离子进入肥大细胞内，细胞释放组胺、嗜酸性粒细胞趋化因子（ECF）等，使平滑肌立即发生痉挛，此为速发性哮喘反应（immediate asthmatic reaction，IAR）。更常见的是不少患者在接触抗原数小时乃至数十小时后方始发作哮喘，称为迟发性哮喘反应（late asthmatic reaction，LAR），这是气道变应性炎症（AAI）的结果。此时，支气管壁内有大量炎症细胞（巨噬细胞、嗜酸性粒细胞、中性粒细胞等），释放出多种炎性递质，如白三烯（LTS）、前列腺素（PGS）、血栓素（TX）及血小板活化因子（PAF）等，引起微小血管渗漏、支气管黏膜水肿、腺体分泌增加，以及渗出物阻塞气道，有的甚至形成黏液栓，导致通气障碍和 BHR。

扫码"看一看"

以往认为气道平滑肌收缩引起气道狭窄是引起哮喘的唯一原因，因而治疗主旨在于解除支气管痉挛。现在认识到 PAF 等递质引起气道黏膜水肿、炎症细胞浸润、腺体分泌增多、黏液纤毛清除功能障碍，加上管腔内黏液栓阻塞也是哮喘发作的重要机制。因此，治疗时除强调解痉外，还要兼顾针对非特异性的 AAI 用药。这对于 LAR 尤为重要。

在哮喘发病各环节中，神经因素参与也起重要作用。哮喘患者胆碱能神经张力增加，收缩气管与舒张气管的介质失衡，感觉神经末梢释放导致血管水肿、通透性增加、炎症渗出等物质均参与哮喘发生过程。

二、病理

肺泡高度膨胀，尸检时打开胸腔肺不萎陷。切开后可见大多数气管分支至终末支气管内有大量胶样栓充填。组织学检查见支气管平滑肌肥厚、黏膜及黏膜下血管增生、黏膜水肿、上皮脱落、基膜显著增厚，支气管有嗜酸性粒细胞、中性粒细胞和淋巴细胞浸润。

三、临床表现

根据有无变应原和发病年龄的不同，临床上分为外源性哮喘和内源性哮喘（表 5 – 1）。外源性哮喘常在童年、青少年时发病，多有家族过敏史，为 I 型变态反应。内源性哮喘则多无已知变应原，在成年人发病，无明显季节性，少有过敏史，可能由体内感染灶引起。

表5-1　外源性、内源性哮喘的区别

外　源　性	内　源　性
有已知的变应原	无已知的变应原
变应原皮试阳性	皮试阴性
IgE 测定多增多	IgE 正常或偏低
常在童年、青少年发病	多在成年人发病
间歇性发作	多持续性发作
多有过敏史	少有过敏史（7%）
家族过敏史多见	家族过敏史少见（20%）
多有明显季节性	可常年发作
嗜酸性粒细胞增多	嗜酸性粒细胞正常或稍增

无论何种哮喘，轻症可以逐渐自行缓解，缓解期无任何症状或异常体征。发作时，则出现伴有哮鸣音的呼气性呼吸困难，每分钟呼吸常在 28 次以上，伴有气促、胸闷、咳嗽，脉搏 110 次以上。发作时典型体征为双肺可闻及广泛哮鸣音，呼气音延长。有时严重发作可持续 24～48 小时，称为重症哮喘。有些患者尤其是青少年在运动时出现哮喘症状，称为运动性哮喘。有以咳嗽为唯一症状不伴有喘息的称为咳嗽变异性哮喘。以胸闷为唯一症状的称为胸闷变异性哮喘。危重患者呼吸肌严重疲劳，呈腹式呼吸（矛盾呼吸），出现奇脉。患者不能活动，一口气不能说完一句话，胸部呼吸音减弱甚至消失（"沉默肺"），呼吸和脉搏都更快，血压下降，大汗淋漓，严重脱水，神志模糊，急需正确处理。

四、辅助检查

1. 血常规检查　发作时可有嗜酸性粒细胞增高。如并发感染可有白细胞总数增高，中性粒细胞比例增高。

2. 痰液检查　涂片在显微镜下可见较多的嗜酸性粒细胞（＞2.5%）。

3. 呼吸功能检查　在哮喘发作时有关呼气流速的全部指标均显著下降，一秒钟用力呼气量（FEV1）、一秒钟用力呼气量占用力肺活量比值（FEV1/FVC%）、最大呼气中期流速（MMFR）、25% 与 50% 肺活量时的最大呼气流量（MEF25% 与 MEF50%）以及呼气流速峰值（PEFR）均减少。缓解期可逐渐恢复。有效的支气管舒张剂可使上述指标好转。可有肺活量减少、残气容积增加、功能残气量和肺总量增加，残气占肺总量百分比增高。

4. 血气分析　哮喘发作时如有缺氧，可有 PaO_2 降低，由于过度通气可使 $PaCO_2$ 下降，pH 值上升，表现呼吸性碱中毒。如重症哮喘，气道阻塞加重，可使 CO_2 潴留，$PaCO_2$ 上升，表现呼吸性酸中毒。如缺氧明显，可合并代谢性酸中毒。

5. 胸部 X 线检查　早期在哮喘发作时可见两肺透亮度增加，呈过度充气状态；在缓解期多无明显异常。

6. 特异变应原的补体试验　可用放射性变应原吸附试验（RAST）测定特异性 IgE，过敏性哮喘患者血清 IgE 可较正常人高 2～6 倍。在缓解期检查可判断变应原，但应防止发生变态反应。

7. 皮肤敏感试验　在哮喘缓解期用可疑的变应原做皮肤划痕或皮内试验，有条件的可行吸入激发试验，有助于做出变应原诊断。但应注意高度敏感的患者有时可能诱发哮喘和全身反应，甚至出现过敏性休克。须密切观察，及时采取相应处理。

五、诊断

根据有反复发作的哮喘史，发作时有带哮鸣音的呼气性呼吸困难，可自行缓解或支气管解痉剂得以缓解等特征，以及典型的急性发作症状和体征，除外可造成气喘或呼吸困难的其他疾病，一般诊断并不困难，但变应原常不明确。对不典型或轻症哮喘可用激发试验证实气道高反应性的存在。

本病需与以下疾病进行鉴别：

六、鉴别诊断

1. 左心衰竭引起的呼吸困难　过去称为心源性哮喘，发作时的症状与哮喘相似，但其发病机制与病变本质则与哮喘截然不同，为避免混淆，目前已不再使用"心源性哮喘"一词。患者多有高血压、冠状动脉粥样硬化性心脏病、风心病二尖瓣狭窄等病史和体征，常咳出粉红色泡沫样痰，两肺可闻及广泛的水泡音和哮鸣音。左心界扩大，心率增快，心尖部可闻及奔马律。胸部 X 线检查可见心脏增大、肺淤血征。若一时难以鉴别，可雾化吸入短效 β 受体激动剂或静脉注射氨茶碱缓解症状后进一步检查。忌用肾上腺素或吗啡。

2. 慢性阻塞性肺疾病　多见于中老年人，临床主要表现为进行性加重的活动后气急。患者多有长期吸烟或接触有害气体的病史。有肺气肿体征，两肺或可闻及湿啰音。对中老年患者严格将慢阻肺和哮喘区分有时十分困难，肺功能检查及支气管激发试验或舒张试验有助于鉴别。如患者同时具有哮喘和慢阻肺的特征，可以诊断 ACOS。

3. 上气道阻塞　可见于中央型支气管肺癌、气管支气管结核、复发性多软骨炎等气道疾病或异物气管吸入，导致支气管狭窄或伴发感染时，可出现喘鸣或类似哮喘样呼吸困难、肺部可闻及哮鸣音。但根据临床病史，特别是出现吸气性呼吸困难，以及痰液细胞学或细菌学检查，胸部 X 线摄片、CT 或 MRI 检查和支气管镜检查等，常可明确诊断。

4. 变态反应性支气管肺曲菌病（allergic bronchopulmonary aspergillosis ABPA）　常以反复哮喘发作为特征，伴咳嗽、咳痰，痰多为黏液脓性，有时伴血丝，可分离出棕黄色痰栓，常有低热，肺部可闻及哮鸣音或干啰音。X 线检查可见浸润性阴影，段性肺不张，牙膏征或指套征（支气管黏液栓塞）。外周血嗜酸性粒细胞明显增高，曲菌抗原皮肤试验呈双相反应，曲菌抗原特异性沉淀抗体（IgG）测定阳性，血清总 IgE 显著升高。

七、并发症

严重发作时可并发气胸、纵隔气肿、肺不张；长期反复发作或感染可致慢性并发症，如慢阻肺、支气管扩张、间质性肺炎和肺源性心脏病。

八、治疗

虽然目前哮喘不能根治，但长期规范化治疗可使大多数患者达到良好或完全的临床控制。哮喘治疗的目标是长期控制症状、预防未来风险的发生，维持肺功能水平接近正常，避免因哮喘药物治疗导致的不良反应，在使用最小有效剂量药物治疗的基础上或不用药物，能使患者与正常人一样生活、学习和工作。

（一）确定并减少危险因素接触

部分患者能找到引起哮喘发作的变应原或其他非特异刺激因素，使者脱离并长期避免接触这些危险因素是防治哮喘最有效的方法。早期确定职业性致敏因素，并防止患者进一步接触，是职业性哮喘管理的重要组成部分。

（二）常用治疗哮喘药物

治疗哮喘的药物可分为控制性药物和缓解性药物两大类：

1. 控制性药物 是指需要长期每天使用的药物。这些药物主要通过抗炎作用使哮喘维持临床控制，其中包括吸入型糖皮质激素（ICS）、白三烯调节剂、长效 β₂ 受体激动剂（LABA，不单独使用）、缓释茶碱、色苷酸钠、抗 IgE 抗体、联合药物（如 ICS/LABA）及其他有助于减少全身激素剂量的药物等。

2. 缓解性药物 是指按需使用的药物。这些药物通过迅速解除支气管痉挛从而缓解哮喘症状，其中包括短效吸入 β₂ 受体激动剂（SABA）、全身用糖皮质激素、短效吸入抗胆碱药物（SAMA）、短效茶碱。

（1）糖皮质激素 简称激素，是最有效的哮喘治疗药物。激素通过作用于气道炎症形成过程中的诸多环节，如抑制嗜酸性粒细胞等炎症细胞在气道的聚集、抑制炎症因子的生成和介质释放、增强平滑肌细胞 β₂ 受体的反应性等，有效抑制气道炎症。给药途径包括吸入、口服和静脉注射，吸入为首选途径。

1）吸入给药 ICS 的局部抗炎作用强，通过吸气药物直接作用于呼吸道，所需剂量较小。通过消化道和呼吸道进入血液后大部分药物被肝脏灭活，因此全身性不良反应较少，已成为目前哮喘长期治疗的首选药物。ICS 可有效减轻哮喘症状、提高生活质量、改善肺功能、降低气道高反应性、减少哮喘发作频率和减轻发作时的严重程度，降低病死率。

常用吸入激素药物有倍氯米松（beclomethasone）、布地奈德（budesonide）、氟替卡松（fluticasone）、环索奈德（ciclesonide）、莫米松（momethason）等。通常需规律吸入 1~2 周以上方能起效。根据哮喘病情选择吸入不同 ICS 剂量，以布地奈德为例，低剂量为 200~400μg/d，中剂量 400~800μg/d，高剂量 >800μg/d。由于吸烟可以降低 ICS 的效果，故吸烟患者须戒烟并给予较高剂量的 ICS。少数患者吸入 ICS 可出现口咽念珠菌感染、声音嘶哑，吸药后用清水漱口可减轻局部反应。长期高剂量吸入 ICS 可能出现全身副作用，包括皮肤瘀斑、肾上腺功能抑制和骨密度降低等，应注意预防。伴有活动性肺结核的哮喘患者，可以在抗结核治疗的同时给予 ICS 治疗。为减少吸入大剂量激素的不良反应，可采用低、中剂量 ICS 与长效 β₂ 受体激动剂白三烯调节剂或缓释茶碱联合使用。布地奈德还有雾化用混悬液制剂，经以压缩空气为动力的射流装置雾化吸入，起效快，与短效 β₂ 受体激动剂联用适用于轻、度哮喘急性发作的治疗。

2）口服给药 适用于轻、中度哮喘发作，慢性持续哮喘大剂量 ICS 联合治疗无效的患者，或作为静脉应用激素治疗后的序贯治疗。一般使用半衰期较短的激素，如泼尼松、泼尼松龙或甲泼尼龙等。起始 30~60mg/d，症状缓解后逐渐减量至 ≤10mg/d，然后停用或改用吸入剂。长期口服激素可以引起骨质疏松症、高血压、糖尿病、下丘脑-垂体-肾上腺轴的抑制、肥胖症等，不主张长期使用。对伴有结核病、骨质疏松、糖尿病、严重抑郁或消化性溃疡的哮喘患者，全身给予糖皮质激素治疗时应慎重，并应密切随访。

3）静脉用药 严重哮喘发作时，应经静脉及时给予琥珀酸氢化可的松或甲泼尼龙。地塞米松因在体内半衰期较长、不良反应较多，宜慎用。无激素依赖倾向者，可在短期（3~5 天）内停药；有激素依赖倾向者应延长给药时间，控制哮喘症状后改为口服给药，并逐步减少激素用量。

（2）β₂受体激动剂　通过对气道平滑肌和肥大细胞等细胞膜表面的 β₂ 受体的作用舒张气道平滑肌，增加气道上皮纤毛的摆动，缓解哮喘症状。此类药物较多，可分为短效（SABA，作用维持 4 ~ 6 小时）和长效（LABA，维持 10 ~ 12 小时）。LABA 又可分为速效（数分钟起效）和缓慢起效（≥半小时起效）两种。

1）短效 β₂ 受体激动剂（SABA）　常用的药物如沙丁胺醇（salbutamol）和特布他林（terbutalin）等。有吸入、口服和静脉三种制剂，首选吸入给药。①吸入：吸入 SABA 通常在数分钟内起效，疗效可维持数小时，是缓解轻度至中度急性哮喘症状的首选药物，也可用于运动性哮喘。有定量气雾剂（MDI）、干粉吸入剂和雾化溶液三种剂型。对轻度或中度哮喘发作，可每次吸入沙丁胺醇 100 ~ 200μg 或特布他林 250 ~ 500μg，必要时 20 分钟重复 1 次。SABA 溶液（如沙丁胺醇、特布他林、非诺特罗及其复方制剂）经雾化泵吸入适用于轻度至重度哮喘发作。②口服：如沙丁胺醇、特布他林、丙卡特罗片等，通常在服药后 15 ~ 30 分钟起效，疗效维持 4 ~ 6 小时。使用虽较方便，但心悸、骨骼肌震颤等不良反应比吸入给药时明显。缓释剂型和控释剂型的平喘作用维持时间可达 8 ~ 12 小时，适用于夜间哮喘患者的预防和治疗。SABA 应按需间歇使用，不能单一、长期应用 SABA 治疗哮喘。③注射：虽然平喘作用较为迅速，但因全身不良反应的发生率较高，临床较少使用。

2）长效 β₂ 受体激动剂（LABA）　吸入型 LABA 有两种：①沙美特罗（salmeterol）：30 分钟起效，平喘作用维持 12 小时以上。②福莫特罗 formoterol）：给药后 3 ~ 5 分钟起效，平喘作用维持 8 ~ 12 小时以上。LABA 不推荐长期单独使用。

目前多采用 ICS 和 LABA 的联合吸入制剂治疗哮喘，包括布地奈德/福莫特罗、丙酸氟替卡松/沙美特罗、丙酸倍氯米松/福莫特罗等。含福莫特罗的联合制剂可同时作为维持和缓解治疗的药物。联合治疗适合于中度至重度持续哮喘患者的长期治疗。

（3）白三烯调节剂　包括半胱氨酰白三烯受体拮抗剂和 5 - 脂氧化酶抑制剂。目前临床上主要应用的是半胱氨酰白三烯受体拮抗剂。它通过对气道平滑肌和其他细胞表面白三烯（CysLT1）受体的拮抗，抑制肥大细胞和嗜酸性粒细胞释放出的半胱氨酰白三烯的致喘和致炎作用，产生轻度支气管舒张和减轻变应原、运动和二氧化硫（SO_2）诱发的支气管痉挛等作用，并具有一定程度的抗炎作用。本品可减轻哮喘症状、改善肺功能、减少哮喘的恶化。本品可作为轻度哮喘的一线治疗药物，联合应用可减少中度至重度哮喘患者 ICS 的剂量。服用方便，安全性较好，尤适用于伴有变异性鼻炎哮喘、阿司匹林哮喘、运动性哮喘的治疗。常用白三烯受体拮抗剂孟鲁司特 10mg，每天 1 次。扎鲁司特、异丁司特较少应用。

（4）茶碱　具有舒张支气管平滑肌和强心、利尿、扩张冠状动脉、兴奋呼吸中枢和呼吸肌等作用。低浓度茶碱具有抗炎和免疫调节作用。作为症状缓解药，尽管现在临床上在治疗重症哮喘时仍然静脉使用茶碱，但短效茶碱治疗哮喘发作或恶化还存在争议。因为它在舒张支气管，与足量使用的速效 β₂ 受体激动剂对比，没有优势，但是它可改善呼吸驱动力。不推荐已经长期服用缓释型茶碱的患者使用短效茶碱，除非该患者的血清中茶碱浓度较低或者可以进行血清茶碱浓度监测时。

1）口服给药　包括氨茶碱和控（缓）释型茶碱。用于轻度至中度哮喘发作和维持治疗。一般剂量为每天 6 ~ 10mg/kg。口服控（缓）释型茶碱后昼夜血药浓度平稳，平喘作用可维持 12 ~ 24 小时，尤适用于夜间哮喘症状的控制。联合应用茶碱、激素和抗胆碱药物具有协同作用。但本品与 β₂ 受体激动剂联合应用时，易出现心率增快和心律失常，应慎用并适当减少剂量。

2）静脉给药 氨茶碱加入葡萄糖溶液中，缓慢静脉注射，速度不宜超过 0.25mg/（kg·min）或静脉滴注，适用于哮喘急性发作且近 24 小时内未用过茶碱类药物的患者。负荷剂量为 4~6mg/kg，维持剂量为 0.6~0.8mg/（kg·h）。由于茶碱的"治疗窗"窄，以及茶碱代谢存在较大的个体差异，可引起心律失常、血压下降甚至死亡，在有条件的情况下应监测其血药浓度，及时调整浓度和滴速。茶碱有效、安全的血药浓度范围在 6~15mg/L。

影响茶碱代谢的因素较多，如发热性疾病、妊娠、应用抗结核药物可降低茶碱的血药浓度；而肝脏疾病、充血性心力衰竭以及合用西咪替丁或喹诺酮类、大环内酯类等药物均可影响茶碱代谢，而使其排泄减慢、增加茶碱的毒性作用，引起临床医师的重视并酌情调整剂量。多索茶碱的作用与氨茶碱相同，但不良反应相对较轻。双羟丙茶碱的作用较弱，不良反应也较少。

（5）抗胆碱药物 通过阻断节后迷走神经通路，低迷走神经张力而起到舒张支气管、减少黏液分泌的作用，但其舒张支气管的作用比 β₂ 受体激动剂弱，起效也较慢，但长期应用不易产生耐药。抗胆碱药物分为短效抗胆碱药 SAMA（维持 4~6 小时）和长效抗胆碱药（LAMA，维持 24 小时）。常用的 SAMA 异丙托溴铵（ipratropine bromide）有 MDI 和雾化溶液两种剂型。SAMA 主要用于哮喘急性发作的治疗，多与 β₂ 受体激动剂联合应用。少数患者可有口苦或口干等不良反应。常用的 LAMA 噻托溴铵（tiotropium bromide）是选择性 M1、M3 受体拮抗剂，作用更强，持续时间更久（可达 24 小时），目前只有干粉吸入剂。LAMA 主要用于哮喘合并慢阻肺以及慢阻肺患者的长期治疗，对妊娠早期妇女和患有青光眼或前列腺肥大的患者应慎用。

（6）抗 IgE 治疗 抗 IgE 单克隆抗体（omalizumab）是一种人源化的重组鼠抗人抗 IgE 单克隆抗体，具有阻断游离 IgE 与 IgE 效应细胞表面受体结合的作用，但不会诱导效应细胞的脱颗粒反应。主要用于经吸入 ICS 和 LABA 联合治疗后症状仍未控制、且血清 IgE 水平增高的重症哮喘患者。使用方法为每 2 周皮下注射 1 次，至少 3~6 个月。但因该药临床使用的时间尚短，其远期疗效与安全性有待进一步观察。价格昂贵也使其临床应用受到限制。

（7）变应原特异性免疫疗法（SIT） 通过给予常见吸入变应原提取液（如尘螨、猫毛、豚草等），可减轻哮喘症状和降低气道高反应性，适用于变应原明确但难以避免的哮喘患者。其远期疗效和安全性尚待进一步研究与评价。哮喘患者用此疗法应严格在医师指导下进行。可选择皮下注射或舌下含服方法进行 ST 治疗。

（8）其他治疗哮喘药物

1）抗组胺药物 口服第二代抗组胺药物（H₁ 受体拮抗剂）如酮替芬、氯雷他定、阿司咪唑、氮斯汀、特非那定等具有抗变态反应作用，在哮喘治疗中的作用较弱。可用于伴有变应性鼻炎哮喘患者的治疗。这类药物的不良反应主要是嗜睡。阿司咪唑和特非那定可引起严重的心血管不良反应，应谨慎使用。

2）其他口服抗变态反应药物 如曲尼司特（tranilastrepirinast）、瑞吡司特（repirinast）等可应用于轻度至中度哮喘的治疗。其主要不良反应是嗜睡。

3）可能减少口服激素剂量的药物 包括口服免疫调节剂（甲氨蝶呤、环孢素、金制剂等）、某些大环内酯类抗生素和静脉应用免疫球蛋白等。其疗效尚待进一步研究。

4）中医中药 采用辨证施治，有助于慢性缓解期哮喘的治疗。有必要对临床疗效较为确切的中（成）药或方剂开展多中心随机双盲的临床研究。

（9）新的治疗药物和方法

1）生物制剂 ①抗 IL-5 治疗：IL-5 是促进嗜酸性粒细胞增多、在肺内聚集和活化的重要细胞因子。抗 IL-5 单抗（mepolizumab）治疗哮喘，可以减少患者体内嗜酸性粒细胞浸润，减少哮喘急性加重和改善患者生命质量，对于高嗜酸性粒细胞血症的哮喘患者效果好。该药目前已处于临床研究阶段。②IL-4Ra 亚基治疗：Dupilumab 是一种全人源化单克隆抗体，通过阻断 IL-4Ra 亚基以调节 Th2 免疫应答中驱动子 IL-13 和 IL-4 的信号通路。前期临床研究显示该抗体可显著减少中重度持续性哮喘的发作。

2）支气管热成形术（bronchialthermoplasty） 平滑肌增生肥大是哮喘气道重构的重要组成部分之一。支气管热成形术是经支气管镜射频消融气道平滑肌治疗哮喘的技术。该治疗方法可减少哮喘患者的支气管平滑肌数量，降低支气管收缩能力和降低气道高反应性。支气管热形成术的近期疗效较好，但远期疗效还需要更大样本量的临床研究。

（三）急性发作期的治疗

哮喘急性发作的治疗取决于发作的严重程度以及对治疗的反应。治疗的目的在于尽快缓解症状、解除气流受限和改善低氧血症，同时还需要制定长期治疗方案以预防再次急性发作。

对于具有哮喘相关死亡高危因素的患者，需要给予高度重视。高危患者包括：①曾经有过气管插管和机械通气的濒于致死性哮喘的病史；②在过去 1 年中因为哮喘而住院或看急诊；③正在使用或最近刚刚停用口服激素；④目前未使用吸入激素；⑤过分依赖速效 β2 受体激动剂，特别是每月使用沙丁胺醇（或等效药物）超过 1 支的患者；⑥有心理疾病或社会心理问题，包括使用镇静剂；⑦有对哮喘治疗计划不依从的历史。

（1）轻度 经 MDI 吸入 SABA，在第 1 小时内每 20 钟吸入 1~2 喷。随后可调整为每 3~4 小时吸入 1~2 喷。效果不佳时可加缓释茶碱片，或加用短效抗胆碱药气雾剂吸入。

（2）中度 吸入 SABA（常用雾化吸入），第 1 小时内可持续雾化吸入。联合应用雾化吸入短效抗胆碱药、激素混悬液。也可联合静脉给予茶碱类药物。如果治疗效果欠佳尤其是在控制性药物治疗的基础上发生的急性发作，应尽早口服激素，推荐用法：泼尼松龙 30~50mg/d 或等效的其他激素。

（3）重度至危重度 ①持续雾化吸入 SABA，联合雾化吸入短效抗胆碱药、激素混悬液以及静脉给予茶碱类药物。②吸氧。③尽早静脉应用激素，待病情得到控制和缓解后改为口服给药。静脉激素用量：甲泼尼龙 80~160mg/d 或氢化可的松 400~1000mg/d。地塞米松因半衰期较长，对肾上腺皮质功能抑制作用较强，一般不推荐使用。静脉给药和口服给药的序贯疗法有可能减少激素用量和不良反应，如静脉使用激素 2~3 天，继之以口服激素 3~5 天。④不推荐常规使用镁制剂。⑤经过上述治疗，临床症状和肺功能无改善甚至继续恶化，应及时给予机械通气治疗，其指征主要包括：呼吸肌疲劳、$PaCO_2 \geq 45mmHg$、意识改变（需进行有创机械通气）。

对重度哮喘发作的治疗，需重视补液、纠正酸中毒及电解质紊乱、并发症的处理。不推荐常规使用抗生素，但如存在呼吸道和肺部感染的证据应酌情选用广谱抗生素。由于部分哮喘患者属于特应征，对多种药物过敏，应防止药物变态反应的发生。

（四）慢性持续期的治疗

哮喘的治疗应以患者的病情严重程度为基础，根据其控制水平选择适当的治疗方案。

哮喘药物的选择既要考虑药物的疗效及其安全性，也要考虑患者的实际状况，如经济收入和当地的医疗资源等。要为每个初诊患者制订个体化的治疗计划，定期随访、监测，改善患者的依从性，并根据患者病情变化及时修订治疗方案。哮喘患者长期治疗方案分 5 级（表 5 - 2）

表 5 - 2　根据哮喘控制水平确定和调整治疗方案

	第 1 级	第 2 级	第 3 级	第 4 级	第 5 级
首选控制性治疗措施		低剂量的 ICS	低剂量的 ICS 加 LABA	中高剂量的 ICS 加 LABA	在第 4 级的基础上增加 1 种如抗 IgE 治疗，支气管热成形术
其他可选的控制性治疗措施	考虑使用低剂量的 ICS	白三烯调节剂	中高剂量的 ICS	高剂量 ICS + 白三烯调节剂	在第 4 级的基础上增加口服最小剂量的糖皮质激素
			低剂量的 ICS 加白三烯调节剂	高剂量 ICS + 缓释茶碱	
		低剂量茶碱	低剂量的 ICS 加缓释茶碱		
缓解治疗	按需使用 SABA	按需使用 SABA 或低剂量 ICS 加福莫特罗			

注：注重哮喘教育及环境控制；处理可治疗的危险因素，治疗合并症（如吸烟、肥胖、焦虑）；建议患者接受非药物治疗措施：身体锻炼、减肥、避免变应原接触；升级治疗前需要排除：患者药物吸入方法错误，患者治疗依从性差，哮喘诊断错误；当患者症状控制达到 3 个月以上且未来发作的风险低可考虑降级治疗；不推荐停用 ICS，对以往未经规范治疗的初诊轻症哮喘患者可选择第 2 级治疗方案；如哮喘患者症状明显，应直接选择第 3 级治疗方案。从第 2 级到第 5 级的治疗方案中都有不同的哮喘控制药物可供选择。而在每一级中都应按需使用缓解药物，以迅速缓解哮喘症状。

如果使用该级治疗方案不能够使哮喘得到控制，治疗方案应该升级直至达到哮喘控制为止。当达到哮喘控制并维持至少 3 个月后，治疗方案可考虑降级。GINA 和我国哮喘防治指南的建议减量方案如下：①单独使用中至高剂量吸入激素的患者，将吸入激素剂量减少50%。②单独使用低剂量激素的患者，可改为每日 1 次用药。③联合吸入激素和 LABA 的患者，将吸入激素剂量减少约 50%，仍继续使用 LABA 联合治疗。当达到低剂量联合治疗时，可选择改为每日 1 次联合用药或停用 LABA，单用吸入激素。若患者使用最低剂量控制药物达到哮喘控制 1 年，并且哮喘症状不再发作，可考虑停用药物治疗。上述减量方案尚待进一步验证。

通常情况下，患者在初诊后 2~4 周回访，以后每 1~3 个月随访 1 次。出现哮喘发作时应及时就诊，哮喘发作后 2 周~1 个月内进行回访。

咳嗽变异性哮喘的治疗原则与典型哮喘治疗相同。大多数患者吸入低剂量 ICS 联合支气管舒张剂（β_2 受体激动剂或缓释茶碱）即可，或用两者的联合制剂如布地奈德/福莫特罗、氟替卡松/沙美特罗，必要时可短期口服小剂量糖皮质激素治疗。疗程则可以短于典型哮喘。CVA 治疗不及时可以发展为典型哮喘。

难治性哮喘：指采用包括吸入 ICS 和 LABA 两种或更多种的控制药物，规范治疗至少 6 个月仍不能达到良好控制的哮喘。治疗包括：①首先排除患者治疗依从性不佳，并排除诱发加重或使哮喘难以控制的因素。②给予高剂量 ICS 联合/不联合口服激素，加用白三烯调节剂、抗 IgE 抗体联合治疗。③其他可选择的治疗包括免疫抑制剂、支气管热成形术等。

（五）免疫疗法

分为特异性和非特异性两种。特异性免疫治疗是指将诱发哮喘发作的特异性变应原（如螨、花粉、猫毛等）配制成各种不同浓度的提取液通过皮下注射、舌下含服或其他途径给予对该变应原过敏的患者，使其对此种变应原的耐受性增高，当再次接触此变应原时，不再诱发哮喘发作，或发作程度减轻，此法又称脱敏疗法或减敏疗法。一般需治疗 1~2 年，若治疗反应良好，可坚持 3~5 年。非特异性免疫治疗，如注射卡介苗及其衍生物、转移因子、疫苗等，有一定辅助的疗效。

（六）哮喘合并症的治疗

哮喘，尤其是难治性哮喘常存在多种合并症，包括肥胖、胃食管反流病（GERD）、焦虑及抑郁、食物过敏、鼻炎、鼻窦炎及鼻息肉。合并肥胖的哮喘更难治疗，易并发阻塞性睡眠呼吸暂停低通气综合征及胃食管反流病。治疗上仍以吸入激素治疗为主，减肥锻炼甚至减肥手术可改善哮喘控制；合并胃食管反流病的哮喘患者，可予以质子泵抑制剂、胃动力剂治疗。焦虑及抑郁会增加哮喘急性发作，药物及认知–行为疗法可改善哮喘控制。哮喘合并食物过敏的患者常表现为致命性哮喘发作，该类患者需常备肾上腺素自动注射装置，并注意避免进食过敏的食物。经鼻吸入激素治疗合并变应性鼻炎、鼻窦炎的哮喘患者，可显著降低哮喘住院率。

（七）哮喘合并妊娠的治疗

无论是原有哮喘合并妊娠，还是妊娠期出现哮喘，妊娠对哮喘以及哮喘对孕妇和胎儿均有一定程度的相互影响。妊娠期哮喘的发生率为 1%~4%，哮喘患者在妊娠期约 1/3 病情加重、1/3 减轻、1/3 病情无变化。哮喘反复发作对妊娠可产生不良影响，它可致早产、胎儿发育不良、过期产、胎儿低体重等、先兆子痫、妊娠期高血压疾病、难产等，严重者对母亲和胎儿的生命构成威胁。因此哮喘未控制好的妇女应接受以吸入 ICS 为主的规范治疗使哮喘达到临床控制后才受孕，产前咨询非常重要。

为了达到哮喘的控制，妊娠期间哮喘患者可以继续原来吸入的 ICS（推荐布地奈德定量气雾剂或干粉剂），以控制症状的最小剂量维持。若出现哮喘症状但没有进行规范化治疗，应给予规则吸入 ICS。出现急性发作时应及时吸入速效 β_2 受体激动剂以尽快控制症状，同时吸氧，必要时短期加用全身激素。妊娠期间慎用的药物包括吸入长效 β_2 受体激动剂、肾上腺素、色甘酸钠等。分娩期哮喘发作较少，对平时规则使用激素或妊娠期经常使用激素者，为了应急之需和防止哮喘发作，可以补充全身激素。如果哮喘得到良好的控制，就不会增加围产期及分娩的危险，也不会对胎儿产生不良后果。

（八）哮喘患者的管理

1. 患者教育　教育患者建立医患之间的合作关系是实现哮喘有效管理的首要措施。患者教育的目标是增加理解、增强技能、增加满意度、增强自信心、增加依从性和自我管理能力，增进健康，减少卫生保健资源使用。

教育内容包括：①通过长期规范治疗能够有效控制哮喘。②避免触发、诱发因素的方法。③哮喘的本质、发病机制。④哮喘长期治疗方法。⑤药物吸入装置及使用方法。⑥自我监测：如何测定、记录、解释哮喘日记内容（症状评分、应用药物、PEF），哮喘控制测试（ACT）变化。⑦哮喘先兆、哮喘发作征象和相应自我处理方法，如何、何时就医。⑧哮喘防治药物知识。⑨如何根据自我监测结果，判定控制水平、选择治疗。⑩心理因素在哮喘发病中的作用，告之哮喘教育是一个长期持续过程。

2. 新的哮喘管理模式　评估、治疗和监测哮喘患者的起始治疗及调整是以患者的哮喘控制水平为依据，包括评估哮喘控制、治疗以达到控制，以及监测以维持控制这样一个持续循环过程，评估、治疗和监测哮喘治疗的目标是达到并维持哮喘控制。

3. 预后　多数哮喘患者通过合理使用现有的防治哮喘药物，可以控制哮喘症状，避免急性发作。约一半的哮喘儿童在发育期中哮喘症状可自行缓解，其中约半数在数年、十几年或数十年后哮喘复发。近年来有人报道，年龄和症状较轻、血 IgE 较低并且治疗及时正确的成年哮喘患者也可临床治愈。相反，未经合理治疗的哮喘患者，反复发作，病情逐渐加重，可并发肺气肿、肺源性心脏病，预后较差。

第五节　慢性阻塞性肺疾病

扫码"学一学"

慢性阻塞性肺疾病（chronic obstructive pulmonary disease，COPD）是以持续气流受限为特征的可以预防和治疗的疾病，其气流受限多呈进行性发展，与气道和肺组织对香烟烟雾等有害气体或有害颗粒的异常慢性炎症反应有关，肺功能检查对确定气流受限有重要意义，在吸入支气管舒张剂后第一秒用力呼气容积占用力肺活量之比值降低 <70% 是临床确定患者存在气流受限且不能完全逆转的主要依据。

COPD 是呼吸系统疾病中的常见病和多发病，患病率和病死率均居高不下。2018 年新发布的我国 COPD 的患病率占 40 岁以上人群的 13.7%。

因肺功能进行性减退，严重影响患者的劳动力和生活质量。COPD 造成巨大的社会和经济负担，根据世界银行/世界卫生组织发表的研究，至 2020 年 COPD 将成为世界疾病经济负担的第五位。

一、病因与发病机制

确切的病因不清楚。但认为与肺部对香烟烟雾等有害气体或有害颗粒的异常炎症反应有关。这些反应存在个体易感因素和环境因素的相互作用。

1. 吸烟　为重要的发病因素。吸烟者慢性支气管炎的发病率比不吸烟者高 2~8 倍，烟龄越长，吸烟量越大，COPD 患病率越高。

2. 职业粉尘和化学物质　如烟雾、变应原、工业废气及室内空气污染等，浓度过高或时间过长时，均可能产生与吸烟类似的 COPD。

3. 空气污染　大气中的有害气体如二氧化硫、二氧化氮、氯气等可损伤气道黏膜上皮，使纤毛清除功能下降，黏液分泌增加，为细菌感染增加条件。

4. 感染因素　与慢性支气管炎类似，感染亦是 COPD 发生发展的重要因素之一。

5. 蛋白酶 - 抗蛋白酶失衡　蛋白水解酶对组织有损伤、破坏作用；抗蛋白酶对弹性蛋白酶等多种蛋白酶具有抑制功能，其中 α_1 - 抗胰蛋白酶（α_1 - AT）是活性最强的一种。蛋白酶增多或抗蛋白酶不足均可导致组织结构破坏产生肺气肿。吸入有害气体，有害物质可以导致蛋白酶产生增多或活性增强，而抗蛋白酶产生减少或灭活加快；同时氧化应激、吸烟等危险因素也可以降低抗蛋白酶的活性。先天性 α_1 - 抗胰蛋白酶缺乏，多见北欧血统的个体，我国尚未见正式报道。

6. 氧化应激 许多研究表明 COPD 患者的氧化应激增加。氧化物主要有超氧阴离子（O_2^-）、羟根（OH）、次氯酸（HClO）、H_2O_2 和一氧化氮（NO）等。氧化物可直接作用并破坏许多生化大分子如蛋白质、脂质和核酸等，导致细胞功能障碍或细胞死亡，还可以破坏细胞外基质，引起蛋白酶 - 抗蛋白酶失衡，促进炎症反应，如激活转录因子，参加多种炎症因子的转录，如 IL - 8、TNF、NO 等。

7. 炎症机制 气道、肺实质及肺血管的慢性炎症是 COPD 的特征性改变，中性粒细胞、巨噬细胞、T 淋巴细胞等炎症细胞均参与了 COPD 发病过程。

8. 其他 如自主神经失调、营养不良、气温变化等都有可能参与 COPD 的发生、发展。

二、病理生理

其病理改变为慢性支气管炎及肺气肿的病理变化，是持续性气流受限致肺通气功能障碍。

在早期，一般反映大气道功能的检查如第一秒用力呼气容积（FEV_1）、最大通气量、最大呼气中期流速多为正常，但有些患者小气道功能（直径小于 2mm 的气道）已发生异常。随着病情加重，气道狭窄，阻力增加，常规通气功能检查可有不同程度异常。缓解期大多恢复正常。随着疾病发展，气道阻力增加，气流受限成为不可逆性。

慢性支气管炎并发肺气肿时，视其严重程度可引起一系列病理生理改变。早期病变局部限于细小气道，闭合容积增大，反映肺组织弹性阻力及小气道阻力的动态肺顺应性降低。病变累及大气道时，肺通气功能障碍，最大通气量降低。随着病情的发展，肺组织弹性日益减退，肺泡持续扩大，回缩障碍，残气量及残气量占肺总量的百分比增加。肺泡及毛细血管大量丧失，弥散面积减少，产生通气与血流比例失调，导致换气功能发生障碍。通气和换气功能障碍可引起缺氧和二氧化碳潴留，发生不同程度的低氧血症和高碳酸血症，最终出现呼吸功能衰竭。

三、临床表现

（一）症状

1. 慢性咳嗽 随着病程发展可终生不愈。常晨间咳嗽明显，夜间有阵咳或排痰。

2. 咳痰 一般为白色黏液或浆液性泡沫性痰，偶可带血丝，清晨排痰较多。急性发作期痰量增多，可有脓性痰。

3. 气短或呼吸困难 早期在劳累时出现，后逐渐加重，以致在日常活动甚至休息时也感到气短，是 COPD 的标志性症状。

4. 喘息和胸闷 部分患者特别是重度或急性加重时出现喘息。

5. 其他 晚期患者有体重下降、食欲缺乏等。

（二）体征

早期体征可无异常，随着疾病进展出现以下体征：胸廓前后径增大，肋间隙增宽，剑突下胸骨下角增宽，称为桶状胸。部分患者呼吸变浅，频率增快，严重者可有缩唇呼吸等。双侧语颤减弱，肺部叩诊为过清音，心浊音界缩小，肺下界和肝浊音界下降。两肺呼吸音减弱，呼气延长，部分患者可闻及湿性啰音和（或）干性啰音。

四、辅助检查

1. 肺功能检查

肺功能检查是判断气流受限的主要客观指标，对 COPD 诊断、严重程度评价、疾病进展、预后及治疗反应等有重要意义。

（1）第一秒用力呼气容积占用力肺活量百分比（FEV_1/FVC）是评价气流受限的一项敏感指标。

第一秒用力呼气容积占预计值百分比（FEV_1% 预计值），是评估 COPD 严重程度的良好指标，其变异性小，易于操作。

吸入支气管扩张药后 $FEV_1/FVC < 70\%$ 及 $FEV_1 < 80\%$ 预计值者，可确定为不能完全可逆的气流受限。

（2）肺总量（TLC）、功能残气量（FRC）和残气量（RV）增高，肺活量（VC）减低，表明肺过度充气，有参考价值。由于 TLC 增加不及 RV 增高程度明显，故 RV/TLC 增高。

（3）一氧化碳弥散量（DLCO）及 DLCO 与肺泡通气量（VA）比值（DLCO/VA）下降，该项指标对诊断有参考价值。

2. 胸部 X 线检查　COPD 早期胸片可无变化，以后可出现肺纹理增粗、紊乱等非特异性改变，也可出现肺气肿改变。X 线胸片改变对 COPD 诊断特异性不高，主要作为确定肺部并发症及与其他肺疾病鉴别之用。

3. 胸部 CT 检查　CT 检查不应作为 COPD 的常规检查。高分辨 CT 对有疑问病例的鉴别诊断有一定意义。

4. 血气分析　对确定发生低氧血症、高碳酸血症、酸碱平衡失调以及判断呼吸衰竭的类型有重要价值。

五、诊断

主要根据吸烟等高危因素史、临床症状、体征、肺功能，并排除引起类似症状和肺功能改变的其他疾病，综合分析确定。肺功能检查见持续气流受限是慢阻肺诊断的必备条件。吸入支气管舒张剂后第一秒用力呼气容积占用力肺活量之比值 < 70% 为确定存在持续气流受限的界限。

稳定期病情严重程度评估　目前多主张对稳定期慢阻肺采用综合指标体系进行病情严重程度评估。

1. 症状评估　可采用改良版英国医学研究委员会呼吸困难问卷（mMRC 问卷）进行评估（表 2 - 3）。

表 2 - 3　mMRC 问卷

mMRC 分级	呼吸困难症状
0 级	剧烈活动时出现呼吸困难
1 级	平底快步行走或爬缓坡时出现呼吸困难
2 级	由于呼吸困难，平地行走时比同龄人慢或需要停下来休息
3 级	平地行走 100m 左右或数分钟后即需要停下来喘气
4 级	因严重呼吸困难而不能离开家，或在穿衣脱衣时即出现呼吸困难

2. 肺功能评估 可使用 GOLD 分级：慢阻肺患者吸入支气管舒张剂后第一秒用力呼气容积占用力肺活量之比值 <70%；再依据其 FEV1 下降程度进行气流受限的严重程度分级见表 2-4。

表 2-4 慢阻肺患者气流受限严重程度的肺功能分级

肺功能分级	患者肺功能 FEV1 占预计值的百分比（FEV1% pred）
GOLD 1 级：轻度	FEV1% pred ≥80%
GOLD 2 级：中度	50% ≤ FEV1% pred <80%
GOLD 3 级：重度	30% ≤ FEV1% pred <50%
GOLD 4 级：极重度	FEV1% pred <30%

3. 急性加重风险评估 上一年发生 2 次或以上急性加重，或 FEV1% pred <50%，均提示今后急性加重风险增加。依据上述症状、肺功能改变和急性加重风险等，即可对稳定期慢阻肺患者的病情严重程度做出综合性评估，并根据该评估结果选择稳定期的主要治疗药物。

在对慢阻肺患者进行病情严重程度的综合评估时，尚应注意慢阻肺患者的各种全身合并疾病如心血管疾病、骨质疏松、焦虑和抑郁、肺癌、感染、代谢综合征和糖尿病等，治疗时应予兼顾。见表 2-5。

表 2-5 稳定期慢阻肺患者病情严重程度的综合性评估及其主要治疗药物

患者综合评估分组	特征	肺功能分级	上一年急性加重次数	mM RC 分级	首选治疗药物
A 组	低风险，症状少	GOLD1-2 级	≤1 次	0~1 级	SAMA 或 SABA，必要时
B 组	低风险，症状多	GOLD1-2 级	≤1 次	≥2 级	LAMA 或 LABA
C 组	高风险，症状少	GOLD3-4 级	≥2 次	0~1 级	ICS + LABA，或 LAMA
D 组	高风险，症状多	GOLD3-4 级	≥2 次	≥2 级	ICS + LABA，或 LAMA

六、鉴别诊断

1. 支气管哮喘 多在儿童或青少年期起病，以发作性喘息为特征，发作时两肺布满哮鸣音，常有家庭或个人过敏史，症状经治疗后可缓解或自行缓解。哮喘的气流受限多为可逆性，其支气管舒张试验阳性。某些患者可能存在慢性支气管炎合并支气管哮喘，在这种情况下，表现为气流受限不完全可逆，从而使两种疾病难以区别。

2. 支气管扩张 有反复发作咳嗽、咳痰特点，常反复咯血。合并感染时咳大量脓性痰。查体常有肺部固定性湿啰音。部分胸部 X 片显示肺纹理粗乱或呈卷发状，高分辨率 CT 可见支气管扩张改变。

3. 肺结核 可有午后低热、乏力、盗汗等结核症状，痰检可发现抗酸杆菌，胸部 X 线片检查可发现病灶。

4. 弥漫性泛细支气管炎 大多数为男性非吸烟者，几乎所有患者具有慢性鼻窦炎；X 胸片和高分辨率 CT 显示弥漫性小叶中央结节影和过度充气征，红霉素治疗有效。

5. 支气管肺癌 刺激性咳嗽、咳痰，可有痰中带血，或原有慢性咳嗽，咳嗽性质发生改变，胸部 X 线片及 CT 可发现占位性病变、阻塞性肺不张或阻塞性肺炎。痰细胞学检查、纤维支气管镜检查以及肺活检，可有助于明确诊断。

6. 其他引起劳力性气促的疾病 冠心病、高血压性心脏病、心脏瓣膜病等。

七、并发症

1. 慢性呼吸衰竭 常在 COPD 急性加重时发生，其症状明显加重，发生低氧血症和（或）高碳酸血症，可具有缺氧和二氧化碳潴留的临床表现。

2. 自发性气胸 如有突然加重的呼吸困难，并伴有明显的发绀，患侧肺部叩诊为鼓音，听诊呼吸音减弱或消失，应考虑并发自发性气胸，通过 X 线检查可以确诊。

3. 慢性肺源性心脏病 由于 COPD 可引起肺血管床减少及缺氧导致肺动脉痉挛、血管重塑，导致肺动脉高压、右心室肥厚扩大，最终发生右心功能不全。

八、治疗

（一）稳定期治疗

1. 教育和劝导患者戒烟 因职业或环境粉尘、刺激性气体所致者，应脱离污染环境。

2. 支气管舒张药 包括短期按需应用以暂时缓解症状，及长期规则应用以减轻症状。

（1）β_2 肾上腺素受体兴奋剂 主要有沙丁胺醇气雾剂，每次 $100 \sim 200\mu g$（$1 \sim 2$ 喷），定量吸入，疗效持续 $4 \sim 5$ 小时，每 24 小时不超过 $8 \sim 12$ 喷。特布他林气雾剂亦有同样作用。可缓解症状，尚有沙美特罗、福莫特罗等长效 β_2 肾上腺素受体兴奋剂，每日仅需吸入 2 次。

（2）抗胆碱能药 是 COPD 常用的药物，主要品种为异丙托溴铵气雾剂。定量吸入。起效较沙丁胺醇慢，持续 $6 \sim 8$ 小时，每次 $40 \sim 80\mu g$，每日 $3 \sim 4$ 次。长效抗胆碱药有噻托溴铵，选择性作用于 M_1、M_2 受体，每次吸入 $18\mu g$，每日一次。

（3）茶碱类 茶碱缓释或控释片，$0.2g$，每 12 小时 1 次；氨茶碱 $0.1g$，每日 3 次。

3. 祛痰药 对痰不易咳出者可应用。常用药物有盐酸氨溴索 $30mg$，每日 3 次；N－乙酰半胱氨酸 $0.2g$，每日 3 次；或羧甲司坦 $0.5g$，每日 3 次。

4. 糖皮质激素 对重度和极重度患者，反复加重的患者，有研究显示长期吸入糖皮质激素与长效 β_2 肾上腺素受体兴奋剂联合制剂，可增加运动耐量、减少急性加重发作频率、提高生活质量。甚至有些患者的肺功能得到改善。目前常用剂型有沙美特罗加氟替卡松、福莫特罗加布地奈德。

5. 长期家庭氧疗（LTOT） 对 COPD 慢性呼吸衰竭者可提高生活质量和生存率。对血流动力学、运动能力、肺生理和精神状态均会产生有益的影响。LTOT 指征：①$PaO_2 \leq 55mmHg$ 或 $SaO_2 \leq 88\%$，有或没有高碳酸血症。②$PaO_2 55 \sim 60mmHg$，或 $SaO_2 > 89\%$，并有肺动脉高压、心力衰竭或红细胞增多症（血细胞比容 > 0.55）。一般用鼻导管吸氧，氧流量为 $1.0 \sim 2.0L/min$，吸氧时间 $10 \sim 15h/d$。目的是使患者在静息状态下，达到 $PaO_2 \geq 60mmHg$ 和（或）SaO_2 升至 90%。

（二）急性加重期治疗

急性加重期是指咳嗽、咳痰、呼吸困难比平时加重或痰量增多成黄痰；或者是需要改变用药方案。

1. 确定原因及病情严重程度 最多见的急性加重原因是细菌或病毒感染。

2. 门诊或住院治疗 根据病情严重程度决定。

3. 支气管舒张药 药物同稳定期。有严重喘息症状者可给予较大剂量雾化吸入治疗，如应用沙丁胺醇 $500\mu g$ 或异丙托溴铵 $500\mu g$，或沙丁胺醇 $1000\mu g$ 加异丙托溴铵 $250 \sim 500\mu g$，通过小型雾化吸入器给患者吸入治疗以缓解症状。

4. 低流量吸氧 发生低氧血症者可鼻导管吸氧，或通过文丘里面罩吸氧。鼻导管给氧时，吸入的氧浓度与给氧流量有关，估算公式为吸入氧浓度（%）= 21 + 4 × 氧流量（L/min）。一般吸入氧浓度为28% ~ 30%，应避免吸入氧浓度过高引起二氧化碳潴留。

5. 抗生素 当患者呼吸困难加重，咳嗽伴痰量增加、有脓性痰时，应根据患者所在地常见病原菌类型及药物敏感情况积极选用抗生素治疗。如给予 β 内酰胺类/β 内酰胺酶抑制剂；第二代头孢菌素、大环内酯类或喹诺酮类。如果找到确切的病原菌，根据药敏结果选用抗生素。

6. 糖皮质激素 对需住院治疗的急性加重患者可考虑口服泼尼松龙 30 ~ 40mg/d，也可静脉给予甲泼尼龙 40 ~ 80mg 每日一次。连续 5 ~ 7 天。

7. 祛痰剂 溴己新 8 ~ 16mg，每日 3 次；盐酸氨溴索 30mg，每日 3 次酌情选用。

8. 机械通气及其他治疗措施 严重呼吸衰竭患者给予呼吸机治疗，并补充液体、电解质，以保持水电解质平衡。

如患者有呼吸衰竭、肺源性心脏病、心力衰竭，具体治疗方法可参阅有关章节治疗内容。

九、预防

COPD 的预防主要是避免发病的高危因素、急性加重的诱发因素以及增强机体免疫力。①戒烟是预防 COPD 的重要措施，也是最简单易行的措施，在疾病的任何阶段戒烟都有益于防止 COPD 的发生和发展。②控制职业和环境污染，减少有害气体或有害颗粒的吸入，可减轻气道和肺的异常炎症反应和发展。③加强体育锻炼，增强体质，提高机体免疫力，可帮助改善机体一般状况。④对于有 COPD 高危因素的人群，应定期进行肺功能监测，以尽可能早期发现 COPD 并及时予以干预。COPD 的早期发现和早期干预重于治疗。

第六节　肺炎

扫码"学一学"

一、概述

肺炎（pneumonia）是指多种原因所致的终末气道、肺泡和肺间质的充血、水肿和渗出性炎症，以细菌感染最常见，临床表现主要有高热、咳嗽、咳痰、胸痛和呼吸困难。肺炎是临床常见病，发病率在0.5% ~ 1.1%。发病率与病死率高的原因与社会人口老龄化、吸烟，伴有糖尿病、肿瘤、尿毒症等免疫功能低下疾病有关。

（一）病因与分类

1. 病因 肺炎可由感染性及非感染性因素引起。感染性因素最为常见，其中细菌感染约占肺炎的80%，余可见病毒、支原体、立克次体、衣原体等感染。非感染性因素少见，如放射性因素、刺激性气体或液体、变应原等均可引起肺炎。

2. 分类

（1）病因分类 可分为细菌性肺炎、病毒性肺炎、支原体肺炎、真菌性肺炎、立克次体肺炎、衣原体肺炎及寄生虫性肺炎等。

（2）解剖分类

1）大叶性（肺泡性）肺炎 病原菌先在肺泡引起炎性改变，然后通过肺泡间孔

（Cohn 氏孔）向其他肺泡蔓延，以致肺段的一部分或整个肺段、肺叶发生炎性改变。

2）小叶性（支气管性）肺炎　病原体通过支气管侵入，引起细支气管、终末细支气管和肺泡的炎症。

3）间质性肺炎　病变累及支气管壁及支气管周围组织和肺泡壁。

（3）患病环境分类

1）社区获得性肺炎（community acquired pneumonia，CAP）：是指在医院外罹患感染性肺实质炎症，包括具有明确潜伏期的病原体感染而在入院后平均潜伏期内发病的肺炎。在院外感染的肺炎中，以往致病菌大多数（90%）为肺炎球菌，其余还有金黄色葡萄球菌、嗜肺军团菌、流感嗜血杆菌、肺炎克雷伯杆菌。

2）医院获得性肺炎（hospital acquired pneumonia，HAP）是指患者入院时不存在、也不处于潜伏期，而于入院 48 小时后在医院内发生的肺炎。在医院内感染所致细菌性肺炎中，肺炎球菌约占 30%，金黄色葡萄球菌占 10%，而需氧革兰染色阴性杆菌则增至约 50%，其余为耐青霉素 G 的金黄色葡萄球菌、真菌和病毒。

（二）发病机制

正常的呼吸道防御机制（支气管内纤毛运载系统、肺泡内的吞噬细胞等）使气管隆凸以下的呼吸道无菌。许多因素如空气吸入、血行播散、邻近部位感染蔓延、器械操作等可以损伤这些防御功能和人体免疫力，致使病原菌到达下呼吸道，滋生繁殖，引起肺泡毛细血管充血、水肿，肺泡内有纤维蛋白渗出和细胞浸润。

二、肺炎链球菌肺炎

肺炎球菌肺炎是由肺炎链球菌引起的肺炎。肺炎链球菌是细菌性肺炎的最常见原因，占细菌性社区获得性肺炎的半数。本病常见于原先健康的青少年或老年与婴幼儿。因抗生素的广泛使用，本病的起病方式、症状及 X 线影像均不典型。

（一）病因与发病机制

1. 病因　肺炎链球菌为革兰染色阳性球菌，多成双排或短链排列，有荚膜，其毒力大小与荚膜中的多糖结构及含量有关。肺炎链球菌是寄居在口腔及鼻咽部的一种正常菌群，其带菌率常随年龄、季节及免疫状态的变化而有差异。

2. 发病机制　机体免疫功能受损时，有毒力的肺炎链球菌侵入人体而致病。肺炎链球菌不产生毒素，不引起原发性组织坏死或形成空洞。其致病力是由于多糖荚膜对组织的侵袭作用，首先引起肺泡壁水肿，迅速出现白细胞和红细胞渗出，含菌的渗出液经 Cohn 孔向肺小叶的中央部分扩散，甚至蔓及几个肺段或整个肺叶且易累及胸膜。

（二）临床表现

1. 症状　发病前常有受凉、淋雨、疲劳、醉酒、病毒感染史。起病多急骤，有高热、半数伴寒战，体温通常数小时内上升至 39～40℃，呈稽留热。90% 以上患者有咳嗽，痰少，可带血或呈铁锈色。患者全身肌肉酸痛，可伴患侧胸痛，放射至肩部或腹部，咳嗽或深呼吸时加剧。部分婴幼儿和老年患者，起病较为隐匿，表现为恶心、呕吐、腹痛或腹泻，易误诊。严重感染中毒者易发生感染性休克，尤其是老年人。

2. 体征　多见急性病容，面颊绯红，鼻翼扇动，皮肤灼热干燥，口角有单纯疱疹；肺实变时叩诊呈浊音、语音震颤增强并可闻及支气管呼吸音，消散期可闻及湿啰音。严重感染时可并发休克，表现为神志模糊、烦躁、呼吸困难、嗜睡、谵妄、昏迷等。

拓展阅读

传染性非典型肺炎是由 SARS 冠状病毒引起的一种具有传染性，主要通过短距离飞沫、气溶胶或者接触污染的物品传播，可累及多个脏器系统的特殊肺炎。主要临床特征为急性起病、发热、干咳、呼吸困难、白细胞不高或者降低、肺部阴影及抗菌药物治疗无效。

（三）辅助检查

1. 血液检查 血白细胞计数增高可达（10~30）×10⁹/L，中性粒细胞多在80%以上，并有核左移，细胞内可见中毒颗粒。年老体弱、酗酒、免疫功能低下者白细胞计数可不增高，但中性粒细胞的比例仍增高。

2. 病原菌检查 痰直接涂片做革兰染色及荚膜染色镜检，如发现带荚膜的双球菌或链球菌，即可初步做出病原诊断。痰培养24~48小时可以确定病原体。重症感染者应做血培养。如合并胸腔积液，应积极抽取积液进行细菌培养。

3. X线检查 早期仅见肺纹理增粗、紊乱，随着病情进展，可表现为相应病变肺段大片炎症浸润阴影或实变影，在实变阴影中可见支气管充气征，肋膈角可有少量胸腔积液。

（四）诊断

根据典型症状与体征，结合胸部X线检查，易做出初步诊断。病原菌检测是确诊本病的主要依据。

（五）鉴别诊断

（1）**其他感染性肺炎** 金黄色葡萄球菌肺炎临床表现重，痰量较多且为脓性。X线表现常伴有单个或多个脓肿。革兰阴性杆菌肺炎常发生于老年人，多数为院内感染。病毒或支原体肺炎的病情通常较轻，少伴全身症状。

（2）**急性肺脓肿** 该病病程较长，可咳出大量脓臭痰。X线片显示脓腔及液平面。

（3）**肺结核** 发病较缓慢，低热、盗汗、咯血、全身乏力，痰细菌检查可找到抗酸杆菌，抗感染治疗无效。

（4）**支气管肺癌** 通常无明显急性感染中毒症状，血白细胞计数不高，若痰中发现癌细胞可以确诊。

（六）治疗

1. 抗菌药物治疗 一经诊断即应给予抗生素治疗，不必等待细菌培养结果。青霉素G是首选药物。对青霉素过敏、耐青霉素或多重耐药菌株感染者，可选用喹诺酮类药物（左氧氟沙星、司帕沙星、加替沙星、托法沙星）、头孢噻肟或头孢曲松等药物。多重耐药菌株可选用万古霉素。抗菌药物标准疗程通常为14天，或在退热后3天停药或由静脉用药改为口服，维持数日。

2. 支持疗法 患者应卧床休息，注意补充足够蛋白质、热量及维生素。密切监测病情变化，注意防止休克。剧烈胸痛者，可酌用少量镇痛药，如可待因。尽量不用阿司匹林或其他解热药，以免过度出汗、脱水及干扰真实热型，导致临床判断错误。鼓励饮水，每日1~2L，轻症患者不需常规静脉输液，中重度失水者可适当输液。

三、肺炎支原体肺炎

肺炎支原体肺炎（mycoplasmal pneumonia）是由肺炎支原体引起的呼吸道和肺部的急性炎症改变，是社区获得性肺炎中非细菌性肺炎的常见病因。本病好发于秋冬季节，各年龄均可患病。常同时有咽炎、支气管炎和肺炎。

（一）病因与发病机制

肺炎支原体是能独立生活的最小微生物，主要通过呼吸道传播，健康人吸入患者咳嗽、打喷嚏时喷出的口、鼻分泌物而感染，引起散发呼吸道感染或小流行。

病原体通常存在于纤毛上皮之间，不侵入肺实质，通过细胞膜上神经氨酸受体位点，吸附于宿主呼吸道上皮细胞表面，抑制纤毛活动与破坏上皮细胞。

（二）临床表现

潜伏期2~3周，通常起病缓慢。常先有鼻塞、流涕、咽痛等上呼吸道感染的症状，可伴乏力、头痛、肌痛、发热等。发热多呈低中度，少数可高热。呼吸道症状以发作性干咳，夜间为重为特点，咳少量黏液或伴胸骨后疼痛。胸部体格检查与肺部病变程度常不相称，可无明显体征。少数可出现颈部淋巴结肿大、皮肤斑丘疹及肺部干、湿性啰音。

（三）辅助检查

多数患者血白细胞总数正常或略增高，以中性粒细胞为主。X线片显示肺部多种形态的浸润影，呈节段性分布，以肺下野为多见。凝集试验为诊断肺炎支原体感染的传统实验方法，直接检测标本中肺炎支原体抗原IgM抗体≥1:64，可用于临床早期快速诊断。

（四）诊断

需综合临床表现、X线表现及血清学检查结果做出诊断。培养分离出肺炎支原体虽对诊断有决定性意义，但其检出率较低，技术条件要求高，所需时间长。血清学试验有一定参考价值。

（五）鉴别诊断

本病应与病毒性肺炎、军团菌肺炎等鉴别。

（六）治疗

早期使用适当抗生素可减轻症状，缩短病程。本病有自限性，多数病例不经治疗可自愈。大环内酯类抗生素，如红霉素、罗红霉素、阿奇霉素，仍是支原体感染的首选药物。喹诺酮类如左氧氟沙星、加替沙星和莫昔沙星等，四环素类也用于肺炎支原体肺炎的治疗。对剧烈呛咳者，可适当给予镇咳药。

岗位对接

本章内容是药学类、药品经营与管理、药品服务与管理专业学生必须掌握的内容，为胜任岗位需求必须奠定的基础。

本任务对应岗位包括西药药师、医药商品购销员、药品销售岗位的相关工种。

上述从事药学服务及药品销售相关所有岗位的从业人员均需掌握一定的常见呼吸疾病的相关知识并能有针对性地开展用药服务及指导。

重点小结

呼吸系统疾病常见症状主要有发热、咳嗽、咳痰、咯血、胸痛及呼吸困难。结合病史、阳性体征及辅助检查结果，可对疾病做出有效的判定。该系统疾病用药主要为镇咳、祛痰、抗感染等，对药物的作用、副作用尤其抗生素药品相关知识的掌握尤其重要。

目标检测

扫码"练一练"

单项选择题

1. 肺炎最常见的病原体是
   A. 病毒性　　　B. 支原体　　　C. 真菌性　　　D. 细菌性　　　E. 其他病原体

2. 关于院外获得性肺炎的病原学方面，下列哪项说法不正确
   A. 致病菌以革兰阳性球菌为主　　　B. 在阳性球菌中，肺炎球菌最常见
   C. 在阴性杆菌中，流感嗜血杆菌最常见　　　D. 肺炎支原体也较常见
   E. 无嗜肺军团菌所引起

3. 关于院内获得性肺炎的病原学方面，下列哪项说法为正确
   A. 最常见的病原菌为金黄色葡萄球菌
   B. 需氧 G^+ 菌最为常见　　　C. 需氧 G^- 菌约占 50%
   D. 真菌感染最为常见　　　E. 除铜绿假单胞菌外，其他 G^- 杆菌极少见

4. 关于肺炎球菌肺炎的临床表现，下列哪项不正确
   A. 患者多有急性起病史　　　B. 有畏寒、高热及咳嗽、脓痰
   C. 临床症状典型者可咳砖红色胶胨状痰
   D. 病变累及胸膜时，患侧有胸膜性胸痛
   E. 严重感染者可发生神志模糊、烦躁不安、昏迷等

5. 关于肺炎球菌肺炎的临床体征，下列哪项不正确
   A. 口角或鼻周可出现单纯性疱疹
   B. 所有病例的早期肺部均有明显的异常体征发现
   C. 早期肺部可以仅有病变部位呼吸音减弱和湿啰音
   D. 若肺实变范围较大时可有典型肺实变体征
   E. 可闻及支气管呼吸音

6. 关于肺炎球菌肺炎的实验室检查，下列哪项不正确
   A. 血白细胞计数大多增高　　　B. 中性粒细胞比例大多增高
   C. 细胞浆内可见到中毒性颗粒　　D. 痰液做细菌培养可确定病原菌
   E. 痰涂片可有大量白细胞和革兰染色阴性非成对或非短链状球菌

7. 关于肺炎球菌肺炎，下列哪项是错误的
   A. 可表现为大叶性肺炎或小叶性肺炎
   B. 一般不引起肺组织坏死和形成空洞
   C. 治疗首选青霉素 G

  D. 肺炎消散后，多留有纤维瘢痕

  E. 少数的人可并发脓胸

8. 铁锈色痰出现在肺炎球菌肺炎的哪一病理分期

  A. 充血期   B. 水肿期   C. 红色肝变期

  D. 消散期   E. 以上各期均可出现

9. 肺炎球菌致病力主要取决于

  A. 细菌产生的外毒素   B. 细菌产生的内毒素

  C. 高分子多糖体的荚膜对肺组织的侵袭力

  D．细菌对组织的破坏作用   E. 以上均不是

10. 有关肺炎球菌肺炎的治疗首选是

  A. 红霉素   B. 青霉素 G   C. 头孢唑啉   D．林可霉素   E. 以上均可用

11. 关于肺炎支原体肺炎的临床表现，下列哪项是错误的

  A. 该病多见于青少年及儿童   B. 起病缓慢

  C. 突发性干咳为本病的突出症状 D. 肺部常有明显的体征

  E. 胸片有特征性表现

12. 肺炎支原体肺炎的抗感染治疗方面，下列哪项是正确的

  A. 首选青霉素 G   B. 首选大环内酯类抗生素

  C. 不能应用红霉素或阿奇霉素   D. 先锋霉素治疗有显效

  E. 氨基糖苷类疗效也佳

13. 诊断慢支的标准是

  A. 有咳嗽、咳痰症状，经内科治疗迁延不愈者

  B. 有咳嗽、咳痰症状，每年发病 2 个月，连续 3 年

  C. 有咳嗽、咳痰伴喘息症状，每年发病持续 3 个月，连续 1 年

  D. 有咳嗽、咳痰症状，每年发病 3 个月，连续 3 年，除外其他心、肺疾病

  E. 有咳嗽、咳痰或伴喘息症状，每年发病持续 3 个月，连续 2 年，并除外其他心肺疾病

14. 诊断早期阻塞性肺气肿最有价值的是

  A. 病史   B. 肺气肿体征   C. X 线检查

  D. 肺功能检查   E. 血气分析

15. 慢性支气管炎发生发展的重要因素是

  A. 过敏因素   B. 气候因素   C. 长期吸烟

  D. 感染因素   E. 遗传因素

16. 慢性支气管炎的主要诊断依据是

  A. 病史和临床表现   B. 肺部异常体征

  C. 胸部 X 线检查   D. 肺功能检查

  E. 血液和痰液等实验室检查

17. 慢性支气管炎急性发作期的主要治疗措施是

  A. 镇咳祛痰   B. 解痉平喘   C. 控制感染

  D. 避免及减少各种诱因   E. 中医中药治疗

18. 阻塞性肺气肿的主要症状是

A. 喘息　　　　　　　B. 咳嗽、咳痰　　　　　　C. 心悸、胸闷

D. 逐渐加重的呼吸困难　　E. 发绀

19. 慢性支气管炎的临床分型是

A. 单纯型和喘息型　　　　　B. 单纯型、喘息型和混合型

C. 单纯型、喘息型和阻塞型　D. 单纯型、过敏型和阻塞型

E. 单纯型、喘息型和反复感染型

20. 慢性支气管炎的临床分期是

A. 急性发作期、慢性迁延期、临床缓解期

B. 急性发作期、慢性迁延期、稳定期

C. 急性发作期、临床缓解期、活动期

D. 代偿期、失代偿期

E. 进展期、好转期、稳定期

21. 患者，男，55岁。慢性咳嗽，咳白色黏液样痰8年，每年冬季加重。查体：双肺呼吸音略减低，右下肺可闻及少许湿性啰音。X线胸部正位像示肺纹理增强。则该患者最可能的诊断是

A. 慢性支气管炎　　　　B. 支气管扩张

C. 弥漫性肺间质纤维化　D. 慢性阻塞性肺气肿

E. 支气管哮喘

22. 患者，男，68岁。反复咳嗽、咳痰15年，多于冬季和季节转变时加重，伴喘息2年，加重3天。查体：双肺散在干湿性啰音及哮鸣音，最可能的诊断是

A. 支气管哮喘　　　　　B. 慢性喘息型支气管炎

C. 支气管肺癌　　　　　D. 支气管扩张症

E. 支气管肺炎

23. 患者，男，65岁。反复咳嗽、咳痰伴喘息8年，每年冬春季持续发作3~4个月，近一周受凉后发热，上症加重。双肺可闻及湿性啰音及散在哮鸣音。最可能的诊断是

A. 慢性单纯型支气管炎（急性发作期）

B. 慢性支气管炎合并阻塞性肺气肿

C. 慢性喘息型支气管炎（急性发作期）

D. 慢性喘息型支气管炎合并上呼吸道感染

E. 以上都不是

24. 慢支患者，近来咳嗽、咳痰加重，今日晨起剧烈咳嗽后觉得突感右前胸短暂疼痛、喘憋加剧，无法平卧。查体见其口唇发绀明显，表情痛苦不能平卧，右肺呼吸音明显减弱。该患者应考虑的并发症为

A. 干性胸膜炎　　　　　B. 心绞痛　　　　　　　C. 自发性气胸

D. 急性肺栓塞　　　　　E. 细菌性肺炎

25. 患者，男，68岁。慢性咳嗽、咳痰20年，测VC为预计值的80%，FEV1/FVC为55%，此肺功能改变可能是

A. 正常　　　　　　　　B. 阻塞性通气功能障碍

C. 限制性通气功能障碍　D. 混合性通气功能障碍

E. 弥散功能障碍

26. 患者，男，70岁。咳嗽、咳痰14年。肺功能测定为阻塞性通气功能障碍。下列哪项正确

    A. 残气量减低   B. 肺活量增加

    C. 残气量占肺活量的百分比减低

    D. 第一秒用力呼气量减低   E. 最大呼气中期流速增加

27. 患者，男，63岁。咳嗽10年，活动后气促2年，桶状胸。X线片示：肺透亮度增强，肋间隙增宽，两下肺纹理增粗紊乱，左下肺圆形透亮区。诊断应考虑

    A. 自发性气胸   B. 慢性支气管炎   C. 支气管哮喘

    D. 慢支、肺气肿   E. 支气管扩张

28. 患者，男，60岁。慢性咳嗽、咳痰10多年。经临床检查确诊为慢性支气管炎、阻塞性肺气肿。下列哪项对判断预后最有价值

    A. 呼吸困难   B. 桶状胸、叩诊过清音

    C. FEV1 <60%   D. 出现双下肢凹陷性水肿

    E. 胸片示双肺透亮度增强，肋间隙增宽

29. 患者，男，60岁。慢性咳嗽、咳痰10年，活动后气促3年。下列哪项对诊断阻塞性肺气肿最有价值

    A. FEV1/FVC <80%   B. MVV <预计值80%

    C. RV/TLC >40%   D. PO_2 降低   E. PCO_2 升高

30. 患者，男，70岁。咳嗽20年，活动后气急5年，桶状胸。肺功能：RV/TLC%为40%，MVV占预计值55%，FEV1/FVC%为55%。该患者诊断为

    A. 老年性肺气肿   B. 代偿性肺气肿   C. 间质性肺气肿

    D. 阻塞性肺气肿   E. 旁间隔性肺气肿

（孟繁宇）

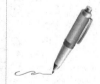

第六章

循环系统疾病

学习目标

知识要求　**1. 掌握**　冠心病、高血压、心力衰竭、心房纤颤的定义，稳定型心绞痛、心肌梗死的临床表现及用药。

　　　　　　2. 熟悉　上述疾病的辅助检查措施。

　　　　　　3. 了解　上述疾病的病因及发病机制。

技能要求　1. 学会上述疾病的治疗原则及药物应用。

　　　　　　2. 通过学习具有应用药理知识进行用药指导的能力。

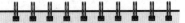

案例导入

案例： 患者，女，74岁。劳累后心前区疼痛间断性发作15年，因症状频繁并伴夜间偶有憋醒一周入院。15年间患者因劳累后出现心前区疼痛，曾多次入院治疗，诊为"冠心病"并给予相关治疗后症状能有效控制。一周前，患者症状发作频繁并伴有夜间憋醒，遂来就诊。患者有吸烟史20余年，高血压史10年，体重指数在正常参考值范围，多次住院均有"血脂高"。

讨论： 1. 患者最可能的诊断是什么？

　　　　2. 如何对患者进行用药指导？

扫码"学一学"

第一节　冠状动脉粥样硬化性心脏病

概　　述

　　冠状动脉粥样硬化性心脏病（coronary atherosclerotic heart disease）指冠状动脉粥样硬化使血管腔狭窄或阻塞，和/或因冠状动脉功能性改变（痉挛）引起心肌缺血缺氧或坏死而导致的心脏病，简称冠心病，也称为缺血性心脏病。包括慢性心肌缺血综合征和急性冠状动脉综合征。

一、流行病学

　　冠心病在欧美国家发病率高，我国北方高于南方，男性高于女性，女性在绝经期后发病率迅速增加。是世界上最常见的死亡原因。

二、病因与发病机制

其病因尚未完全确定。与动脉粥样硬化密切相关。动脉粥样硬化的形成是病变从内膜开始，动脉壁细胞、细胞外基质、血液成分、局部血流动力学、环境及遗传学等多因素参与的结果。本病发病机制目前较支持"内皮损伤反应学说"。流行病学研究发现，导致冠状动脉粥样硬化的高危因素主要包括高血压、糖尿病和糖耐量异常、吸烟、肥胖、血脂蛋白异常、体力活动少、高龄和男性等。当冠脉的供血与心肌的需血之间发生矛盾，血流量不能满足心肌代谢的需要，就可以引起心肌的缺血缺氧。暂时的缺血缺氧引起心绞痛，而持续严重的心肌缺血可引起心肌坏死即心肌梗死。

三、临床分型

按照世界卫生组织（WHO）1979 年的分型标准，将冠心病分为以下 5 型，即隐匿型或无症状性冠心病、心绞痛、心肌梗死、缺血性心肌病、猝死。

近年来，从提高诊治效果和降低死亡率出发，临床上提出了慢性冠状动脉疾病（chronic coronary artery disease，CAD）也称慢性心肌缺血综合征（chronic ischemic syndrome，CIS），急性冠状动脉综合征（acutecoronarysyndrome，ACS）的分类方法。慢性心肌缺血综合征包括隐匿型或无症状性冠心病、稳定型心绞痛和缺血性心肌病；ACS 包括非 ST 段抬高型 ACS 和 ST 段抬高型 ACS 两大类。前者包括不稳定型心绞痛、非 ST 段抬高型心肌梗死（NSTEMI），后者主要是 ST 段抬高型心肌梗死（STEMI）。

稳定型心绞痛

一、概述

慢性心肌缺血综合征最具代表性的病种是稳定型心绞痛。心绞痛是冠状动脉供血不足，心肌急剧暂时的缺血、缺氧所引起的临床综合征。其疼痛特点是主要位于胸骨后阵发性压榨性疼痛，或闷压不适，可放射至心前区和左上肢尺侧、右臂和两臂的外侧面，或颈与下颌。常发生于劳力或情绪激动时，持续数分钟，休息或用硝酸酯制剂后缓解。值得注意的是，有些病例表现为腹痛、牙痛、后背痛甚至头痛等不典型症状。

二、发病机制

冠状动脉粥样硬化导致心肌血液供应量明显减少，当心脏负荷增加的诸多状况如劳累、情绪激动、剧烈体力活动、心脏衰竭等，血液供需之间严重失衡，遂出现心绞痛症状。疼痛产生的原因与心肌内乳酸、丙酮酸、磷酸等代谢产物积聚过多，也有类似激肽的多肽类物质，刺激心脏内自主神经的传入神经末梢，产生疼痛感觉。

三、临床表现

（一）症状

心绞痛主要临床表现即发作性胸痛，其疼痛特点如下。

1. 部位 典型稳定型心绞痛主要位于胸骨体上段或中段之后，亦可波及大部分心前区，可放射至左肩、左臂内侧直至无名指和小指。不典型者，可在左心前区或上腹部，放射至颈部、下颌、咽部、左肩胛部以及右胸前等处。

2. 性质 典型表现为压榨性、闷胀性或窒息性，偶伴濒死感。发作时，患者往往不自觉地停止活动，直至缓解。不典型者疼痛较轻或仅有左前胸不适或发闷感。

3. 持续时间 多在 3 ~ 5 分钟，很少超过 15 分钟，严重者可一日数次发作，亦可数天或数周发作一次或多次。

4. 诱因 多由体力活动或发怒、焦急、过度兴奋等应激诱发，吸烟、心动过速、严重贫血、饱餐、寒冷等亦可是其诱因。

5. 缓解方式 一般于休息或舌下含服硝酸甘油片 1 ~ 2 分钟内（很少超过 5 分钟）缓解。

（二）体征

大多无异常体征。心绞痛发作时患者表情焦虑，皮肤苍白，冷或出汗。心率可正常、增快或减慢，有时出现第四或第三心音奔马律，一过性心尖区可有收缩期杂音，还可有交替脉或心前区抬举性搏动。

四、辅助检查

1. 实验室检查 血清心肌酶及其同工酶和肌红蛋白、肌钙蛋白 T 或 I（TnT、TnI）测定，有助于鉴别心肌梗死和"微小心肌损伤"，TnT、TnI 还有助于不稳定型心绞痛的危险分层。

2. 心电图检查 心电图（ECG）是发现心肌缺血、诊断心绞痛的有效而无创伤性的方法。①静息时 ECG 约半数以上患者无异常表现。②心绞痛发作时 ECG 可见以 R 波为主的导联中，ST 段压低 0.1mv 以上，T 波平坦或倒置，发作过后数分钟内逐渐恢复。③ECG 运动试验：ECG 运动试验常用活动平板运动、踏车运动等，是评价心肌缺血最常用的无创检查方法，阳性标准为运动中或运动后 ST 段水平型或下斜型压低 0.1mv（J 点后 60 ~ 80ms），持续超过 2 分钟。④动态 ECG 连续 24 小时或 24 小时以上的 ECG 记录，可发现 ST – T 改变和各种心律失常出现的时间与患者活动和症状的关联。

3. 放射性核素心脏检查 包括心肌灌注显像、心室腔显像、心肌代谢显像等有助于判断心肌缺血或坏死。

4. 超声心动图检查 稳定性心绞痛患者静息超声心动图大部分无异常，负荷超声心动图（主要为运动和药物负荷试验）可帮助识别心肌缺血的范围和程度。

5. 磁共振 可同时获得心脏解剖、心肌灌注与代谢、心室功能及冠状动脉成像信息。

6. 多层螺旋 CT 检查 已被广泛用于无创性诊断冠状动脉病变，可检测冠状动脉的钙化、预测冠状动脉狭窄的存在，显示管壁上的斑块等。

7. 选择性冠状动脉造影 是显示冠状动脉粥样硬化性病变最有价值的有创性检测手段。

8. 心脏 X 线检查 无异常发现或见主动脉增宽、心影增大、肺充血等。

五、诊断

1. 病史诊断，辅以体格检查和静息心电图适用于症状轻、典型并对药物治疗效果好的老年病人和不适合冠状动脉介入治疗的患者。

2. 心电图运动实验、负荷超声、心肌核素成像以及运动核素血管成像等对存在严重功能障碍的患者，进一步做 CAG（冠脉造影）确定冠脉介入治疗的适应证，以及何种介入治疗。

3. 冠状动脉造影适合不典型和症状较严重的患者，包括不稳定性心绞痛、早期梗死后心绞痛和冠状动脉介入治疗后早期症状复发者。

典型胸痛符合以下三个标准：①具备典型性质和持续时间的胸部不适。②有明确诱因。

③休息和/或硝酸酯药物可缓解。

根据典型的发作特点和体征，含用硝酸甘油后缓解，结合年龄和存在冠心病易患因素，加上 ECG 改变，除外其他原因所致的心绞痛，一般即可建立诊断。发作时 ECG 无改变的患者可考虑做心电图负荷试验或做 24 小时的动态心电图连续监测，仍不能确诊者可考虑行冠脉 CT 和冠状动脉造影。

六、鉴别诊断

主要与引起胸痛的疾病鉴别。

1. 急性冠脉综合征 急性心肌梗死疼痛部位偏下，但性质更剧烈，持续时间多超过 30 分钟，常伴有休克、心律失常及心力衰竭，含服硝酸甘油多不能缓解，ECG 和心肌酶谱有动态改变等可资鉴别。

2. 心脏神经症 胸痛时间可长为几小时或为短暂（几秒钟）的刺痛或隐痛，患者深吸一口气或叹息样呼吸症状可缓解；症状多在疲劳之后出现，而不在疲劳的当时。

3. 其他疾病引起的心绞痛 如严重主动脉瓣狭窄或关闭不全、风湿性冠状动脉炎、X 综合征等均可引起心绞痛，要根据其他临床表现来进行鉴别。

4. 肋间神经痛 常为肋软骨炎、胸膜炎、胸肌劳损引起，疼痛累及 1~2 个肋间，但并不一定局限在胸前，多为持续性刺痛或灼痛，咳嗽、用力呼吸和身体转动可使疼痛加剧，沿神经行径有压痛。

5. 其他 疼痛不典型者还需与食管病变、膈疝、自发性气胸、急性胸膜炎、肺栓塞、颈椎病等引起的疼痛相鉴别。

七、治疗

稳定型心绞痛治疗和药物的二级预防目的在于，一是改善冠状动脉血供缓解症状，提高生活质量；二是改善预后，减少心力衰竭、心肌梗死、猝死等不良心血管事件发生。

（一）一般治疗

发作时立刻休息，一般患者在停止活动后症状即可消除。平时注意合理膳食，减盐、减油、减糖，适量运动，维持健康体重，戒烟戒酒，心理平衡及良好睡眠。

（二）药物治疗

1. 硝酸酯类 主要通过扩张冠状动脉，增加冠脉循环血量外，还通过舒张静脉，增加静脉容量，减少静脉回流，降低心脏容积、室壁张力和前负荷，降低心肌耗氧量和舒张动脉，降低后负荷而减轻心脏射血阻力，与舒张静脉降低前负荷协同作用，降低心肌耗氧量。不良反应常见颜面潮红、反射性心率加快、舒张脑血管引起的搏动性头痛。用药过量或敏感者可发生直立性低血压甚至昏厥。常用药物包括硝酸甘油、硝酸异山梨醇（消心痛）和单硝酸异山梨醇。

2. β受体阻滞剂 β受体阻滞剂同时兼有抗缺血及改善预后的双重作用。β受体阻滞剂有降低心肌耗氧量，改善缺血区血液供应，改善心肌代谢，增加组织供氧的作用。若无禁忌证，应尽早、长期应用于心绞痛的治疗和二级预防。

目前最常应用选择性 β_1 受体阻滞剂如阿替洛尔、美托洛尔、醋丁洛尔等均可用于治疗心绞痛，能减少或减轻心绞痛发作次数和程度，增加运动耐量。

需要注意的是，若用药后患者出现有症状的严重心动过缓（<50 次/分），应减量或暂停用药，而非突然停药，否则易致心率反跳性增加，有引起心肌缺血或疼痛症状频发的

风险。

3. 钙离子拮抗剂 包括维拉帕米、硝苯地平、地尔硫䓬、哌克昔林等，可单独应用，也可以与硝酸酯类或 β 受体阻滞剂合用。钙离子拮抗剂有降低心肌耗氧量，增加心肌供氧量，保护缺血心肌细胞的作用。

4. 血管紧张素转化酶抑制剂（ACEI）和血管紧张素 Ⅱ 受体拮抗剂 若无禁忌证，冠心病患者均应长期服用 ACEI 作为二级预防。具有适应证但不能耐受 ACEI 治疗的患者，可服用血管紧张素 Ⅱ 受体拮抗剂（ARB）类药物。ACEI 和 ARB 的主要作用是抗心肌缺血与心肌梗死。

5. 抗血小板和抗血栓形成药 降低血液黏度和防止血液凝固是防治心肌缺血的重要措施，因此抗血小板和抗血栓形成药广泛应用于防治心肌缺血。抗血小板药包括阿司匹林、二磷酸腺苷（ADP）受体阻滞剂等。阿司匹林具有抑制血小板聚集，防止血栓形成的作用。ADP 受体阻滞剂包括噻氯吡啶和氯吡格雷，是强效血小板抑制剂。

6. 他汀类药物 具有抗氧化、稳定斑块、抗血栓作用，抑制血管平滑肌细胞的增生等调节血脂，预防心脑血管急性事件的作用。

（三）血运重建治疗

稳定型心绞痛血运重建主要包括经皮冠状动脉介入治疗（PCI）和冠状动脉旁路移植术（CABG）。适用于药物难以控制的心绞痛、大面积心肌缺血、冠状动脉多支病变等情况。

急性冠状动脉综合征

急性冠状动脉综合征（ACS）指冠心病中急性发病的临床类型，包括不稳定型心绞痛（UA）、非 ST 段抬高型心肌梗死（NSTEMI）和 ST 段抬高型心肌梗死（STEMI）。本部分主要介绍 ST 段抬高型心肌梗死。

一、概述

心肌梗死是在冠状动脉病变的基础上，发生冠状动脉血供急剧减少或中断，使相应的心肌严重而持久地急性缺血所致的部分心肌急性坏死。临床表现为胸痛、急性循环功能障碍。反映心肌急性缺血、损伤和坏死的一系列特征性心电图发生演变以及血清心肌酶和心肌结构蛋白发生变化。

二、发病机制与病理生理

1. 不稳定性斑块 是 STEMI 的病理基础。研究表明，炎症反应、细胞凋亡、冠脉管腔内压力升高、冠脉血管张力增加或痉挛等以及斑块滋养血管破裂等因素是不稳定斑块破裂的主要机制。

2. 血栓形成 斑块破裂和血栓形成是 STEMI 的主要机制，冠状动脉管腔急性完全闭塞，血供完全停止，导致所供区域心室壁心肌透壁性坏死，临床上即表现为典型的 STEMI。

3. 心肌坏死 心肌坏死的变更过程始发于冠状动脉闭塞后 20～30 分钟，此时有少数心肌坏死，1～2 小时后约大部分缺血区域心肌绝大部分呈凝固性坏死，随后渐有肉芽组织形成。1～2 周后坏死组织开始吸收，坏死局部逐渐纤维化，6～8 周后形成陈旧性或愈合性心梗。

4. 心室重构 是左室腔大小、形态和厚度发生变化的总称，其过程反映了左室功能和患者的预后。重构主要表现为梗死区变薄和拉长时，称为梗死区扩展，其特征是梗死区不成比例的变薄和扩张。

三、临床表现

1. 诱发因素 多在春、冬季节发病，与气候寒冷、气温变化有关。常见的诱发因素包括剧烈运动、创伤、情绪波动、饱餐、急性失血、失血性或感染性休克等。

2. 先兆 半数以上患者在发病前数日有乏力、胸部不适，活动时心悸、气急、烦躁、心绞痛等前驱症状，其中以新发生心绞痛（初发型心绞痛）或原有心绞痛发作较以往频繁、剧烈、持久、硝酸甘油疗效差等应警惕近期内发生 MI 的可能。

3. 症状 根据梗死面积大小、部位、发展速度和原来心脏的功能情况不同而不同。

（1）胸痛 大多数急性期心肌梗死患者的最典型症状即为胸痛。70%～80%的急性心肌梗死的胸痛部位和性质类似心绞痛，但程度更重，范围较广，持续时间可长达数小时或数天，休息或含服硝酸甘油片多不能缓解，患者伴烦躁不安、出汗、恐惧、有濒死感。20%～30%的患者症状不典型，如疼痛放射至颈部、咽喉、下颌、上腹部、背部等，有的出现偏头痛、牙痛，若是同时伴有胸闷、憋气、出汗、恶心、呕吐甚至晕厥等部分症状时，应警惕急性心梗的可能。

（2）心律失常 见于 75%～95% 的患者，多发生于起病后 1～2 周，尤其是起病后 24 小时内。最常见的是室性心律失常，心律失常是急性心肌梗死早期死亡的重要原因之一。

（3）心力衰竭 发生率为 20%～48%，主要是急性左心衰竭。

（4）低血压和休克 疼痛缓解后血压仍低于 80mmHg，并伴有烦躁不安、皮肤湿冷、面色苍白、大汗淋漓、脉搏细数、尿量减少（<20ml/h），即是休克表现。

（5）胃肠道症状 如恶心、呕吐、上腹胀痛、肠胀气。若梗死发生在下壁，还可能出现呃逆。

四、辅助检查

1. 心电图检查 典型的 STEMI 在面向透壁心肌坏死区的导联上出现以下特征性改变：①宽而深的 Q 波；②ST 段抬高呈弓背向上型；③T 波倒置，宽而深，两肢对称，在背向梗死区的导联上则出现相反的改变，既 R 波增高 ST 段压低、T 波直立并增高。超急期心电图可表现为异常高大且两支不对称的 T 波。首次心电图不能明确诊断时，需在 10～30 分钟后复查。

2. 心肌标志物检查 肌钙蛋白是诊断心肌坏死最特异和敏感的首选心肌损伤标志物，通常在 STEMI 症状发生后 2～4 小时开始升高，10～24 小时达到峰值，并可持续升高 7～14 天。肌酸激酶同工酶（CK－MB）对判断心肌坏死的临床特异性较高，STEMI 时其测值超过正常上限并有动态变化。溶栓治疗后梗死相关动脉开通时 CK－MB 峰值前移（14 小时以内）。CK－MB 测定也适于诊断再发心肌梗死。肌红蛋白测定有助于 STEMI 早期诊断，但特异性较差。

3. 其他实验室检查 1 周内可有白细胞、中性粒细胞增加，嗜酸性粒细胞减少或消失；急性期炎症标志物如 C 反应蛋白增加、血沉增快等。

4. 超声心动图 超声心动图等影像学检查有助于对急性胸痛患者的鉴别诊断和危险分层。

5. 选择性冠状动脉造影术 用于考虑行介入治疗者，可明确冠状动脉闭塞部位。

五、诊断

WHO 的 AMI 诊断标准依据典型的临床表现、特征性的心电图改变、血清心肌坏死标志物水平动态改变，3 项中具备 2 项特别后 2 项即可确诊。无症状患者应密切关注年龄、伴随症状及基础疾病，凡老年患者突然发生休克，严重心律失常、心力衰竭、上腹胀痛或呕吐等表现而原因未明者，或原有高血压突然降低且无原因可寻者，糖尿病、闭塞性脑血管病患者出现疑似伴随症状者，宜先按 AMI 处理，同时在短期内反复进行心电图、血清心肌坏死标志物水平测定，以便尽早确诊。

六、鉴别诊断

STEMI 应与主动脉夹层、急性心包炎、急性肺动脉栓塞、气胸和消化道疾病（如反流性食管炎）等引起的胸痛相鉴别。向背部放射的严重撕裂样疼痛伴有呼吸困难或晕厥，但无典型的 STEMI 心电图变化者，应警惕主动脉夹层。急性心包炎表现发热、胸膜刺激性疼痛，向肩部放射，前倾坐位时减轻，部分患者可闻及心包摩擦音，心电图表现 PR 段压低、ST 段呈弓背向下型抬高，无镜像改变。消化性溃疡可有胸部或上腹部疼痛，有时向后背放射，可伴晕厥、呕血或黑便。

七、治疗

早期、快速和完全地开通梗死相关动脉是改善 STEMI 患者预后的关键。

1. 一般性治疗

（1）休息　发病后立即处于卧位状态，舒缓紧张心理，积极配合治疗。

（2）吸氧　立即吸氧。合并左心衰竭（肺水肿）和（或）机械并发症的患者常伴严重低氧血症，需面罩加压给氧或气管插管并机械通气

（3）生命体征监测　立即给予心电、血压和血氧饱和度监测，及时发现和处理心律失常、血流动力学异常和低氧血症。

（4）有效镇痛　开通梗死相关血管是恢复缺血心肌供血的关键和有效解除疼痛的根本方法。心肌再灌注前伴剧烈胸痛患者应迅速给予有效镇痛剂，如静脉注射吗啡 3mg，必要时间隔 5 分钟重复 1 次，总量不宜超过 15mg。

（5）保持大便通畅　注意保持患者大便通畅，必要时使用缓泻剂，避免用力排便导致心脏破裂、心律失常或心力衰竭。

2. 再灌注治疗　包括溶栓治疗、介入治疗和紧急冠状动脉旁路移植术（CABG）

（1）溶栓治疗　无法在有效的时间窗内（120 分钟）转移至医院并实施 PPCI（直接冠脉介入治疗）的 STEMI 患者，溶栓治疗是早期再灌注治疗的重要组成部分。溶栓治疗最常发生的不良反应是出血，因此溶栓前必须排除出血高危患者。溶栓治疗期间及之后联合使用抗凝和抗血小板治疗是防止再闭塞的关键。目前在临床应用的主要溶栓药物一类是非特异性纤溶酶原激活剂，包括尿激酶、链激酶；另一类是特异性纤溶酶原激活剂，包括重组人尿激酶原（Pro‐UK）、阿替普酶等。

（2）直接冠状动脉介入治疗（PCI）　适用于症状发作 12 小时以内并有持续新发的 ST 段抬高或新发左束支传导阻滞的患者；12~48 小时内若患者仍有心肌缺血证据，亦可早期接受介入治疗。

（3）紧急冠状动脉旁路移植术（CABG）　当 STEMI 患者出现持续或反复缺血、心源性休克、严重心力衰竭，而冠状动脉解剖特点不适合行 PCI 或出现心肌梗死机械并发症需

外科手术修复时可选择急诊 CABG。

3. 抗栓治疗 STEMI 的主要原因是冠状动脉内斑块破裂诱发血栓性阻塞。因此，抗栓治疗（包括抗血小板和抗凝）十分必要。血小板治疗包括阿司匹林、P2Y12 受体抑制剂、血小板糖蛋白（GP）Ⅱb/Ⅲa 受体拮抗剂的应用。抗凝治疗包括普通肝素、比伐卢定、依诺肝素、磺达肝癸钠和华法林的选择和应用。

4. 其他药物治疗 抗心肌缺血（β受体阻滞剂、硝酸酯类、钙拮抗剂的应用）和其他治疗（ACEI 和 ARB、醛固酮受体拮抗剂、他汀类药物的应用）

5. 并发症的处理 常见并发症包括心律失常、心力衰竭、心源性休克等。

（1）心室颤动（室颤）或持续多形性室速应立即行非同步直流电除颤。对于室速经电复律后仍反复发作的患者《2015 急性 ST 段抬高型心肌梗死诊断和治疗指南建议》静脉应用胺碘酮联合 β 受体阻滞剂治疗。

（2）心力衰竭处理见相关章节。

（3）心源性休克主要应用血管扩张剂、升压药、补充血容量、纠正酸中毒、避免脑缺血等方法进行对症治疗。

第二节　期前收缩与心房纤颤

扫码"学一学"

正常心律起源于窦房结，成年人以每分钟 60～100 次的频率，规律地发出冲动，沿正常传导系统在一定时间内顺序激动心房和心室。窦房结是控制心脏正常活动的起搏点。当心脏冲动起源部位、频率与节律、传导速度、传导途径任何一项发生异常时称心律失常。

一、心律失常的分类

（一）按发生原理分类

1. 冲动形成异常

（1）窦性心律失常　窦性心动过速、窦性心动过缓、窦性心律不齐、窦性停搏、窦房结内游走性心律、病态窦房结综合征。

（2）异位心律　①被动性异位心律：逸搏（房性、房室交界性、室性）、逸搏心律（房性、房室交界性、室性）。②主动性异位心律：期前收缩（房性、房室交界性、室性）、阵发性心动过速（房性、房室交界性、室性）、心房扑动与颤动、心室扑动与颤动。

2. 冲动传导异常

（1）生理性传导阻滞　干扰，房室分离，差异性传导。

（2）病理性传导阻滞　窦房传导阻滞、房内传导阻滞、房室传导阻滞、室内传导阻滞（左右束支及左束支分支传导阻滞）。

（3）传导途径异常　预激综合征。

3. 按发作时心率的快慢分类

（1）快速性心律失常　心动过速（窦性、室上性、室性）、扑动和颤动（房性、室性），可引起快速性心律失常的预激综合征。

（2）缓慢性心律失常　窦性缓慢性心律失常（包括窦性心动过缓、窦性停搏、窦房阻滞、病态窦房结综合征）、房室交界性心律、心室自主心律，可引起缓慢性心律失常的传导阻滞（包括房室传导阻滞、室内传导阻滞）。

二、诊断

心律失常的诊断应从详尽采集病史入手。诱发因素如烟、酒、咖啡、运动及精神刺激等；发作的频率、程度、加重及缓解的方式；对患者造成的影响，产生症状或对药物和非药物方法如体位、呼吸、活动等的反应。常规心电图是最简易方便而又常能明确诊断的方法。应记录 12 导联心电图，根据 P 和 QRS 波形态和时限，P-QRS 关系、PP、PR 与 RR 间期确定心律失常的存在，并明确其类型。通常选择 V_1 或 II 导联。动态心电图可以提高心律失常的检出率，在患者出现晕厥、心悸、胸痛等自觉症状，可判断是否系心律失常及哪种心律失常所致；可了解心律失常的发生是否同某些活动及情绪变化有关；可评价抗心律失常治疗措施的效果；在安装起搏器后，可检测起搏器的功能状况；对某些无症状的心脏病患者，可检测心律失常的发生情况，以便估计预后。其他还可以进行运动试验、食管心电图描记、心脏电生理检查等。

三、期前收缩

期前收缩是最常见的心律失常之一。是一种比基本心律提前出现的异位搏动。按起源部位不同可分为房性、房室交界性、窦房交界性和室性期前收缩。其中以室性最多见，房性次之。

（一）房性期前收缩

房性期前收缩是指起源于窦房结以外心房的任何部位。

1. 病因　病因还不十分清楚。可发生于任何年龄，其中儿童少见，老年人多见。

（1）生理性　可由神经功能异常引起，如精神紧张、疲劳、过量饮酒、喝浓茶及吸烟等。

（2）病理性　可由器质性心脏病所致，如冠心病、心肌炎、风湿性心脏瓣膜病及心肌病等。

（3）药物所致及电解质紊乱　药物影响，如肾上腺素、异丙肾上腺素、咖啡因、麻黄碱等；某些药物中毒时也可导致，如洋地黄、奎尼丁等。

2. 临床表现　常见症状如心悸、乏力、头晕等。查体：听诊时在基本心律之间出现提早搏动，其后有一较长间歇，期前收缩的第一心音增强，第二心音减弱或消失。

3. 心电图　（图 6-1）

（1）提前出现 P' 波，其形态与窦性 P 波不同。

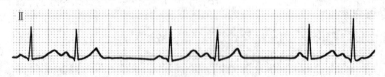

图 6-1　房性期前收缩

（2）P'-R 间期 ≥0.12 秒。

（3）QRS 波群有三种形式：①多数和正常窦性 QRS 波群形态完全一样。②有时因室内差异性传导而变形。③个别因房性期前收缩未下传，P' 波后无 QRS 波群。

（4）多数期前收缩后代偿间歇不完全，少数期前收缩代偿间歇亦可完全。

4. 治疗 房性期前收缩通常无须特殊治疗。如药物中毒引起者立即停药；电解质紊乱引起者纠正电解质紊乱等。伴有器质性心脏病或病理性早搏，必须积极治疗，首选药物 β 受体阻滞剂如普萘洛尔、阿替洛尔等。合并心力衰竭、传导阻滞、休克、支气管哮喘则禁用 β 受体阻滞剂。

（二）室性期前收缩

室性期前收缩是一种最常见的心律失常。是希氏束分叉下部位过早发生的，使心肌提前除极的搏动。

1. 病因 可见于各种心脏病患者，也可见于正常人。

（1）生理性 可见于各种原因导致的精神紧张，咖啡、烟、酒亦能诱发。正常人会随着年龄的增长而发病率增加。

（2）病理性 心肌炎、缺氧、缺血、麻醉和手术均可使心肌收到机械、电、化学刺激而发生室性期前收缩。

（3）药物影响及电解质紊乱 洋地黄、奎尼丁、三环类抗抑郁药物中毒发生严重心律失常之前可先出现室性心律失常。

2. 临床表现 室性期前收缩是否引起症状，取决于其出现的频率，患者的敏感性及其注意力，一般不与期前收缩数目完全成正比。患者感觉心悸，发作频繁或时间过长时，可有心绞痛或低血压。听诊时，室性期前收缩后出现较长的停歇。第二心音强度减弱，仅能听到第一心音。

3. 心电图 （图 6 - 2）

（1）提前出现的 QRS 波群宽大畸形，时限多≥0.12 秒，T 波与主波方向相反。

（2）提前出现的 QRS 波群之前多无提早的 P′波，如舒张晚期出现的室性期前收缩，其前偶有窦性 P 波，但二者无传导关系。有时室性期前收缩可逆传至心房，QRS 后出现逆行 P′波，但 R - P′间期多≥0.20 秒。

（3）期前收缩后多有完全性代偿间歇。

（4）室性期前收缩如与期前 QRS 波群配对时间不恒定，室性期前收缩间期有公约数，且常有室性融合波者为室性并行心律。

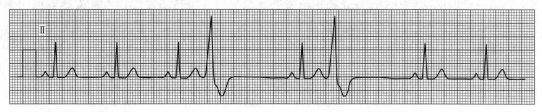

图 6 - 2 室性期前收缩

4. 治疗

（1）治疗原则 对无器质性心脏病、偶发或不影响心排血量的早搏，室性期前收缩不会增加此类患者心脏性死亡的风险，一般不需特殊治疗，但应耐心解释，以消除顾虑。伴有器质性心脏病或病理性早搏，必须积极治疗，以防引起室性心动过速或心室颤动而猝死。

（2）药物治疗 ①首选药物：美西律。②次选药物：胺碘酮或普罗帕酮、普鲁卡因胺。普萘洛尔和美西律联合治疗，对交感神经兴奋者有效率95% 左右。③急性心肌梗死时发生的室性期前收缩，即使是偶发也必须积极治疗，首选利多卡因，亦可选用胺碘酮。④心动过缓时的期前收缩可试用阿托品。⑤洋地黄中毒时引起的期前收缩，应立即停用洋地黄，并给予钾盐和苯妥英钠。⑥心力衰竭时的期前收缩，若非洋地黄中毒引起者，可给洋地黄类药物。病史不清者，首选胺碘酮。⑦低钾血症时出现的期前收缩，适当补钾。

（三）房室交界性期前收缩

1. 提前出现的 QRS 波群一般与窦性者相同，少数因室内差异性传导而变形。

2. 逆行 P′波（P′Ⅰ、Ⅱ倒置，P′aVR 直立）有 3 种可能：① 位于 QRS 波群之前，则 P′–R 间期 <0.12 秒。② 位于 QRS 波群之后，则 R–P′间期 <0.20 秒。③ 埋于 QRS 波群之中则无逆行 P′波。逆行 P′波和 QRS 波群的关系与其逆传速度有关。

3. 早搏后多有完全性代偿间歇。

拓展阅读

频发室性早搏运动注意事项

频发室性早搏并非健身运动的禁区，即使是器质性心脏病引起的早搏，也并非完全忌讳运动。应该在有经验的专科医生查明早搏原因、位置、性质的前提下进行安全的健身。避免一次运动量过大，注意劳逸结合，尽量选择散步、太极拳等节奏慢的有氧运动。

三、心房颤动

心房颤动（简称房颤）是指心房肌纤维发生频率为 350～600 次/分不规则的冲动，心房丧失了有效的机械性收缩，是最常见的心律失常之一，60 岁以上人群中发生率 1%，且随年龄而增加。房颤时仅有部分房性冲动不规则地下传心室。临床上根据其发作时心室率的快慢分成快速室率性房颤（室率多为 100～160 次/分）和慢速室率性房颤（室率 <100 次/分）。还按发作持续时间的长短分为阵发性房颤和持续性房颤。前者指发作时间在 48 小时以内，可自行恢复或药物控制；后者指发作时间超过 48 小时，但小于 7 天，不易自行恢复，需要药物或电复律治疗，并需要预防复发。经复律与维持窦性心律治疗无效者称为永久性房颤或慢性房颤。

1. 病因

（1）器质性心脏病　占绝大多数。常见于风湿性心脏病，尤其是二尖瓣狭窄、冠心病、高血压心脏病、甲状腺功能亢进性心脏病、慢性缩窄性心包炎、原发性心肌病等。

（2）其他　预激综合征、心导管检查、低温麻醉、胸腔和心脏手术、洋地黄中毒、急性感染及脑血管意外等。少数无器质性心脏病依据者也可出现房颤，称为特发性房颤或良性房颤。

2. 临床表现

（1）症状　房颤症状的轻重与心室率快慢有关。心室率接近正常者可无自觉症状，阵发性或心室率较快的房颤患者症状常明显，如心悸、胸闷、气急、乏力甚至晕厥等。房颤时心排血量减少 25% 或以上，因此器质性心脏病并发房颤者，不论是否合并显著心衰，对体力活动等的耐受性一般均见降低。冠心病并发快速房颤，可发生心绞痛以至心肌梗死，而诱发严重心衰及并发休克等症状。

（2）体征　心律绝对不整、心音强弱不等、脉搏短绌现象是本病特征。一旦房颤心室率变得规律，应考虑恢复窦性心律、房性心动过速、房扑及固定的房室传导比率、房室交界区性心动过速或室性心动过速。如心室率变为慢而规律（30～60次/分），提示可能出现完全性房室传导阻滞。此外可有原有心脏病的体征。

3. 心电图检查　P波消失，代之以大小不等、形态不一、节律不整的心房颤动（即 f 波），每分钟频率为 350～600 次，在 V1、Ⅱ、Ⅲ、aVF 导联上较明显；R－R 间期绝对不等；QRS 波群大多与窦性心律时相同，当心室率过快，发生室内差异性传导时可畸形（图6－3）。

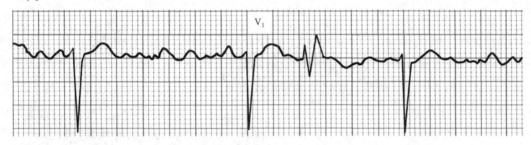

图6－3　心房颤动

4. 诊断

（1）常有引起房颤的心脏病。

（2）有突发或持续的心悸、气短及胸闷等症状，伴心律绝对不整，心音强弱不一及脉搏短绌现象体征，临床上据此特征性体征大多数可做出诊断。

（3）心电图改变可确定诊断。

5. 鉴别诊断

与心房扑动，房颤伴室内差异性传导与室性异位搏动鉴别。

6. 治疗　治疗目标包括控制心室率，酌情恢复并维持窦性心律和预防血栓栓塞发生。

（1）病因治疗　积极寻找、治疗或去除病因和诱因。即使有些病因不能治愈，能解除血流动力学异常也很重要。

（2）控制心室率

1）发作时心室率不快（＜100次/分）且无症状者　可不予治疗，或适量应用镇静剂。但房颤合并Ⅲ度房室传导阻滞心室率缓慢者，病窦综合征合并房颤者应选电起搏治疗，或在此基础上用抗心律失常药。

2）快速房颤　最初治疗的目标是减慢心室率，控制心室率后，部分患者在24～48小时内自行恢复窦性心律。措施：① 洋地黄尤其伴心功能不全者首选。目标是使休息时心室率在60～80次/分，轻度活动时不超过100次/分。如单用洋地黄制剂不能控制心室率，可加服β受体阻滞剂，从小剂量开始，如心功能不全未加重，可酌加量至心室率控制满意为止。② β受体阻滞剂：但由于其负性肌力作用，运动耐力不增加。③ 钙拮抗剂主要选用维拉帕米。④ 交感神经张力较高的患者可合用小剂量的可乐定和地高辛。⑤ 预激综合征合并房颤者可选用普鲁卡因胺、普罗帕酮或胺碘酮静脉注射治疗，禁用洋地黄与维拉帕米。

3）转复心律　使房颤恢复为窦性心律，以增加心排血量和减少动脉栓塞的机会。复律方法可采用以下措施①同步直流电复律，成功率较高（可达80%～90%），安全性较大，副作用较少，需时间较短，宜作为首选，持续性房颤更应如此。但反复短阵发作者不宜选用。②药物复律，房颤持续时间短于 48 小时者药物复律起重要作用，有效率为 60% ~ 90%；超过 48 小时者药物复律成功率下降，可降到 15% ~ 30%，胺碘酮如转复窦性心律则改为维持量。服药期间如出现明显心动过缓或显著 QT 间期延长者立即停药。

7. 预防　祛除病因，避免诱发因素，预防复发和血栓栓塞。转复窦性心律后继续服用维持量以防复发。

扫码"学一学"

第三节　心力衰竭

心力衰竭（heart failure，HF），是由于各种心脏疾病引起的心肌收缩或（和）舒张功能障碍的病理生理状态，在有适量静脉回流的情况下，心输出量减少，心脏不能泵出足够的血液以供给机体代谢的需要，或者是异常的充盈压升高，导致以水、钠潴留和周围组织血液灌注不足为特征的临床综合征。

心功能不全指的是心脏病变由轻到重的全过程，包括心功能不全的代偿阶段和失代偿阶段。心功能不全的晚期为心力衰竭，患者有明显的症状和体征。收缩功能不全的特点是心脏增大，收缩末期心室容积增加和射血分数下降。舒张功能不全是由于心室松弛性降低、僵硬度增加使心室舒张期充盈受限，心室舒张末期压升高和心排出量减少，心肌肥厚，心脏大小正常，射血分数无明显减少。心衰临床常见类型的分类，见表 6 - 1。

表 6 - 1　心衰的常见类型

分类方式	常见类型
按心衰发生的部位	左心、右心和全心衰竭
按心排血量的绝对或相对下降	低排血量性心衰和高排血量心衰
按心衰发生的病理生理基础	收缩功能不全和舒张功能不全

慢性心力衰竭

一、病因与发病机制

（一）病因

1. 原发性心肌舒缩功能障碍　主要有心绞痛、心肌梗死；各种类型的心肌炎和心肌病如弥漫性心肌炎、扩张型心肌病、肥厚型心肌病及结缔组织病的心肌损害等；心肌代谢障碍以糖尿病性心肌病多见，少见有严重的维生素 B_1 缺乏、心肌淀粉样变性等。

2. 心脏负荷过重

（1）压力负荷（后负荷）过重　即收缩期负荷过重，是指心脏在收缩时所承受的阻抗负荷增加，如高血压、主动脉瓣狭窄、二尖瓣狭窄、慢性阻塞肺气肿导致的肺动脉高压、肺栓塞等。

（2）容量负荷（前负荷）过重　即舒张期负荷过重，是指心脏在舒张期所承受的容量负荷过大，如主动脉瓣关闭不全、二尖瓣关闭不全、房间隔缺损、室间隔缺损、动脉导管未闭等。

（3）心室舒张期充盈受限（心室前负荷不足）　常见于心室舒张期顺应性减低，如高血压所致心肌肥厚、心包缩窄或心脏压塞、限制性心肌病等。

（二）诱因

有基础心脏病的患者，多数心衰发生有明显的诱因。

1. 感染 为常见诱因。呼吸道感染最常见，其次风湿活动、感染性心内膜炎等都可直接或间接使心肌收缩力减退而诱发心衰。

2. 心律失常 特别是快速心律失常，如快速性房颤、房扑等以及严重的缓慢性心律失常。

3. 心脏负荷过重 包括过度体力活动、暴怒、情绪激动、钠盐摄入过多及短时间内过快、过多输血、输液等。

4. 妊娠和分娩 妊娠晚期机体代谢率和血容量明显增加；分娩过程子宫收缩、精神紧张、腹内压增高使静脉回流增加，加重心脏负荷。

5. 不适当的药物治疗 洋地黄用量不足或过量，某些抗心律失常药物及抑制心肌收缩力的药物使用不当，利尿剂和降压药的不合理使用等。

6. 其他 出血、贫血、肺梗死、心室壁瘤、乳头肌功能失调以及环境、气候急剧变化等都可导致心衰的发生。

（三）发病机制

1. 心脏排血功能 心排血量主要取决于心肌收缩与舒张的特性，但也受心脏前、后负荷和心率的影响。在心脏扩大，心肌纤维伸长，肌节长度 $>2.2\mu m$ 及心肌肥厚时，肌浆网对 Ca^{2+} 摄取和释放减少，均可使心肌收缩力减低而致心搏量减少。心脏舒张较收缩时所消耗的能量更多，当能量供应不足时，如心肌缺血或室壁肥厚，心肌的舒张功能较收缩功能更早受损。

（1）前负荷 舒张末期心室所承受的容量负荷为前负荷，常用心室舒张末压表示。前负荷主要受静脉回心血量和室壁顺应性的影响。根据 Frank－starling 定律，即在一定限度内，心肌纤维伸长，心室扩张可增加心肌收缩力，是一种早期代偿，如舒张末压继续增加超过一定限度时，心肌纤维过度伸长（$>2.2\mu m$），心肌收缩力反而下降，心搏量减少，出现心衰或心衰加重。

（2）后负荷 是心室收缩射血时所克服增高的阻力，包括室壁张力和血管阻力。根据 Laplace 定律，室壁张力与心室内压力和心腔半径呈正比，而与室壁厚度呈反比。血管阻力主要取决于总外周血管阻力，但主动脉压及主动脉壁顺应性、血黏度和血容量也有一定的影响。后负荷与心排血量呈负相关，后负荷增加心排血量减少。

（3）心率 在一定限度内，心率增快可增加心排血量（心排血量＝心搏量×心率），体现机体的早期代偿。但若超过一定限度，则增快的心率使心室舒张期缩短，充盈量不足，心肌耗氧量增加，同样影响心肌收缩力，使心排血量降低。若心率太慢，舒张期过长，心室充盈接近最大限度，再增加心脏舒张时间也不能相应提高心排血量，故心排血量减少。

2. 心功能不全

（1）血流动力学异常 当心输出量减少，心室舒张末压升高，左室功能障碍引起组织灌注不足即出现肺循环微血管楔嵌压（PCWP）的升高，若 $>2.4kPa$（18mmHg）即出现肺淤血。当右室舒张末压和右房压升高 $>1.6kPa$（12mmHg）即出现体循环淤血。

（2）交感神经系统（SNS）、肾素－血管紧张素－醛固酮（RAAS）系统的激活　心衰患者循环中去甲肾上腺素水平升高，增加心肌收缩力并增快心率，以提高心脏排血量，但此时周围血管也收缩，心脏后负荷增加，均使心肌耗氧量增加。如得不到及时纠正与改善，心排血量降低，肾血流量随之减低，RAAS被激活。其有利一面是心肌收缩力增强，周围血管收缩维持血压，调节血液再分配，保证心、脑、肾等重要脏器的血供。同时促进醛固酮分泌，使水、钠潴留，增加总体液量及心脏前负荷，对心衰起代偿作用。不利的一面是RAAS被激活后，血管紧张素Ⅱ（AngⅡ）及相应增加的醛固酮使心肌、血管平滑肌、血管内皮细胞等发生重构。在心肌上AngⅡ通过各种途径使新的收缩蛋白合成增加，细胞外的醛固酮刺激纤维细胞转变为胶原纤维，使胶原纤维增多，促使心肌间质纤维化。在血管中使平滑肌细胞增生，管腔变窄，同时降低血管内皮细胞分泌一氧化氮的能力，使血管舒张受影响。这些不利因素的长期作用，可导致心衰的恶化，促进患者死亡。

（3）心肌损害和心室重构　原发性心肌损害和心脏负荷过重使心功能受损导致心室肥厚或扩大等代偿与失代偿变化。心室重构过程是在心腔扩大、心室肥厚的过程中，心肌细胞、胞外基质、胶原纤维网等均出现相应变化。心肌细胞减少使心肌整体收缩力下降；纤维化增加使心室的顺应性下降，重构更趋明显，心肌收缩力不能发挥应有的射血效应，形成恶性循环，终致不可逆转的终末阶段。

二、临床表现

临床上左心衰竭较常见，单纯右心衰竭较少见。一般左心衰竭后继发右心衰竭，称为全心衰竭，临床更多见。

1. 左心衰竭　主要表现为肺淤血及心排血量降低所致的临床综合征。

（1）主要症状

1）呼吸困难　是左心衰较早出现的主要症状。由于肺淤血使肺活量减少，不同情况下肺淤血程度不同，呼吸困难的表现也不相同，其表现形式如下：①劳力性呼吸困难：是左心衰最早出现的症状，开始仅发生在较重的体力活动时，休息后可缓解。②端坐呼吸：肺淤血达到一定程度时，患者因呼吸困难不能平卧而被迫采用高枕、半卧或坐位以减轻或缓解呼吸困难称为端坐呼吸。更严重的患者坐于床边或椅子上，两足下垂，上身前倾，双手紧握床或椅子边缘，以辅助呼吸、减轻症状。③夜间阵发性呼吸困难：多发生在夜间熟睡1～2小时后突然憋醒，被迫采取坐位，轻者坐位后可缓解，重者反复发作甚至不能平卧，呼吸深快可有哮鸣音、咳嗽、咳泡沫样痰，称为心源性哮喘。

（2）咳嗽、咳痰、咯血　系肺泡和支气管黏膜淤血所致，开始多在体力活动或夜间平卧时出现或加重，咳白色浆液性泡沫样痰，有时痰中带血丝，如长期慢性肺淤血，静脉压力升高，在支气管黏膜下血管扩张，一旦破裂可引起大咯血。

（3）疲乏、无力、头晕、心悸　因心排血量减少，组织、器官灌注不足以及反射性交感神经兴奋、心率代偿性增快所致。

4）少尿及肾功能损害　严重的左心衰竭血液进行再分配时，首先是肾脏血流量明显减少，患者出现少尿，长期慢性肾血流量减少则出现血尿素氮、肌酐升高同时伴有肾功能不全的相应症状。

（2）体征　常有心率增快，心尖区舒张期奔马律和肺动脉瓣区第二心音亢进。可见左心室增大，心尖搏动向左下移位，在心尖部可闻及收缩期杂音。可触及交替脉。因肺毛细血管压增高，液体可渗出到肺泡而出现湿性啰音。随着病情的加重，肺部啰音可局限于肺底或全肺，伴有哮鸣音，是左心衰竭的重要体征之一。

2. 右心衰竭 以体静脉淤血为主要表现。

（1）主要症状 可有恶心、呕吐、便秘及上腹隐痛及长期消化道淤血引起恶心、呕吐、便秘及上腹隐痛症状。亦有少尿、夜尿增多、蛋白尿和肾功能减退，有肝大、黄疸、心源性肝硬化。以后随着肝脏进行性增大牵扯肝包膜可致上腹及右季肋部疼痛。

（2）体征

1）原有心脏病体征。

2）颈静脉充盈或怒张 为右心衰竭最早期表现。患者取 30°~45°半卧位时静脉充盈度超过正常水平或在锁骨上方见到充盈怒张的颈外静脉，提示静脉压增高，同时压迫增大的肝脏时，见颈静脉充盈加剧称为肝颈静脉回流征阳性。

3）心脏增大 单纯的右心衰竭较少见，多因左心衰竭引起，表现为全心增大，其右心增大较明显，右心室显著增大时，剑突下常可见明显搏动，并可引起三尖瓣相对关闭不全，在三尖瓣听诊区可闻及收缩期吹风样杂音。部分患者可在胸骨右缘第 5 肋间或剑突下闻及舒张期奔马律。

4）肝大和压痛 在右心衰竭较早或心衰急性加重时出现。增大的肝脏在剑突下、肋缘下均可触及，早期质地较软，压痛明显，长期右心衰可致心源性肝硬化，此时肝脏质地变硬，压痛和肝颈静脉回流征反而不明显，常伴有黄疸、腹水及慢性肝功能损害。

5）水肿 体静脉压力升高使皮肤等处组织出现水肿，为心衰的重要体征。首先出现于身体最低垂的部位，非卧床患者以脚、踝内侧和胫前较明显，仰卧位腰、骶部水肿，常为对称性可凹性。病情严重者可发展为全身性水肿。

6）胸水、腹水和心包积液 右心衰时，静脉压增高，可出现双侧或单侧胸水，单侧以右侧为多见。腹水多为漏出液，晚期出现，常顽固并显著。在右心衰竭或全心衰竭者，少量的心包积液也较常见，超声心动图有助于明确诊断。

7）发绀、营养不良、消瘦，甚至恶病质。

3. 全心衰竭 右心衰竭继发于左心衰竭而形成全心衰竭，而使左心衰的肺淤血临床表现减轻。常见的引起全心衰的疾病有原发性扩张型心肌病、急性弥漫性心肌炎、各种心脏病发生心衰的晚期。

三、辅助检查

1. 静脉压增高 肘静脉压超过 1.4kPa（14cmH$_2$O，即 10.5mmHg）以上者，提示右心衰竭。

2. 尿常规及肾功能 因肾脏淤血可有轻度蛋白尿，尿中少量透明或颗粒管型和少量的红细胞，可有轻度的氮质血症。

3. X 线检查 心影的大小及外形为心脏病的病因诊断提供参考资料，并可了解有无肺淤血及程度。肺淤血的程度可判断左心衰竭的严重程度。早期肺静脉压增高时，主要表现为肺门血管影增强，上肺血管影增多与下肺纹理密度相仿，甚至多于下肺。当肺静脉压 > 25~30mmHg（3.33~4.0kPa）时产生间质性肺水肿，显示 Kerley－B 线，即在肺野外侧清晰可见的水平线状影，为慢性肺淤血的特征性表现，是肺小叶间隔内积液。严重者可见胸腔积液。

4. 超声心动图检查

（1）准确提供各心腔大小变化及心瓣膜结构及室壁运动情况。

（2）测定心功能　①收缩功能：以收缩末舒张末的容量差计算射血分数（EF值）。正常 EF 值 >50%，运动时至少增加 5%。左心衰时 EF 值 <40%。②舒张功能：超声多普勒是临床上最常用的判断舒张功能的方法，心动周期中舒张早期心室充盈最大值为 E 峰，舒张晚期心房收缩心室充盈度为 A 峰，E/A 为两者之比值。正常 E/A 值 >1.2，中青年应更大。舒张功能不全时，E 峰下降，A 峰增高，E/A 比值降低，甚至 <1。

5. 放射性核素心血池显影　除有助于判断心室腔大小外，以收缩末期和舒张末期心室影像的差别计算 EF 值，同时还可通过记录放射活性 – 时间曲线计算左心室最大充盈速率以反映心脏舒张功能。

四、诊断

典型的心衰诊断并不困难。左心衰竭依据原有心脏病的体征及肺淤血引起不同程度呼吸困难等诊断；右心衰竭依据原有心脏病的体征及体循环淤血引起的颈静脉怒张、肝大、水肿等诊断；全心衰竭依据原有心脏病的体征及左、右心衰竭表现而诊断。血流动力学改变是诊断早期心衰或潜在性心衰最可靠的方法，若心室腔压力高于正常，在左室舒张末压（LVEDP）>18mmHg、右室舒张末压（RVEDP）>10mmHg 即为心力衰竭。

1. 症状　早期症状多不明显或未引起重视。包括疲乏无力、窦性心动过速、面色苍白、出汗、劳力性气短和夜间阵发性呼吸困难。

2. 体征　肺底部呼吸音减弱及（或）细小湿啰音为肺淤血的早期征象。尤其是新近出现舒张期奔马律为早期心衰的征象。交替脉是左心衰竭早期体征。颈静脉充盈为早期右心衰竭体征。

3. 辅助检查　胸部 X 线片显示，心脏扩大，两肺中上野肺静脉纹理增粗，肺血管重新分布，或看到 Kerley B 线，对早期心衰的诊断有意义。

部分患者可能会出现胸腔积液，左心室收缩功能由超声心电图或放射性心血池显影可提供诊断依据。

五、鉴别诊断

1. 支气管哮喘　左心衰时出现夜间阵发性呼吸困难，称为心源性哮喘，应与支气管哮喘鉴别。心源性哮喘多见于老年人有高血压、冠心病、慢性心脏瓣膜病及有其他心脏病病史者，发作时必须坐起，重者肺部有干、湿性啰音，甚至咳粉红色泡沫痰，强心、利尿及血管扩张药有效，肺部体征明显减少或消失。支气管哮喘多见于中、青年人有过敏史及慢性咳嗽病史，发作时不一定强迫坐起，咳白色痰后呼吸困难常可减轻，肺部听诊以哮鸣音为主，使用支气管扩张剂治疗有效。

2. 其他　心包积液、缩窄性心包炎与右心衰竭的鉴别见表 6 – 2。

表 6 – 2　心包积液、缩窄性心包炎与右心衰竭的鉴别

鉴别点	右心衰竭	缩窄性心包炎	心包积液
心脏病史	有	无	无
体征	心界向左侧扩大，三尖瓣区有收缩期杂音	心界正常，心音减低，心包叩击音，多有奇脉	心界向两侧扩大，心音遥远，有奇脉

续表

鉴别点	右心衰竭	缩窄性心包炎	心包积液
X线检查	心影向左扩大，心尖搏动与心浊音界左缘一致	心影大小正常，左右心缘变直，常见心包钙化	心影向两侧扩大，心尖搏动在心浊音界左缘内侧，无肺淤血
B超	心包无液性暗区	心包无液性暗区	心包有液性暗区

六、治疗

治疗目的在于减轻症状、去除诱因和控制心脏基础疾病。一旦症状出现，则应采以下措施。

1. 病因治疗

（1）基本病因的治疗　对所有可能导致心脏功能受损的常见疾病如高血压、冠心病、糖尿病、代谢综合征等，在尚未造成心脏器质性改变前即应早期进行有效的治疗。对于少数病因未明的疾病如原发性扩张型心肌病等亦应早期干预。

（2）消除诱因　常见的诱因为感染，特别是呼吸道感染，应积极选用适当的抗感染药物治疗。对于发热持续1周以上者应警惕感染性心内膜炎的可能性。心律失常特别是心房颤动也是诱发心衰的常见原因，对心室率很快的心房颤动应尽快控制心室率，如有可能应及时复律，避免过劳、情绪激动等。

2. 一般治疗

（1）休息　控制体力活动，避免精神刺激。鼓励心衰患者主动运动，在不诱发症状的前提下从床边小坐开始逐步增加，因长期卧床易发生静脉血栓形成甚至肺栓塞，且出现消化功能减低及肌肉萎缩。

（2）改善生活方式　戒烟酒；肥胖患者控制体重；控制钠盐摄入，有利于减轻水肿等症状；但应注意在应用强效排钠利尿剂时，过分严格限盐可导致低钠血症。

3. 药物治疗

（1）利尿剂的应用　是心衰治疗中最常用的药物，通过排钠排水减轻心脏的容量负荷，对缓解淤血症状，减轻水肿有显著的效果。常用的利尿剂有：

1）噻嗪类利尿剂　以氢氯噻嗪（双氢克尿塞）为代表，为中效利尿剂，作用于肾远曲小管，抑制钠的再吸收。轻度心衰可首选此药，同时补充钾盐，否则可因低血钾导致各种心律失常。噻嗪类利尿剂可抑制尿酸的排泄，引起高尿酸血症，长期大剂量应用还可干扰糖及胆固醇代谢，应注意监测。

2）袢利尿剂　以呋塞米（速尿）为代表，为强效利尿剂。低血钾是其主要副作用，必须注意补钾。

3）保钾利尿剂　①螺内酯（安体舒通）：是醛固酮拮抗剂，在与噻嗪类或袢利尿剂合用时能加强利尿并减少钾的丢失。②氨苯蝶啶：常与排钾利尿剂合用，起到保钾作用。③阿米洛利：可单独用于轻型心衰的患者。保钾利尿剂可能产生高钾血症，不易同服钾盐。一般与排钾利尿剂联合应用时，发生高血钾的可能性较小。

电解质紊乱是长期使用利尿剂最容易出现的副作用，特别是高血钾或低血钾均可导致严重后果，应注意监测。血管紧张素转换酶抑制剂、血管紧张素受体阻滞剂等有较强的保钾作用，与不同类型利尿剂合用时应特别注意监测血钾变化。

（2）血管紧张素转换酶抑制剂（ACEI）　①ACEI 种类的选择：长效制剂每日用药 1 次可提高患者的依从性。常用药物：卡托普利和贝那普利。对重症心衰在其他治疗配合下从极小量开始逐渐加量，至慢性期长期维持终生用药。②ACEI 的副作用有低血压、肾功能一过性恶化、高血钾及刺激性干咳。临床上血管神经性水肿、无尿性肾衰竭、妊娠哺乳期妇女及对 ACEI 药物过敏者禁用本类药物。双侧肾动脉狭窄、血肌酐水平明显升高（> 225μmol/L）、高血钾（>5.5mmol/L）及低血压者应慎用。

（3）血管紧张素Ⅱ受体阻滞剂（ARB）　其阻断 RAS 的效应与 ACEI 相同甚至更完全，但缺少抑制缓激肽降解作用，当心衰患者因 ACEI 引起干咳不能耐受者可改用 ARB，如氯沙坦、缬沙坦等。

（4）醛固酮受体拮抗剂　小剂量螺内酯有阻断醛固酮效应，对抑制心血管的重构、改善慢性心衰的远期预后有很好的作用。对中重度心衰患者可加用小剂量醛固酮受体拮抗剂，但必须监测血钾。

（5）β 受体阻滞剂　心功能不全且病情稳定的患者可以使用 β 受体阻滞剂，除非有禁忌或不能耐受。由于 β 受体阻滞剂具有负性肌力作用，临床应用时需十分慎重，坚持个体化原则。在心衰情况稳定已无体液潴留及 ACEI 的基础上应用，从小剂量开始逐渐增加剂量，适量长期维持。临床症状改善常在用药后 2～3 个月出现。应避免突然停药以防心衰加重。β 受体阻滞剂的禁忌证为支气管痉挛性疾病、心动过缓、Ⅱ度及Ⅱ度以上房室传导阻滞。

（6）正性肌力药

1）洋地黄类药物　具有正性肌力作用、电生理作用和迷走神经兴奋作用。①洋地黄制剂的选择：常用药物为地高辛、洋地黄毒苷（西地兰）、毒毛花苷 K 等。②应用洋地黄的适应证：各种充血性心衰无疑是应用洋地黄的主要适应证，在利尿剂，ACEI（或 ARB）和 β 受体阻滞剂治疗过程中持续有心衰症状的患者，可考虑加用地高辛。③影响洋地黄中毒的因素：洋地黄用药安全窗很小，轻度中毒剂量约为有效治疗量的两倍。心肌在缺血、缺氧情况下则中毒剂量更小。低血钾、低血镁是常见的引起洋地黄中毒的原因；肾功能不全以及与其他药物的相互作用也是引起中毒的因素。心血管病常用药物如胺碘酮、维拉帕米（异搏定）及奎尼丁等均可降低地高辛的经肾排泄率而增加中毒的可能性。④洋地黄中毒表现：最重要的反应是各类心律失常，最常见者为室性期前收缩，多表现为二联律、非阵发性交界区心动过速、房性期前收缩、房颤及房室传导阻滞。快速房性心律失常又伴有传导阻滞是洋地黄中毒的特征性表现。洋地黄可引起心电图 ST－T 改变，称为洋地黄效应，但不能据此诊断洋地黄中毒。⑤洋地黄中毒的处理：发生洋地黄中毒后应立即停药。单发性室性期前收缩、一度房室传导阻滞等停药后常自行消失；对快速性心律失常者，如血钾浓度低则可用静脉补钾，如血钾不低可用利多卡因或苯妥英钠。电复律一般禁用，因易致心室颤动。有传导阻滞及缓慢性心律失常者可用阿托品皮下或静脉注射，一般不需安置临时心脏起搏器。

2）非洋地黄类正性肌力药　肾上腺素能受体兴奋剂，包括 α 受体兴奋剂和 β 受体兴奋剂。其中，多巴胺是去甲肾上腺素的前体，其作用随应用剂量的大小而表现不同，较小剂量表现为心肌收缩力增强，血管扩张，特别是肾小动脉扩张，心率加快不明显。如果用大剂量则可出现不利于心衰治疗的负性作用。多巴酚丁胺是多巴胺的衍生物，增强心肌收缩力，扩血管作用不如多巴胺明显，对加快心率的反应也比多巴胺小。起始用药剂量与多巴胺相同。此外患者对多巴胺反应个体差异较大，应从小剂量开始，以不引起心率加快和血压增高为度。

（7）磷酸二酯酶抑制剂　其作用机制是抑制磷酸二酯酶活性，促进 Ca^{2+} 通道膜蛋白磷酸化，激活 Ca^{2+} 通道使 Ca^{2+} 内流增加，心肌收缩力增强。

4. 舒张性心衰的治疗　舒张性心功能不全由于心室舒张不良使左室舒张末压（LV-EDP）升高，而致肺淤血，多见于高血压和冠心病，但这两类患者还可能同时存在收缩功能不全亦使 LVEDP 增高，何者为主有时难以区别。如果客观检查 LVEDP 增高，而左心室不大，LVEF 值正常，则表明以舒张功能不全为主。最典型的舒张功能不全见于肥厚型心肌病变，治疗的原则与收缩功能不全有所差别，主要措施如下：

（1）β受体阻滞剂　降低心室率、延长舒张期。改善心肌顺应性使心室的容量–压力曲线下移，表明舒张功能改善。

（2）钙通道阻滞剂　降低心肌细胞内钙浓度，改善心肌主动舒张功能，主要用于肥厚型心肌病。

（3）ACEI　从长远来看改善心肌及小血管重构，有利于改善舒张功能，最适用于高血压心脏病及冠心病。

（4）尽量维持窦性心律　保持房室传导顺序，保证心室舒张期充分的容量。

（5）肺淤血症状较明显者　可适量应用静脉扩张剂（硝酸盐制剂）或利尿剂降低前负荷，但不宜过度，因过分减少前负荷可使心排血量下降。

（6）禁用正性肌力药物的情况　在无收缩功能障碍的情况下，禁用正性肌力药物。

七、预后

心衰的预后与病因、诱因、所接受的治疗等因素有关，但更主要取决于心衰的程度。因此心脏病患者应早期诊断、早期治疗，保护心功能，积极预防心衰的发生。一旦发生心衰要尽早正规治疗，以免延误病情。

急性心力衰竭

急性心力衰竭是指由心脏急性病变引起心肌收缩力明显降低，或心室负荷加重致急性心排血量显著、急剧下降，甚至丧失排血功能，导致组织器官灌注不足和急性肺淤血综合征。

急性右心衰多由大块肺栓塞引起。临床上最常见的是急性左心衰，表现为急性肺水肿（急性肺淤血），如抢救不及时可发生心源性休克或心脏停搏，是内科急危重症。

一、病因与发病机制

急性心衰常由于某些诱因，使心功能代偿的患者突然发生心衰，或使已有心衰的患者突然病情加重。因此，无论是心功能正常，还是无心脏病变的患者都有可能发生。

1. 急性心肌弥漫性缺血损害　导致心肌收缩无力，常见急性广泛前壁心肌梗死、急性心肌炎等。

2. 急性机械性阻塞　如严重的二尖瓣或主动脉瓣狭窄、左室流出道梗阻、二尖瓣口黏液瘤或血栓嵌顿主动脉总干或大分支的栓塞、急进型高血压，致使心脏后负荷急剧增加，排血严重受阻。

3. 急性心脏容量负荷过重 如由于外伤、急性心肌梗死、感染性心内膜炎等引起乳头肌功能失调、腱索断裂、瓣膜穿孔、室间隔穿孔等，以及输血输液过多过快，使心脏负荷突然显著加重。

4. 骤起的心室舒张受阻 如急性大量心包积液或积血所致的急性心脏压塞，使心室充盈减少，排血量下降。

5. 严重的心律失常 如心室纤颤或严重快速心律失常包括其他室性与室上性的心律失常以及显著的心动过缓等，引起严重血流动力学改变，使心脏暂停排血或排血量显著减少。

以上病因导致突然严重的左心室排血量不足或左心房排血受阻，引起肺静脉及肺毛细血管等压力急剧升高，当肺毛细血管压升高超过血浆胶体渗透压时，液体即从毛细血管漏到肺间质、肺泡甚至气道内，引起肺水肿。

二、临床表现

急性左心衰起病急骤，以急性肺水肿为主要表现。

1. 呼吸困难 患者突然出现严重呼吸困难、端坐呼吸、烦躁不安伴有恐惧感、窒息感。

2. 全身状态 面色青灰、口唇发绀、大汗淋漓。

3. 咳嗽、咳痰 频繁咳嗽、常咳出泡沫样痰，严重时咳出粉红色泡沫样痰，有时痰量很多，可从口腔、鼻腔涌出。

4. 心率和血压 发作时心率和脉搏增快，血压开始时可升高，以后降至正常或者低于正常。

5. 异常呼吸音 两肺满布大、中水泡音和哮鸣音。

6. 心脏杂音 心尖部可闻奔马律及肺动脉瓣第二心音亢进，常被肺部啰音掩盖。

若病情继续加重时，血压下降，脉搏细弱，最后出现神志模糊，甚至昏迷，终可因休克或窒息而死亡。

三、诊断

急性左心功能不全典型者，可依据突然严重的呼吸困难、端坐呼吸、咳粉红色泡沫样痰以及两肺满布湿啰音、心尖部奔马律、X线典型表现，结合病因，一般诊断不难。

四、鉴别诊断

1. 支气管哮喘 本病好发于秋、冬季，发作前常有胸闷、咳嗽，两肺以哮鸣音为主，无心脏病史及心脏增大，无杂音。

2. 心外原因引起的肺水肿 如肺复张后肺水肿；化学或物理因素引起的肺血管通透性改变的肺水肿，如肺部感染、有害气体的吸入、药物特异性反应、循环毒素等；肾脏疾病合并肺水肿；神经性肺水肿；高原性肺水肿。可根据病史和体征与急性左心功能不全鉴别。

五、治疗

急性肺水肿是内科急危重症之一，治疗必须早期、及时、速效。治疗原则为：降低左房压和（或）左室充盈压；增加左室心搏量；减少循环血量；减少肺泡内液体渗入，改善肺泡气体交换。

1. 体位 取端坐位，两腿下垂，使下肢静脉回流减少，减少回心血量，并使横膈下降有利呼吸。

2. 吸氧 一般患者可使用鼻导管 8L/min 给氧或面罩 5~6L/min 给氧，而后者优于前者。对严重者可加压给氧。

3. 镇静　吗啡有扩张动脉、静脉的作用，可以减轻前后负荷，并使血液循环中儿茶酚胺水平下降，解除焦虑。注意老年慢阻肺及低血压者慎用，对于周围血管收缩显著的患者，皮下或肌注不能保证全量吸收。

4. 快速利尿　呋塞米加入葡萄糖溶液或生理盐水中静推。利尿同时可扩张静脉，降低左房压，减轻呼吸困难症状。给药 15～30 分钟尿量即增多，60 分钟达高峰。对血压偏低者慎用，大量利尿应注意低钾、低钠、低氯的发生。

5. 扩血管药物

（1）硝普钠　高血压性心脏病引起左心衰竭，可静脉滴入硝普钠，减轻前后负荷，降低血压。

（2）酚妥拉明　为 α 受体阻滞剂，以扩张小动脉为主。近年已较少应用。

（3）硝酸甘油　舌下含化或静脉滴注硝酸甘油：如收缩压降至 90mmHg 或以下停用。病情稳定后，逐步减量至停用，应注意突然中止静滴可能引起症状反跳。并且，在治疗过程中要严格监测血压。伴有低血压的肺水肿者，宜先静脉滴注多巴胺，保持收缩压在 100mmHg，再行扩血管药物治疗。

6. 强心剂　对 2 周内未用过洋地黄者可给毛花苷 C，对室上性快速心律失常引起肺水肿者疗效显著。若无效，4～6 小时后再重复给药。

7. 其他治疗

（1）氨茶碱　缓慢静脉滴注，可解除支气管痉挛，减轻呼吸困难，同时也有强心利尿作用，降低左房压及肺动脉压，亦有一定正性肌力及扩血管作用。

（2）地塞米松　静脉滴注或静推可缓解支气管痉挛，增加肾小球滤过率，并有助于维持血压及逆转病情，病情极重时应迅速给药。

第四节　原发性高血压

扫码"学一学"

高血压（Hypertension）是以体循环动脉收缩压和（或）舒张压增高为主要表现的临床综合征，是最常见的心血管疾病之一。我国采用国际上统一的标准，即收缩压≥140mmHg 和（或）舒张压≥90mmHg 即诊断为高血压。

高血压可分为原发性和继发性两大类。在绝大多数患者中，高血压病因不明，称之为原发性高血压，占高血压患者总数的 95% 以上；在不足 5% 患者中，本身有明确而独立的病因，血压升高是某些疾病的一种临床表现，称为继发性高血压。单纯的收缩性高血压（收缩压＞160mmHg，舒张压＜90mmHg）因血管顺应性减退引起，在老年患者中最常见。

原发性高血压患者除可引起高血压本身有关的症状外，长期高血压除还可引起有害的血管重塑，能引起动脉、脑、心和肾脏等器官功能性或器质性损害，最终可导致这些器官的功能衰竭，是心血管疾病死亡的主要原因之一。

原发性高血压的严重程度不仅与血压升高的水平有关，患者的心血管危险因素及合并的靶器官损害也应纳入全面的评价，危险度分层亦是治疗的目标及预后判断的必要依据。因此，原发性高血压的分级与危险度的分层有助于高血压的诊治和预后。

根据血压增高的水平，可进一步将高血压分为三级（表 6-3）。

表 6 – 3 血压水平的定义和分类（WHO/ISH，1999）

类　　别	收缩压（mmHg）	舒张压（mmHg）
理想血压	<120	<80
正常血压	<130	<85
正常高值	130～139	85～89
1级高血压（"轻度"）	140～159	90～99
亚组：临界高血压	140～149	90～94
2级高血压（"中度"）	160～179	100～109
3级高血压（"重度"）	≥180	≥110
单纯收缩期高血压	≥140	<90
亚组：临界收缩期高血压	140～149	<90

注：当收缩压和舒张压分属于不同分级时，以较高的级别作为标准

原发性高血压危险度的分层是由血压水平结合危险因素及合并的靶器官受损情况将患者分为低、中、高和极高危险组。治疗时不仅要考虑降压，还要考虑危险因素及靶器官损害的预防及逆转（表6–4）。

表 6 – 4 定量预后的危险分层

其他危险因素和病史	血压（mmHg）		
	1级（轻度） （140～159/90～99）	2级（中度） （160～179/100～109）	3级（重度） （≥180/110）
无其他危险因素	低危	中危	高危
1～2个危险因素	中危	中危	极高危
>3个危险因素或靶器官损害或糖尿病	高危	高危	极高危
有并发症	极高危	极高危	极高危

一、流行病学

近年来高血压的发生呈明显上升趋势，是心脑血管病发病的首要危险因素。我国现有高血压患者约3亿左右。流行病学调查显示，患病率城市高于农村，北方高于南方，高原少数民族地区患病率也较高。老年人较常见，男女高血压患病率差别不大，青年期男性略高于女性，绝经期后女性稍高于男性。

二、病因与发病机制

动脉血压取决于外周血管阻力和心排血量，即平均动脉压＝心输出量×外周阻力。凡是能直接或间接导致心输出量和/或外周血管阻力增高的原因，均可引起血压升高。通常认为，高血压的病因是在一定的遗传背景下由于多种因素的影响，使正常血压调节机制失调所致。可能的影响因素包括遗传因素、肾素－血管紧张素系统（RAS）、血管内皮功能异常、中枢神经系统和自主神经失衡、肥胖与胰岛素抵抗、高钠低钾、低钙和低镁膳食、肥胖、吸烟过量和饮酒等。

三、临床表现与并发症

根据起病急缓和病情进展快慢，可将高血压分为缓进型高血压和急进型高血压两型，

扫码"看一看"

临床以缓进型高血压为多见。

1. 一般表现 原发性高血压在临床上大多数进展缓慢，故早期常无症状，而偶于体检时发现血压升高，少数患者则在发生心、脑、肾等并发症后才被发现。高血压患者可有头痛、头晕、头胀、眩晕、眼胀、疲劳、心悸、耳鸣等症状，但症状轻重与血压水平并不一定相关。体检时可听到主动脉瓣第二心音亢进或呈金属音、主动脉瓣区收缩期杂音或收缩早期喀喇音。长期持续高血压可有左心室肥厚并可闻及第四心音。高血压病后期的临床表现常与心、脑、肾功能不全或视网膜病变、主动脉等靶器官损害有关。

2. 并发症 主要是心、脑、肾及血管受累的表现。

1）心脏 左心室长期在高压下工作可致左心室肥厚、扩大，最终导致充血性心力衰竭。病程长者体检时可见心尖抬举样搏动，心界向左下扩大，主动脉第二音亢进或有金属音。部分患者出现心绞痛、左心衰竭和急性肺水肿表现、心肌梗死及猝死。

2）脑血管 长期高血压可形成微动脉瘤，血压骤然升高可引起破裂而致脑出血。高血压也促进脑动脉粥样硬化的发生，可引起短暂性脑缺血发作及脑动脉血栓形成。血压极度升高可发生高血压脑病及高血压危象。

3）肾脏 长期持久的血压升高可致进行性肾小动脉硬化，肾单位萎缩或消失，可表现为多尿、夜尿、蛋白尿、肾功能损害，但肾衰竭并不常见。

4）主动脉夹层 高血压是驱使血液突破主动脉粥样硬化的不稳定斑块进入夹层的主要原因，突发性胸部剧烈疼痛，向上可蔓延至颈部，向下可蔓延至会阴是其特点。

5）视网膜 早期发生痉挛，病程进展出现硬化。血压急剧升高则可引起视网膜渗出、出血。

四、辅助检查

1. 血常规、尿常规、肾功能、血糖、血脂、血尿酸、电解质、心电图、胸部 X 线和眼底检查。上述检查有助于了解靶器官的功能状态并正确选择治疗药物。早期上述检查可无特殊异常，后期患者可出现尿常规异常，肾功能减退；胸部 X 线可见主动脉弓迂曲延长、左室增大；心电图可见左心室肥厚劳损。部分患者可伴有血清总胆固醇、甘油三酯、低密度脂蛋白的增高和高密度脂蛋白的降低，亦常有血糖或尿酸水平增高。

2. 动态血压监测 是用特殊的血压测量和记录装置，一般 10～30 分钟测量血压一次，并应用记忆模块，连续观察 24 小时，计算机回放分析血压数据，以便合理进行降压治疗、疗效评价和预后判断。健康个体和多数高血压患者的血压呈现双峰，昼夜规律性变化。血压于夜间睡眠期间一般均降低，一般在午夜 2～3 点最低，凌晨血压往往急剧上升。白天血压处于相对较高水平，多呈双峰：上午 8～9 点和下午 4～6 点。24 小时动态血压的这种昼高夜低的趋势图称为"杓形"，即有一明显的夜间谷，夜间血压较白天血压低 10% 以上。反之，夜间谷变浅，夜间血压均值较白天下降 <10%，称为"非杓形"；而无明显的夜间谷，甚至夜间血压高于白天者，称为"反杓形"。血压呈非杓型或反杓型改变者的心、脑等靶器官损害程度明显大于呈杓型者，预后也较之更差。

五、特殊的临床类型

原发性高血压大多起病及进展均缓慢，病程可长达 10 余年至数十年，症状轻微，逐渐导致靶器官损害。但少数患者可表现为急进重危，或具特殊表现而构成不同的临床类型。

1. 恶性高血压 多为中、重度高血压发展而来，少数起病即为急进型，其发病机制尚不清楚。病理上以肾小动脉纤维样坏死为突出特征。发病及进展急骤，多见于中、青年。

（1）血压显著升高，舒张压持续≥130mmHg。

（2）头痛、视物模糊、眼底出血和渗出、视乳头水肿，持续蛋白尿、血尿及管型尿，常伴肾功能不全。

（3）进展迅速，如不给予及时治疗，预后差，可死于肾衰竭、脑卒中或心衰。

如有上述表现但无视乳头水肿，则称为急进型高血压。

2. 高血压危重症

（1）高血压危象　高血压患者在某些诱因（如突然的精神创伤、过度紧张、焦虑、疲劳、寒冷刺激及女性内分泌紊乱等）过度刺激引起交感神经活动亢进，血清中儿茶酚胺增高，周围血管阻力突然上升，血压急剧升高，收缩压（SBP）可达到260mmHg，舒张压（DBP）可达到120mmHg，称为高血压危象。临床表现为头痛、烦躁、面色苍白或潮红、多汗、眩晕、恶心、呕吐、心悸、气急及视物模糊等症状。伴靶器官病变者可出现心绞痛、肺水肿或高血压脑病。血压以收缩压显著升高为主，也可伴舒张压升高，且发作特点一般为历时短暂，须紧急处理，控制血压后病情可迅速好转，但易复发。

（2）高血压脑病　是指在高血压病程中发生急性脑血液循环障碍，引起脑水肿和颅内压增高而产生的临床征象。可能的发生机制为，过高的血压突破了脑血管自身调节机制，导致脑灌注过多，液体渗入脑血管周围组织，引起脑水肿。临床表现有严重头痛、恶心、呕吐，轻者可仅有烦躁、意识模糊，严重者可发生抽搐、昏迷。

3. 老年高血压　指年龄超过60岁达到高血压诊断标准者。若收缩压≥140mmHg，舒张压<90mmHg，称为老年单纯性收缩期高血压。老年高血压的病理基础为大动脉粥样硬化、纤维化和钙化，血管顺应性下降。

六、诊断

根据前述的高血压的诊断标准，临床诊断思路如下：

1. 定性诊断　有赖于血压的正确测量，非同日休息15分钟后测血压3次。通常采用间接方法在上臂肱动脉部位以规范操作测量，作为标准方法。

2. 定量诊断与鉴别诊断　一旦诊断有高血压，必须进一步检查有无引起高血压的基础疾病存在，即鉴别是原发性还是继发性高血压。如为原发性高血压，除病史及体格检查外，尚需获得相关的实验室检查结果，以评估其危险因素及有无靶器官损害或相关的临床疾病等。如为继发性高血压则针对病因进行检查和治疗，常见的继发性病因有肾实质病变、肾动脉狭窄、嗜铬细胞瘤、原发性醛固酮增多症、库欣综合征、主动脉缩窄。此外，还需与颅内高压、妊娠期高血压疾病等鉴别。

七、治疗

积极应用非药物方法和（或）药物治疗高血压并将之控制在正常范围内，并有效地预防相关并发症的发生和靶器官损害，延缓甚至避免心、脑、肾病变的恶化，提高患者生存质量，降低病死率和病残率。

1. 降压治疗的基本原则　应紧密结合高血压的分级和危险分层进行个体化治疗方案，全面考虑患者的血压升高水平、并存的危险因素、临床情况以及靶器官损害，确定合理的治疗方案。具体原则是：低危患者以改善生活方式为主，如6个月后无效，再给药物治疗；中危患者首先积极改善生活方式，同时观察患者的血压及其他危险因素数周，然后决定是否开始药物治疗；高危患者改善生活方式的同时必须立即给予药物治疗；极高危患者必须立即开始对高血压及并存的危险因素和临床情况进行强化治疗；绝大多数患者需终生服药。

2. 降压治疗的目标　即降低血压，使血压降至正常或接近正常的水平；防止或减少心脑血管及肾脏并发症，降低病死率和病残率。根据《中国高血压防治指南（2017 年修订版）》，将降压目标确定为：

（1）一般高血压 < 140 ／ < 90 mmHg（部分患者可降至 130/80 mmHg 左右）。

（2）老年（65 ~ 79 岁）< 150 ／ < 90 mmHg。如患者可耐受，则可降至 < 140 ／ < 90 mmHg；

（3）80 岁以上 < 150 ／ < 90 mmHg（SBP 140 ~ 150 mmHg）。另外，新指南对合并糖尿病、慢性肾脏病、蛋白尿、冠心病、脑血管病、心力衰竭等疾病的高血压患者的降压目标做出了建议。

3. 非药物治疗

（1）控制体重　减轻体重有助于减轻胰岛素抵抗、糖尿病与高脂血症和延缓或逆转左心室肥厚的发生与发展。体重指数应控制在 24kg/m² 以下。

（2）合理膳食　主要包括限制钠盐摄入（WHO 建议每日不超过 6g），减少膳食脂肪，严格限制饮酒（每日酒精摄入量不得超过 20g），多吃蔬菜、水果等富含维生素与纤维素类食物，摄入足量蛋白质和钾、钙、镁。

（3）适量运动　高血压患者通过合理的体育锻炼可使血压有某种程度的下降，并减少某些并发症的发生。可根据年龄及体质选择散步、慢跑、快步走、太极拳等不同方式，不宜选择过于剧烈的运动项目。

（4）保持健康心态　过分喜、怒、忧、思、悲、恐、惊等均可不同程度的升高血压。情绪激动、生活节奏过快、压力过大也是血压升高的常见诱因。高血压患者应努力保持宽松、平和、乐观的健康心态。

4. 药物治疗

（1）药物治疗原则　①高血压是一种终生性疾病，一旦确诊后应坚持终生治疗。②自最小有效剂量开始，可视情况逐渐加量以获得最佳的疗效。③强烈推荐口服每日一次的长效制剂，以保证 24 小时内稳定降压，有助于防止从夜间较低血压到清晨血压突然升高而导致猝死、脑卒中和心脏病发作。④单一药物疗效不佳时，不宜过多增加单种药物的剂量，而应及早联合用药治疗，以便提高降压效果而不增加不良反应。⑤判断某一种或几种降压药物是否有效以及是否需要更改治疗方案时，应充分考虑该药物达到最大疗效所需的时间。在药物发挥最大效果前过于频繁地改变治疗方案是不合理的。

（2）降压药物　近年来，抗高血压药物种类繁多，根据不同患者的特点可单用或联合应用各类降压药。

1）利尿剂　适用于轻、中度高血压，尤其是老年人收缩期高血压及心力衰竭伴高血压的治疗。用药过程中需注意监测血液电解质变化。此外，噻嗪类利尿剂还可干扰糖、脂和尿酸代谢，故应慎用于糖尿病和血脂代谢失调者，禁用于痛风患者。保钾利尿剂因可升高血钾，应尽量避免与 ACEI 合用，禁用于肾功能不全者。

2）血管紧张素转化酶抑制剂（ACEI）　通过抑制 ACE 使 AT II 生成减少，并抑制激肽酶使缓激肽降解减少，发挥降压作用，并可逆转左室肥厚。适用于各种类型高血压，尤可用于下列情况：高血压并左心室肥厚、左室功能不全或心衰、心肌梗死后、胰岛素抵抗、糖尿病肾损害、高血压伴周围血管病等。除降压作用外，还通过多种机制对心血管系统发挥有益作用。不良反应主要是刺激性干咳和血管性水肿，其次是味觉异常和皮疹。干咳发生率10%～20%，可能与体内缓激肽增多有关，停用后可消失。高钾血症、妊娠妇女和双侧肾动脉狭窄患者禁用。血肌酐超过3mg者使用时需谨慎。此类药物具有储钾作用，应注意监测血钾。

3）血管紧张素Ⅱ受体拮抗剂（ARB）　通过直接阻断血管紧张素Ⅱ受体发挥降压作用。临床作用与 ACEI 相同，但不引起咳嗽等不良反应。主要适用于 ACEI 不能耐受的患者。

4）β受体阻滞剂　通过减慢心率、减低心肌收缩力、抑制血浆肾素释放等多种机制发挥降压作用。主要用于轻中度高血压，尤其是静息时心率较快（＞80次/分）的中青年患者或合并心绞痛、心肌梗死后的患者。近年来广泛使用的非选择性β受体阻滞剂同时具有α受体阻滞作用，如卡维地洛5～10mg 口服，2次/日，降压效果良好。不良反应主要有心动过缓、乏力、四肢发冷。因其对心肌收缩力、房室传导及窦性心律均有抑制作用，并可增加气道阻力，急性心力衰竭、支气管哮喘、病态窦房结综合征、房室传导阻滞和外周血管病患者禁用。

5）钙通道阻滞剂（CCB）　可用于各种程度高血压，在老年高血压或合并稳定性心绞痛时尤为适用。CCB 还具有以下优势：对老年患者有较好的降压疗效；高钠摄入不影响降压疗效；非甾体类抗炎症药物不干扰降压作用；对嗜酒的患者也有显著降压作用；可用于合并糖尿病、冠心病或外周血管病患者。主要缺点是初始治疗阶段有反射性交感活性增强，引起心率增快、面部潮红、头痛、下肢水肿等，尤其使用短效制剂时。非二氢吡啶类 CCB 抑制心肌收缩及自律性和传导性，不宜在心力衰竭、窦房结功能低下或心脏传导阻滞患者中应用，避免与β受体阻滞剂合用。

6）α受体阻滞剂　可阻断突触后 α_1 受体，对抗去甲肾上腺素的缩血管作用，使周围血管阻力下降而降压。降压效果较好，但因易致直立性低血压，近年来临床应用逐渐减少。由于这类药物对血糖、血脂等代谢过程无影响，可改善胰岛素抵抗，当患者存在相关临床情况时，仍不失为一种较好的选择。

7）其他　我国常用的西药复方制剂有复方降压片、北京降压0号、拉贝洛尔、利血平等，曾多年用于临床并有一定的降压疗效。

5. 降压药的联合应用　循证医学证据表明，小剂量异类降压药的联合应用比单用较大剂量的一种药物降压效果好且不良反应少，因此，联合应用降压药物日益受到重视。较为理想的联合方案有：ACEI（或 ARB）与利尿剂，CCB 与β受体阻滞剂，ACEI 与 CCB，利尿剂与β受体阻滞剂；ARB 与 CCB。

6. 高血压急症的治疗　首先应迅速使血压下降，同时对靶器官的损害和功能障碍予以处理。对血压急骤增高者，以静脉滴注给药最为适宜，可随时改变药物的需要剂量。常用药物如下：

1）硝普钠　直接扩张动脉和静脉，使血压迅速降低。开始以每分钟10～25μg 静滴，密切观察血压，每隔5～10分钟可逐渐增加剂量到每分钟200～300μg。其降压作用迅速，停止滴注后，作用在3～5分钟内即消失。该药溶液对光敏感，每次应用前需新鲜配制，滴注瓶需用银箔或黑布包裹。在体内被代谢为氰化物，形成硫氰酸盐从尿中排出，大剂量或超过72小时应用可能发生硫氰酸中毒，有肾功能不全时慎用。

2）硝酸甘油　以扩张静脉为主，较大剂量时也使动脉扩张。静脉滴注可使血压较快下降，开始为每分钟 5 ~ 10μg，可逐渐增加至每分钟 50 ~ 100μg。停药后数分钟作用即消失。副作用有心动过速、面色潮红、头痛、呕吐等。

3）硝苯地平　舌下含服可治疗较轻的高血压急症，用 10 ~ 20mg 后 5 ~ 10 分钟可见血压下降，作用可维持 4 ~ 6 小时。

4）尼卡地平　二氢吡啶类 CCB 用于高血压急症治疗，静脉滴注从 0.5μg/kg 开始，密切观察血压，逐步增加剂量至6μg/kg。副作用有心动过速、面部潮红、恶心等。

八、预防

原发性高血压的确切病因尚不明确，因此对本病的病因预防缺乏有效方法。但某些发病因素已较明确，如精神因素、钠摄入量、肥胖等，可针对这些可控因素进行预防，鼓励高危人群采取相应的预防措施和合适的生活方式。

 岗位对接

本章内容是药学类、药品经营与管理、药品服务与管理专业学生必须掌握的内容，为胜任岗位需求必须奠定的基础。

本任务对应岗位包括西药药师、医药商品购销员、药品销售岗位的相关工种。

上述从事药学服务及药品销售相关所有岗位的从业人员均需掌握一定的常见循环系统疾病的相关知识并能有针对性地开展用药服务及指导。

重点小结

本章所述循环系统疾病为常见病、多发病，对上述疾病的主要症状及治疗掌握尤为重要。本章疾病常用药物主要有利尿剂、β 受体阻滞剂、钙离子拮抗剂、血管紧张素转换酶抑制剂、硝酸酯类等。熟练掌握常用药物的相关知识并能进行用药指导。

目标检测

扫码"练一练"

单项选择题

1. 慢性左心功能不全的最早出现的是
   A. 劳力性呼吸困难　　　　　B. 心源性哮喘　　　　　C. 水肿
   D. 咳粉红色泡沫痰　　　　　E. 食欲缺乏

2. 诊断急性肺水肿的依据是
   A. 劳力性呼吸困难　　　　　B. 端坐呼吸
   C. 肝颈反流征阳性　　　　　D. 颈静脉怒张　　　　　E. 神志不清

3. 急性肺水肿的治疗，首选的方案
   A. 西地兰或毒毛旋花子苷 K 静脉注射　　　　　B. 地高辛口服

    C. 根据不同的原发病选择强心、利尿、扩血管

    D. 利尿   E. 硝普钠

4. 治疗心脏前负荷增加的最佳药物是

    A. 地高辛   B. 利尿剂   C. β 受体阻滞剂

    D. 吗啡   E. 硝普钠

5. 急性大面积心肌梗死时，肺部可以听到移动的湿性啰音，说明

    A. 肺部感染   B. 心绞痛发作   C. 合并左心衰

    D. 合并右心衰   E. 合并心包炎

6. 下列哪项引起左心衰时不宜应用血管扩张剂

    A. 二尖瓣关闭不全   B. 主动脉瓣关闭不全   C. 扩张性心肌病

    D. 先心房缺   E. 主动脉瓣狭窄

7. 洋地黄应用的禁忌证是

    A. 预激综合征合并心房颤动   B. 急性心肌梗死   C. 老年人

    D. 二尖瓣狭窄   E. 肥厚性心肌病

8. 洋地黄中毒时应选用

    A. 利尿   B. 苯妥英钠   C. 补钠

    D. 胺碘酮   E. 维拉帕米

9. 洋地黄中毒时下列哪项是错误的

    A. 血钾低时补钾   B. 血钾正常时用利多卡因   C. 阿托品

    D. 停用洋地黄   E. 有心律失常使用电复律

10. 患者，男，46 岁。突发呼吸困难，双肺满布哮鸣音，心率 136 次/分，律齐，心脏听诊无杂音，既往病史不详。下列哪项为首选

    A. 西地兰静脉注射   B. 氨茶碱静脉注射   C. 肾上腺素

    D. 异丙肾上腺素   E. 尼可刹米

11. 患者，男，67 岁。有"慢支，肺气肿，肺心病"，长期服用洋地黄、利尿剂，近日出现恶心、呕吐、心悸、气促，心电图提示室性心动过速。下列治疗错误的是

    A. 停用洋地黄   B. 补钾

    C. 静脉注射利多卡因   D. 静脉注射苯妥英钠

    E. 电复律

12. 慢性心功能不全的基本病因是

    A. 各种感染   B. 摄入钠盐过多心力衰竭

    C. 严重心律失常   D. 心脏负荷过重异常和心肌病变

    E. 情绪激动和过重体力劳动

13. 慢性心功能不全最早出现的临床表现是

    A. 下肢水肿   B. 舒张期奔马律   C. 胸水和腹水

    D. 肝颈静脉回流阳性   E. 劳力性呼吸困难

14. 提示左心功能不全的脉搏是

    A. 交替脉   B. 水冲脉   C. 奇脉

    D. 重搏脉   E. 脉搏短绌

15. 右心衰竭时肝大与肝硬化最主要的鉴别点是

A. 无黄疸　　　　　　　　　B. 无大量胸水

C. 肝颈静脉回流征阳性　　　D. 清蛋白正常

E. 无脾大

16. 治疗急性左心衰竭不宜选用的药物是

A. 呋塞米　　　　　　　　B. 氨茶碱　　　　　　　　C. 吗啡

D. 毛花苷 C　　　　　　　E. 美托洛尔

17. 有关心房颤动的描述哪项是错误的

A. 心电图上显示 R–R 间期绝对不等

B. 预激综合征伴房颤患者禁用洋地黄

C. 慢性房颤的患者复律困难

D. 病态窦房结综合征并房颤患者用电复律

E. 房颤患者有脑栓塞的危险

18. 患者，男，30 岁。以反复心悸、气促就诊。查体：HR 78 次/分、律不齐。心电图示频发室性早搏、短阵室速。超声心动图：左室舒张期内径 7.5cm，EF 40%。最佳的治疗是

A. 应用洋地黄　　　　　　　B. 胺碘酮　　　　　　　　C. 普罗帕酮

D. 美西律　　　　　　　　　E. 埋藏式心脏自动复律除颤器

19. 患者，男，35 岁。高血压病史 2 年，同时合并哮喘病史，排除继发性高血压。不能选用抗高血压治疗药是

A. 利尿剂　　　　　　　　B. β 受体阻滞剂　　　　　C. 钙离子拮抗剂

D. 血管紧张素转换酶抑制剂　　E. α 受体阻滞剂

20. 患者，女，57 岁。测量血压，140/98mmHg

A. 应该诊断高血压 1 级　　　B. 应该诊断高血压 2 级

C. 应该立即开始药物治疗　　　D. 不用药物治疗，应该随访，多次测量血压

E. 不能诊断高血压

21. 患者，男，75 岁。高血压病史 20 年，服用哌唑嗪后出现突然晕厥，可能的原因是

A. 心动过速　　　　　　　　B. 心动过缓　　　　　　　C. 直立性低血压

D. 脑梗死　　　　　　　　　E. 心肌梗死

22. 患者，女，82 岁。高血压病史 18 年。查体：BP176/70mmHg。首选治疗药物是

A. 利尿剂　　　　　　　　B. β 受体阻滞剂　　　　　C. 钙离子拮抗剂

D. 血管紧张素转换酶抑制剂　　E. α 受体阻滞剂

23. 患者，女，52 岁。高血压病史 10 年。长期服用降压药物治疗，近日出现双下肢踝关节周围水肿，无明显活动后气喘。可能的原因是

A. 急性左心衰　　　　　　　B. 右心衰

C. 服用钙离子拮抗剂　　　　D. 肾功能不全

E. 更年期综合征

24. 患者，女，26 岁。停经 10 周，测血压为 190/110mmHg。下列哪种药物不易选择

A. 利尿剂　　　　　　　　B. β 受体阻滞剂　　　　　C. 钙离子拮抗剂

D. 血管紧张素转换酶抑制剂　　E. α 受体阻滞剂

25. 患者，男，58 岁。高血压病史 10 年。长期服用美托洛尔、贝那普利、双氢克尿

噻、血压控制理想，2周前感冒后开始咳嗽，干咳，用抗生素和镇咳治疗效果不明显，应如何治疗。

    A. 继续镇咳治疗   B. 加用可待因

    C. 加大抗生素用量   D. 停用贝那普利

    E. 加用化痰药

26. 目前能够逆转高血压左心室重构的首选药物是

    A. 利尿剂   B. β受体阻滞剂   C. 钙离子拮抗剂

    D. 血管紧张素转换酶抑制剂   E. α受体阻滞剂

27. 患者，女，50岁。有高血压病史8年，糖尿病史2年。其降压目标为

    A. 160/95mmHg 以下   B. 140/90mmHg 以下

    C. 130/85mmHg 以下   D. 120/80mmHg 以下

    E. 110/70mmHg 以下

28. 患者，男，70岁。有高血压病史20年，其降压目标为

    A. 160/95mmHg 以下   B. 140/90mmHg 以下

    C. 130/85mmHg 以下   D. 120/80mmHg 以下

    E. 110/70mmHg 以下

29. 患者，男，68岁，有抽烟史40年。发现血压高1年。查体：BP170/96mmHg，脐上可闻血管杂音。诊断时应首先考虑

    A. 肾性高血压   B. 肾血管性高血压   C. 嗜铬细胞瘤

    D. 原发性高血压   E. 原发性醛固酮增多症

30. 原发性高血压诊断的原则中错误的是

    A. 大于140/90mmHg 就可诊断高血压

    B. 应该非同日两次以上测血压大于140/90mmHg

    C. 应该首先排除继发性高血压

    D. 应该对高血压进行危险分层

    E. 应该了解高血压靶器官损害情况

（赵　冰）

第七章

消化系统疾病

学习目标

知识要求　1. **掌握**　消化系统常见疾病的临床表现、诊断与治疗原则。
　　　　　2. **熟悉**　消化系统常见疾病的病因和防治原则。
　　　　　3. **了解**　消化系统常见疾病的发病机制。

技能要求　1. 能运用正确的临床思维方法对消化系统疾病进行诊断，并做出正确处理。
　　　　　2. 具备人文关怀意识。

第一节　胃食管反流病

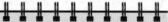

扫码"学一学"

案例导入

案例: 患者,男性,55 岁。因"间断性反酸、胸骨后疼痛、咳嗽 3 年,再发伴吞咽疼痛 2 周"就诊。患者 3 年前出现反酸、烧心、胸骨后隐痛,多于进食后 1 ~ 2 小时出现,每次发作持续约数小时后缓解。伴有咳嗽,夜间刺激性干咳为主。曾于外院就诊,查心电图未见明显异常,胸片提示"肺纹理增粗",上消化道造影未见异常。予以口服奥美拉唑 20mg,qd 以及头孢呋辛 0.75g,tid,用药 2 周后症状缓解停药。

3 年来,上述症状多于秋冬季节复发,均以奥美拉唑及口服抗生素治疗缓解,近 2 周复发,餐后反酸、烧心明显,伴有频繁干咳、进食后胸骨后疼痛明显。

讨论: 1. 该患者主要诊断是什么?

　　　2. 该疾病治疗原则是什么?

胃食管反流病(gastroesophageal reflux disease,GERD)是由胃十二指肠内容物反流入食管引起,具有烧心、反酸等典型症状和(或)咽炎、吞咽困难、胸痛等食管外症状的疾病。根据是否出现食管黏膜糜烂、溃疡,分为反流性食管炎(reflux esophagitis,RE)和非糜烂性反流病(nonerosive reflux disease,NERD)。

胃食管反流病是一种常见病,男女患病率无明显差异,患病率随年龄增长而增加。欧美国家患病率为 10% ~ 20%,我国患病率约为 5% 且有逐年上升的趋势,以 NERD 多见。

一、病因

胃食管反流病是由多种因素引起的消化道动力障碍性疾病,直接损伤因素为胃酸、胃蛋白酶、胰酶等反流物。

二、发病机制

胃食管反流病发病机制主要是食管黏膜抗反流防御机制减低和反流物对食管黏膜的直接破坏。

1. 抗反流屏障结构与功能异常 正常人食管 – 胃交界处的解剖结构有利于抗反流，其中下食管括约肌起主要作用。当贲门失迟缓术后、食管裂孔疝、腹内压增高（如妊娠、胃排空延迟、便秘、负重劳动等）均可以使下食管括约肌结构受损，导致胃食管反流。

2. 食管清除能力降低 正常情况下食管的推进性蠕动作用可以有效地清除反流物。食管裂孔疝、干燥综合征等疾病可引起食管蠕动异常、唾液分泌减少，从而导致胃食管反流病。

3. 食管黏膜屏障功能降低 长期大量饮酒、吸烟、浓茶和心理障碍可使食管黏膜屏障遭受破坏，抵御胃酸、胃蛋白酶等化学物质侵袭的能力减弱。

4. 反流物对食管黏膜的破坏作用 在食管抗反流作用下降的基础上，反流入食管的胃十二指肠内容物可直接引起食管黏膜损害。

三、临床表现

（一）食管症状

1. 典型症状 反流和烧心是本病最常见和典型的症状。反流是指胃十二指肠内容物在不用力的情况下涌入口腔的感觉，烧心是指胸骨后或剑突下烧灼感。反流和烧心常发生于餐后 1 小时，部分患者也可发生于夜间睡眠时。

2. 非典型症状 胸痛由反流物刺激食管引起，发生在胸骨后，可放射至心前区、后背、颈部、肩部，有时酷似心绞痛。吞咽困难或胸骨后异物感由食管痉挛或狭窄引起，呈持续性或进行性加重。

（二）食管外症状

由反流物刺激引起，如咽喉炎、哮喘、慢性咳嗽，严重者可发生吸入性肺炎。对于病因不明、反复发作的上述疾病患者，特别是伴有烧心、反流症状应考虑是否存在 GERD。

（三）并发症

1. 上消化道出血 食管黏膜糜烂以及溃疡可导致呕血、黑便。

2. 食管狭窄 食管炎反复发作引起纤维组织增生，最终导致瘢痕狭窄。

3. Barrett 食管 有恶变为腺癌的倾向，是食管腺癌的主要癌前病变。

四、辅助检查

1. 胃镜 是诊断反流性食管炎最准确的方法，并能判断病情严重程度以及有无并发症，结合病理活检可与其他引起食管病变的疾病相鉴别。2004 年中华医学会消化内镜分会提出反流性食管炎内镜改变五级标准。0 级：正常；Ⅰa：点状或条状发红、糜烂 < 2 处；Ⅰb：点状或条状发红、糜烂 ≥ 2 处；Ⅱ级：有条状发红、糜烂，并有融合，但并非全周性，融合 < 75%；Ⅲ级：病变广泛，发红、糜烂融合呈全周性，融合 ≥ 75%。

正常食管黏膜为复层鳞状上皮，内径下呈均匀粉红色，当柱状上皮化生后呈橘红色，多位于食管胃连接处的齿状线近端，当病变 ≥ 1cm 时，应考虑为 Barrett 食管。

2. 24 小时食管 pH 测定 用便携式 pH 记录仪监测患者 24 小时食管下段 pH，当 pH < 4

提示有胃食管反流。

3. 食管钡剂造影　该检查对诊断胃食管反流病敏感性不高，对于不愿意或不能耐受胃镜检查者，该检查有助于排除食管癌等其他食管疾病。

4. 食管压力测定　正常人食管下括约肌静息压 10 ~ 30mmHg 之间，若压力 <6mmHg 时易导致反流。

五、诊断

胃镜结合组织活检可确诊胃食管反流病。对于有典型反流和烧心症状的患者，用质子泵抑制剂（proton pump inhibitor，PPI）试验性治疗（奥美拉唑 20mg，每天 2 次，连用 7 ~ 14 天），症状明显缓解即可初步诊断为胃食管反流病。

六、鉴别诊断

胃食管反流病需与其他食管病变（如感染性食管炎、药物性食管炎、食管癌等）、消化性溃疡、胆道疾病相鉴别。胸痛为主者，应当与心源性胸痛和非心源性胸痛的各种疾病鉴别；以哮喘为主者，应与支气管哮喘相鉴别。

七、治疗

目的在于控制症状、治愈食管炎、减少复发和防治并发症。

（一）一般治疗

包括抬高床头 10 ~ 20cm，避免餐后平卧和睡前 2 ~ 3 小时进餐，低脂、高蛋白和高纤维饮食为主，避免辛辣刺激食物，戒烟忌酒，避免降低食管下括约肌压力药物（抗胆碱能药物、多巴胺受体激动剂、钙通道阻滞剂）。

（二）药物治疗

1. 抑酸药　目前常用抑制胃酸分泌的药物有质子泵抑制剂（PPI）和组胺 H_2 受体拮抗剂（histamine 2 receptor antagonist，H_2RA）。PPI 抑酸作用强，疗效确切，是治疗胃食管反流病的首选药物，目前用于临床的有奥美拉唑、兰索拉唑、埃索美拉唑、泮托拉唑和雷贝拉唑。H_2RA 抑酸作用弱，适用于轻症患者，常用的有西咪替丁、雷尼替丁、法莫替丁。

2. 促胃肠动力药　如多潘立酮、莫沙必利、依托必利、甲氧氯普胺等，可通过增加食管下括约肌压力、改善食管蠕动功能和促进胃排空。适用于轻症患者。

3. 抗酸药　能中和胃酸，提高食管内 pH，使胃蛋白酶失去活性。常用氢氧化铝，饭后 30 分钟服用，以液体剂型为好。

（三）抗反流手术治疗

腹腔镜胃底折叠术是目前最常用的抗反流手术，目的是阻止胃十二指肠内容物反流入食管。对于持续存在与反流相关的慢性咳嗽、咽喉炎及哮喘且 PPI 治疗效果欠佳的患者，可考虑进行抗反流手术。

（四）并发症治疗

1. 食管狭窄　绝大部分患者可行内镜下食管扩张术，为防止术后狭窄复发，应予以 PPI 长期维持治疗。少数严重瘢痕狭窄患者需手术治疗。

2. Barrett 食管　可用 PPI 长期维持治疗。定期随访有助于早期发现异型增生和癌变，不伴有异型增生者胃镜随访间期为 3 ~ 5 年。内镜下激光和多极电凝疗法可清除 Barrett 食管。伴有重度异型增生或早期食管癌，应及时行内镜或手术治疗。

（五）患者教育

1. 食管下括约肌结构受损或功能异常的患者，进食后不宜立即卧床，睡前 2 小时不宜进食，睡时可将床头抬高。

2. 注意减少引起腹内压增高的因素，如便秘、肥胖、束紧腰带等；避免食用降低食管下括约肌压力的食物，如高脂饮食、浓茶、咖啡等；慎用降低食管下括约肌压力以及引起胃排空延迟的药物，如抗胆碱能药物、多巴胺受体激动剂、钙通道阻滞剂。

第二节 消化性溃疡

扫码"学一学"

消化性溃疡（peptic ulcer，PU）是消化系统常见疾病，是指胃肠黏膜发生的炎性缺损，溃疡的形成与胃酸－胃蛋白酶的消化作用有关，病变可穿透黏膜肌层或者更深。消化性溃疡常发生于胃、十二指肠，可发生于食管－胃吻合口、胃－空肠吻合口或者附近，含有胃黏膜的 Meckel 憩室等。临床上胃溃疡（gastric ulcer，GU）和十二指肠溃疡（duodenal ulcer，DU）最常见，故通常所指的消化性溃疡是指 GU 和 DU。

本病是全球多发病，男性多于女性，可发生于任何年龄段，约 10% 的人一生中患过本病。十二指肠溃疡多于胃溃疡，两者之比例约 3:1。十二指肠溃疡多见于青壮年，胃溃疡多见于中老年人。

一、病因与发病机制

消化性溃疡病因和发病机制是多因素的，损伤与防御和修复不足是发病机制的两方面。正常情况下由于胃十二指肠黏膜具有一系列防御和修复机制，包括黏液/碳酸氢盐屏障、黏膜屏障、前列腺素以及表皮生长因子等，因此胃十二指肠黏膜能够维护完整性。当侵袭因素（胃蛋白酶、微生物、酒精、药物等）与黏膜自身防御/修复因素之间失去平衡时，即出现溃疡。胃溃疡和十二指肠溃疡发病机制不完全相同，胃溃疡主要是防御/修复因素减弱，十二指肠溃疡主要是侵袭因素增强。

扫码"看一看"

1. 幽门螺杆菌（Helicobacter pylori，Hp） 大量研究证明 Hp 感染是消化性溃疡的主要病因。十二指肠溃疡患者 Hp 感染率高达 90% 左右，胃溃疡患者 Hp 感染率为 60% ～ 90%。Hp 感染后在胃黏膜定植，诱发局部炎症和免疫反应，破坏局部黏膜的防御修复机制，刺激胃泌素和胃酸分泌，Hp 产生的空泡毒素蛋白可导致黏膜屏障损害。根除 Hp 有助于溃疡愈合以及显著降低溃疡复发。

2. 胃酸和胃蛋白酶 胃酸的存在是溃疡发生的决定因素，单独胃酸存在即可形成溃疡，但是单独胃蛋白酶增加而胃酸不增加并不能形成溃疡。胃蛋白酶是消化性溃疡发病的另一个重要因素。胃蛋白酶活性与胃液 pH 有关，胃液 pH < 4 时，胃蛋白酶原容易被激活；胃液 pH > 4 时，胃蛋白酶失去活性。因此，抑制胃酸可同时抑制胃蛋白酶活性。

3. 药物 某些药物可引起胃十二指肠黏膜损害，长期服用非甾体抗炎药、糖皮质激素、氯吡格雷等药物的患者容易出现消化性溃疡。其中以非甾体抗炎药最常见，其损伤机制除了直接局部作用外，此类药物还可以抑制环氧合酶，使前列腺素合成减少，从而使胃黏膜对胃酸－胃蛋白酶的防御作用减弱，导致黏膜损害，溃疡形成。

4. 遗传易感性 部分消化性溃疡患者有明显家族史，单卵双胎发生溃疡一致性高于双卵双胎，某些罕见的遗传综合征中，消化性溃疡作为其临床表现的一部分。这些均提示溃疡的发生与遗传有关。

5. 其他　大量饮酒、长期吸烟、应激是消化性溃疡的常见诱因。放疗可以引起胃或十二指肠溃疡。其他疾病的并发症，如肝硬化、休克、全身严重感染、急性心肌梗死、脑卒中等。

二、临床表现

（一）症状

典型症状为上腹痛，疼痛性质可有钝痛、灼痛、胀痛、剧痛、饥饿样不适。疼痛特点：①慢性过程，可数年。②周期性或反复性，发作期可为数周或数月，发作有季节性，多于季节交替时发病。③部分患者腹痛与进餐有关，餐后痛多见于胃溃疡，饥饿痛或夜间痛多见于十二指肠溃疡。④服用抗酸剂腹痛可缓解。

部分病例仅表现为上腹部不适、嗳气、厌食等消化不良症状。部分患者表现为无症状性溃疡，以消化道出血、穿孔等并发症为首发症状。

（二）体征

发作时剑突下、上腹部局限性压痛，缓解后无明显体征。

（三）特殊类型溃疡

1. 复合性溃疡　胃和十二指肠均有活动性溃疡，检出率占全部消化性溃疡的5%，幽门梗阻发生率高。

2. 幽门管溃疡　缺乏典型溃疡的周期性、节律性疼痛，易出现幽门梗阻、出血和穿孔等并发症。

3. 球后溃疡　多位于十二指肠降段、水平段，溃疡多在后内侧壁，疼痛可放射至右上腹及背部。药物治疗效果差，易并发出血，胃镜检查易漏诊。

4. 巨大溃疡　指直径>2cm的溃疡，常见于长期服用非甾体抗炎药患者及老年人。巨大溃疡不一定都是恶性。

三、并发症

1. 消化道出血　消化性溃疡是上消化道出血中最常见的病因。约15%的患者可并发出血，约20%的患者以上消化道出血为首发症状。轻者表现为隐血阳性、黑便，重者可出现呕血、暗红色血便。出血超过1000ml可有眩晕、出汗、心悸、血压下降等周围循环障碍表现，若短期内出血大于1500ml会发生休克。

2. 穿孔　溃疡向深部侵蚀，穿透浆膜层并发穿孔。当溃疡穿透胃、十二指肠肠壁时发生穿孔。1/3～1/2的穿孔与服用非甾体类药物有关，多数是老年患者，穿孔前可以没有症状。典型病例腹部检查可表现为板状腹、压痛、反跳痛，肝浊音界消失，膈下游离气体。穿孔后临床表现如下：

（1）溃破入腹腔引起弥漫性腹膜炎　突发剧烈腹痛，持续而加剧，先出现于上腹部，然后波及全腹。体征有腹壁板样僵直，压痛，反跳痛，肝浊音界消失，部分患者出现休克。

（2）穿破入空腔器官形成瘘管　十二指肠溃疡可以穿破胆总管形成胆瘘，胃溃疡可穿破入十二指肠或横结肠形成肠瘘。

（3）穿透于周围实质性脏器　如穿透胰腺，腹痛放射至背部，血淀粉酶可升高。

3. 幽门梗阻　2%～5%的消化性溃疡可并发幽门梗阻。梗阻后胃内容物排空障碍而滞留，临床症状有上腹胀痛、恶心、呕吐，呕吐物为发酵宿食，呕吐后腹痛可暂时缓解。严重呕吐可导致脱水、低钾低氯性碱中毒、营养不良。典型者体检可见胃蠕动波及震水声。严重瘢痕与周围组织粘连、恶变引起胃流出道狭窄或变形，表现为持续性梗阻。X 线和胃镜检查均可明确诊断。

4. 癌变　反复发作，病程长的胃溃疡癌变风险高，1%～2% 的胃溃疡可以发生癌变，十二指肠溃疡一般不发生癌变。对于 45 岁以上、有长期胃溃疡病史、节律性疼痛发生改变、溃疡顽固不愈合者应警惕癌变可能。胃镜结合活检有助于明确良恶性溃疡以及是否发生癌变。

四、辅助检查

1. 胃镜检查及活检　胃镜检查是诊断消化性溃疡的首选方法和金标准，通过胃镜检查可以：①确定有无病变、病变部位及分期；②鉴别良恶性溃疡；③治疗效果的评价；④对合并出血者给予止血治疗；⑤对合并狭窄梗阻患者给予扩张或支架治疗；⑥超声内镜检查，评估胃或十二指肠肠壁溃疡深度、病变与周围器官的关系、淋巴结数目和大小等。

对于胃溃疡，应常规在溃疡边缘 4 个部位取活检，以达到诊断需要。部分胃溃疡患者在胃镜下难以区别良恶性，有时须多次活检和病理检查。对于胃溃疡迁延不愈，需要排除恶性病变的应多点活检，正规治疗 8 周后复查。

2. X 线钡剂造影　随着内镜技术的普及和发展，上消化道钡剂造影应用的越来越少，但钡剂造影有其特殊意义，适用于：①了解胃的运动情况；②胃镜禁忌者；③不愿意接受胃镜检查者和不具备胃镜检查条件时。

溃疡的 X 线可分为直接和间接两种征象，龛影是直接征象，是诊断本病的可靠依据，龛影突出于胃十二指肠轮廓之外，周围可见辐射状黏膜聚集。间接征象为局部压痛、胃大弯侧痉挛性切迹、狭窄、十二指肠球部易激惹以及球部畸形等。间接征象只能提示诊断，不能作为诊断依据。

3. CT 检查　对于穿透性溃疡或穿孔，CT 可以发现穿孔周围组织炎症、包块、积液，对于游离气体的显示优于立位胸片。

4. 实验室检查

（1）Hp 检测　是消化性溃疡的常规检查项目。检查方法分为侵入性和非侵入性。侵入性检查需在胃镜下钳取胃黏膜组织，快速尿素酶试验是侵入性检查中首选。非侵入性检查主要有 ^{13}C – 或 ^{14}C – 尿素呼气试验。对于有消化性溃疡病史者，无论溃疡处于活动期还是瘢痕期，均应考虑进行 Hp 检测。

（2）其他检查　血常规、粪便隐血有助于了解溃疡有无活动性出血。

五、诊断

根据临床慢性病程、周期性发作以及节律性上腹痛可做出初步诊断。服用非甾体类药物病史是诊断消化性溃疡病的重要依据。胃镜检查可以确诊。不能接受胃镜检查者，上消化道钡剂发现龛影可以诊断溃疡，但难以区分良性还是恶性。

六、鉴别诊断

1. 其他引起慢性上腹痛的疾病　已确诊消化性溃疡，但部分患者在溃疡愈合后仍有症状，应注意诱因是否解除，例如是否有慢性肝胆胰疾病、功能性消化不良等。

2. 胃癌　胃溃疡和胃癌很难从症状上做出鉴别，行胃镜检查取病理组织活检，鉴别价值大。胃良性溃疡和胃癌容易鉴别（表 7 –1）。

表 7 - 1　胃良性溃疡和胃癌的鉴别

	胃良性溃疡	胃　癌
病史	较长	较短
临床表现	周期性、节律性上腹痛明显、全身症状轻，腹部无包块，内科治疗效果明显	病情呈进行性加重、全身症状明显，可有上腹部包块，内科治疗效果差
便 OB 试验	可一过性阳性	持续阳性或反复阳性
胃酸分析	正常或偏低	缺酸多见
X 线钡餐	龛影直径 < 2.5cm，位于胃腔轮廓之外，周围胃壁柔软	龛影直径 > 2.5cm，位于胃腔轮廓之内，周围胃壁僵直，有融合中断
胃镜检查	溃疡形状规则，边缘光滑，底平整，表面覆白苔	溃疡形状不规则，边缘不光滑，底凹凸不平，表面覆污秽苔，可有结节、糜烂、易出血

3. 胃泌素瘤　亦称卓艾综合征，促胃液素瘤是一种胃肠胰神经内分泌肿瘤，可刺激壁细胞大量分泌胃酸，导致溃疡发生。促胃液素瘤通常较小，约 80% 位于"促胃液素瘤"三角区内。50% 以上的促胃液素瘤为恶性，部分患者发现时已有转移。临床应用质子泵抑制剂，可以减少胃酸分泌、控制症状，应及时手术切除肿瘤。

七、治疗

治疗目标是：去除病因，控制症状，促进溃疡愈合，预防复发和避免并发症。

（一）一般治疗

向患者说明本病具有长期性和反复发作性的特征，鼓励患者以积极的心态配合治疗，规律饮食起居，避免精神刺激和辛辣食物、咖啡等。

（二）药物治疗

1. 抑制胃酸分泌

（1）H_2 受体拮抗剂　是治疗消化性溃疡的主要药物之一，疗效好，用药方便，价格适中，长期使用不良反应少，常用的药物有法莫替丁、雷尼替丁等。

（2）质子泵抑制剂　是治疗消化性溃疡的首选药物，质子泵抑制剂进入到胃黏膜壁细胞分泌小管中，酸性环境下转化为活性结构，与 H^+ - K^+ - ATP 酶结合，抑制胃酸的分泌。值得注意的是，治疗胃溃疡时应首先排除溃疡型胃癌的可能。

2. 根除 Hp　消化性溃疡不论活动与否，Hp 阳性患者均应根除 Hp。根除 HP 可显著降低溃疡的复发率。由于耐药菌株的出现、抗菌药物的不良反应、患者依从性差等因素，部分患者胃内的 Hp 难以根除，一般应在治疗至少 4 周后复查 HP。

3. 保护胃黏膜

（1）铋剂　这类药物分子量较大，在酸性溶液中呈胶体状态，与溃疡基底面的蛋白形成复合物，覆盖于溃疡表面，可阻隔胃酸、胃蛋白酶对黏膜的损害。铋剂可以通过干扰 Hp 代谢发挥杀菌作用，被推荐为根除 Hp 的四联药物治疗方案的组成之一。服药后常见舌苔和粪便变黑。由于肾脏是铋的主要排泄器官，故肾功能不良者忌用。

（2）弱碱性抗酸剂　常用有铝碳酸镁、硫糖铝、氢氧化铝凝胶等。这些药物可以中和胃酸，起效快，短暂缓解疼痛，但很难治愈溃疡，已不能单独作为治疗消化性溃疡的药物。

4. 治疗方案及疗程 一般推荐十二指肠溃疡质子泵抑制剂疗程为 4 周，胃溃疡疗程为 6 ~ 8 周。

5. 维持治疗 胃溃疡愈合后，大多数患者可以停药。是否需要维持治疗可根据患者年龄、溃疡复发频率、服用非甾体抗炎药等因素综合分析，疗程因人而异，短则 3 ~ 6 个月，长则 1 ~ 2 年。

（三）内镜治疗及外科手术

1. 内镜治疗 消化性溃疡合并幽门变形或狭窄引起梗阻，可首选内镜下治疗，常用方法是内镜下可变气囊扩张术，有的需要反复多次扩张解除梗阻。消化性溃疡出血的内镜下治疗，包括溃疡表面喷洒蛋白胶、出血部位注射 1∶10000 肾上腺素、出血点钳夹和热凝固术等。

2. 外科治疗 适应证：①并发消化道大出血，经药物、胃镜及介入治疗无效时。②急性穿孔、慢性穿透性溃疡。③瘢痕性幽门梗阻，内镜治疗无效。④胃溃疡怀疑有癌变。外科手术不只是单纯切除溃疡病灶，而是通过手术永久地减少胃酸和胃蛋白酶分泌的能力。

（四）患者教育

适当休息，减轻精神压力，调整进食习惯，戒烟戒酒，少饮浓茶、浓咖啡，停服不必要的非甾体类抗炎药物以及其他对胃有刺激的药物，如果确有必要服用，建议和食物一起或餐后服用。

八、预后

随着有效治疗药物的发现及应用，消化性溃疡治愈率已达到 95% 以上，病死率小于 1%。青壮年患者消化性溃疡死亡率接近于零，老年患者主要死于严重的并发症，如大出血和急性穿孔。

📎 拓展阅读

幽门螺杆菌的发现与诺贝尔奖

1979 年 Warren 和 Marshall 按照培养弯曲杆菌的方法，在微需氧 37℃ 条件下，于巧克力琼脂上培养成功且分离一种细菌。这种新细菌后来被命名为 Helicobacter pylori，简称 Hp。

Hp 是一种呈螺旋状或 S 形、微需氧的革兰阴性杆菌，属于弯曲杆菌目、螺旋杆菌科、螺旋杆菌属。人是其唯一宿主。Mashall 和 Warren 通过大量研究发现胃溃疡与 Hp 感染密不可分。于是提出：Hp 感染导致胃炎并进一步引起溃疡。自 Warren 和 Marshal 于1983 年在《柳叶刀》上发表第一篇关于 Hp 的论文以来，全球对 Hp 感兴趣的研究者不断增加，论文如雨后春笋般不断涌现。至2006 年 11 月下旬 NH 网站已记录的有关 Hp 的文献数量达 23000 篇之多。专业刊物《 Helicobacter 》也于 1996 年应运而生。

Hp 的发现是胃肠病发展史上的一个里程碑。同时，"发现 Hp 加深了人类对慢性感染、炎症和癌症之间关系的认识"(诺贝尔奖评审委员会评语)。因此，2005 年度诺贝尔医学生理学奖授予 Marshall 和 Warren，不仅奖励他们在科学上的贡献，还奖励他们对真理的坚持和为科学献身的崇高精神。

扫码"学一学"

第三节　胃炎

胃炎（gastritis）是指各种原因引起的胃黏膜炎症，是胃黏膜对各种刺激因素的炎症反应，病理表现为组织学炎症。分为常见的急、慢性胃炎和少数特殊性胃炎。

急 性 胃 炎

急性胃炎（acute gastritis）是指各种原因引起的胃黏膜急性炎症。有多种分类方法，按胃黏膜病理改变程度分为急性单纯性胃炎和急性糜烂出血性胃炎，本节主要阐述急性糜烂出血性胃炎。

一、病因与发病机制

1. 应激　重大精神创伤、脑血管意外、严重的脏器功能衰竭、大手术、大面积烧伤、休克、败血症等，可以导致胃黏膜微循环障碍、缺氧、黏液分泌减少，局部前列腺素合成不足、屏障功能损坏，增加胃酸分泌，损伤血管和黏膜，引起糜烂、出血、溃疡。

2. 药物　常见非甾体抗炎药，特别是阿司匹林，其损伤机制除药物直接损伤黏膜外，此类药物可以抑制非特异性环氧合酶，抑制前列腺素合成，黏膜修复障碍，导致糜烂和出血。抗肿瘤药物、口服铁剂、氯化钾可导致黏膜损伤。

3. 乙醇　乙醇具有良好的亲脂性，大量饮酒可以破坏黏膜屏障，与胃酸协同作用引起黏膜炎症。

4. 生物因素　不洁饮食摄入后，致病微生物及其毒素可以引起胃炎或同时合并肠炎，即急性胃肠炎。常见致病微生物为幽门螺杆菌、沙门菌、大肠埃希菌、肠道病毒等。

5. 物理因素　大剂量放射线照射可导致胃黏膜糜烂、溃疡。

二、临床表现

多为急性起病，常表现为上腹痛、腹胀、恶心、呕吐、食欲缺乏等，重症患者可出现呕血、黑便、酸中毒、休克等。阿司匹林等非甾体类抗炎药物所致者多数无明显症状或在胃镜检查时发现，由致病微生物引起者常于进食后24小时内发病，多伴有腹泻、发热和稀水样便，称为急性胃肠炎。

三、诊断

根据病史及临床表现，诊断不难，确诊需行胃镜检查，如胃镜发现糜烂及出血病灶，可行病理检查。

四、治疗

去除病因，积极治疗原发疾病和创伤，纠正病理生理紊乱。根据病情可短期禁食水或进流食。呕吐、腹泻剧烈者应注意水、电解质和酸碱平衡紊乱的纠正；致病微生物感染者应针对致病菌选用敏感抗生素；病情较重者用抑制胃酸分泌药物和黏膜保护剂；并发上消化道大出血者，采取综合措施进行抢救。

五、预防

停用不必要的药物。严重创伤、大手术、重要器官衰竭需要长期服阿司匹林或氯吡格雷者，可预防性给予质子泵抑制剂。合理饮食，避免酗酒。

慢 性 胃 炎

慢性胃炎（chronic gastritis）是指由多种病因引起的慢性胃黏膜炎症病变，临床多见，发病率随年龄增长而升高。幽门螺杆菌感染是最常见的病因。

一、病因与发病机制

1. 幽门螺杆菌感染　正常情况下胃内有高浓度胃酸存在，在这种酸性环境下普通细菌很难生长。1983 年澳大利亚两位学者从胃窦部分离出幽门螺杆菌，发现这种细菌可以抵御胃酸侵蚀，长期寄生于胃窦部。目前认为慢性胃炎最主要的病因是幽门螺杆菌感染。其致病机制主要与以下因素有关：①菌体凭借自身产生的氨及空泡毒素导致细胞损伤；②促进上皮细胞释放炎症介质；③菌体细胞壁 Lewis X、Lewis Y 抗原引起自身免疫反应；④多种机制使炎症反应迁延或加重。

2. 十二指肠 – 胃反流　当幽门括约肌功能不全时，胆汁、胰液和十二指肠液反流入胃，胃酸和胃蛋白酶侵袭胃黏膜出现炎症。

3. 药物和乙醇　服用阿司匹林等非甾体类抗炎药物可导致胃炎。大量饮酒也可以导致胃炎。酒精和非甾体类抗炎药物两者联合应用将对胃黏膜产生更强烈的损伤。

4. 自身免疫　胃体腺壁细胞除分泌盐酸之外，还分泌一种黏蛋白，称为内因子。在慢性萎缩性胃炎患者血清和胃液中，可以检测到壁细胞抗体（PCA）和内因子抗体（IFA），当体内出现上述自身抗体时，自身免疫性的炎症反应导致壁细胞总数减少、胃酸分泌降低、维生素 B_{12} 吸收障碍，从而出现消化不良、巨幼红细胞性贫血。

5. 年龄和其他因素　慢性萎缩性胃炎多见于老年人，50 岁以上者发病率达 50% 以上，可能因素有老年人胃黏膜退行性变、幽门螺杆菌感染率高、胃黏膜修复再生能力降低、上皮增生异常以及胃腺体萎缩。

二、病理分型

按照病理组织学变化，一般分为浅表性胃炎和萎缩性胃炎。

1. 慢性浅表性胃炎　病变局限于黏膜表层，腺体完整。

2. 慢性萎缩性胃炎　炎症由浅表逐渐向深层发展所致，腺体扭曲、变形、坏死、萎缩。

在慢性胃炎进展过程中，可出现肠腺化生、不典型增生等病理改变。中度以上不典型增生是胃癌的癌前病变。

三、临床表现

大多数患者无明显特异性临床症状，可表现为上腹部不适、饱胀、钝痛、反酸、嗳气、厌食、恶心等。查体主要表现为上腹部轻压痛，体征一般不明显。少数患者可有消化道出血，仅表现为黑便。

四、辅助检查

1. Hp 检测　是消化性溃疡的常规检查项目。检查方法分为侵入性和非侵入性。侵入性检查需在胃镜下钳取胃黏膜组织，快速尿素酶实验是侵入性检查中首选。非侵入性检查主要有 ^{13}C – 或 ^{14}C – 尿素呼气试验。对于有消化性溃疡病史者，无论溃疡处于活动期还是瘢痕期，均应考虑进行 HP 检测。

2. 血清学检查 可检测血清胃泌素浓度、血清抗壁细胞抗体、内因子抗体及维生素 B_{12} 水平。

3. 胃镜检查 是诊断慢性胃炎最可靠的方法。

（1）慢性浅表性胃炎 病变局限于黏膜表层，黏膜充血水肿，黏液分泌增多，呈花斑状改变。病理检查可见胃腺体完整。

（2）慢性萎缩性胃炎 黏膜皱襞变细、平坦甚至消失，黏膜变薄，病变区域呈灰白色。病理检查见腺体扭曲、变形、坏死、萎缩。可见上皮化生。

4. X 线钡餐检查 主要适用于老年体弱或者其他不适用于胃镜检查的患者。

五、诊断

胃镜检查以及病理学检查是诊断慢性胃炎的关键，仅依靠临床表现不能确诊。Hp 检测可以确定病因。

六、鉴别诊断

本病须与消化性溃疡、胃癌、胃肠功能紊乱等疾病鉴别。

七、治疗

（1）Hp 感染引起的慢性胃炎，应予以根除治疗。目前倡导的联合治疗方案为含有铋剂的四联疗法，即 1 种质子泵抑制剂 +2 种抗生素 +1 种铋剂，疗程 10～14 天。

（2）未能检出 Hp 的慢性胃炎，应针对病因或主要症状进行治疗。如非甾体类药物引起者，应停药并用米索前列醇；胆汁反流引起者可用促胃肠动力药多潘立酮或西沙比利；伴有恶性贫血者需补充维生素 B_{12}。

（3）发现癌前病变时，可在根除 Hp 的前提下，适当补充含硒药物和复合维生素。对于药物不能逆转的局灶性高级别上皮内瘤变，可在胃镜下行黏膜下剥离术，并密切随访。

（4）患者教育：多吃新鲜蔬菜、水果，不吃霉变食物，少吃熏制、腌制、富含亚硝酸盐的食物，避免粗糙、辛辣刺激食物及长期大量饮酒，保持良好心理状态以及充足睡眠。

第四节 胆石症

扫码"学一学"

胆石症是胆道系统内存在胆石而引起剧烈的腹痛、黄疸、发热等症状的疾病。是最常见的胆道疾病。在妊娠后期和老年期，血清胆固醇含量可明显升高，故多次妊娠者与老年人易出现胆结石。另外，年龄大于 40 岁、女性、口服避孕药、雌激素替代治疗、肥胖、减肥期间的快速体重下降和极低热量饮食、糖尿病、肝硬化、维生素 A 缺乏等易形成结石。

胆石的类型 按其所含成分可分为以下 3 种

1. 胆固醇结石 结石的主要成分为胆固醇。多呈椭圆形或多面形，表面平滑或稍呈结节状黄色或黄白色，质轻软，剖面呈放射状线纹，X 线平片上不显影。此种结石多在胆囊内，常为单个，体积较大，直径可达数厘米。

2. 胆色素性结石 结石成分以胆红素钙为主，可含少量胆固醇。多为沙样，质软而脆，有的如泥团状，有的如沙粒。棕黑或棕红色，大小不等。因含钙少，X 线平片上多不显影。多在肝内、外胆管中。

3. 混合性结石 由胆固醇、胆色素和钙盐等两种以上成分形成。外形不一，为多面形颗粒，表面光滑，边缘钝圆，呈深绿或棕色，切面像树干年轮或呈放射状。因含钙质较多，在 X 线平片上常显影。多在胆囊内。

临床上可将胆石症分为肝内胆管结石、肝外胆管结石和胆囊结石。本节主要介绍胆囊结石和肝外胆管结石。

胆 囊 结 石

胆囊结石是指发生在胆囊的结石，是常见病、多发病。

一、发病机制

正常人胆汁中胆盐、卵磷脂、胆固醇按固定比例共存。一般胆固醇与胆盐之比为 1:(20 ~ 30) 之间，当胆固醇呈过饱和状态时，易于析出结晶而形成结石。胆石核心中可培养出伤寒杆菌、链球菌、魏氏芽胞杆菌、放线菌等，可见细菌感染在结石形成上有着重要作用。细菌除可以直接引起胆囊炎外，其菌落、脱落上皮细胞等可成为结石的核心。细菌感染时胆囊内炎性渗出物可成为结石的支架。

二、临床表现

胆囊结石主要见于成年人，可分为三类：无症状、有症状、出现并发症。其自然病程一般按上述顺序进展。

（一）无症状胆囊结石

无临床症状，仅在体格检查、手术或尸体解剖时偶然发现。

（二）有症状胆囊结石

是否出现症状与结石的大小、部位、是否合并感染、梗阻及胆囊的功能有关。小胆石更容易出现症状，表现如下。

1. 胆绞痛　是胆囊结石的典型临床表现，常发生在饱餐、进食油腻食物后。疼痛位于上腹部或右上腹部，呈阵发性或者持续疼痛，阵发性加剧，可向肩胛部和背部放射，多伴恶心、呕吐。主要原因是进食后胆囊收缩，结石移位并嵌顿于胆囊壶腹部或颈部，使胆囊排空胆汁受阻，胆囊内压力升高，胆囊平滑肌强力收缩而发生绞痛。

2. 恶心与呕吐　多数患者在胆绞痛发作的同时伴有恶心与呕吐，重者伴出冷汗。呕吐后胆绞痛常有一定程度的减轻。

3. 消化不良　消化不良表现为对脂肪和其他油腻食物不能耐受，常表现为过度嗳气或餐后饱胀、烧心等症状。

4. 畏寒、发热　当并发急性胆囊炎时，患者可有畏寒、发热；当胆囊积液继发细菌感染形成胆囊积脓或坏疽、穿孔时，则寒战、发热更为显著。

5. 黄疸　单纯胆囊结石并不引起黄疸，只有当伴有胆总管结石或炎症（胆管炎），或胆囊结石排入胆总管引起梗阻时可出现黄疸，部分患者伴有皮肤瘙痒。

6. 右上腹压痛　部分单纯胆囊结石患者在体检时右上腹可有压痛。如并发急性胆囊炎时则右上腹明显压痛、肌紧张，有时可扪及肿大的胆囊。

7. Murphy 征阳性　检查者将左手放在患者的右肋部，拇指放置于右腹直肌外缘与肋弓交界处，嘱患者缓慢深吸气，使肝脏下移。若患者因拇指触到肿大胆囊引起疼痛而突然屏气即为阳性。

三、并发症

1. 急性胆囊炎　最初 24 小时以内多以化学性炎症为主，发病 24 小时后，细菌感染逐渐增加，致病菌多从胆道逆行进入胆囊，或循血液循环/淋巴途径进入胆囊，在胆汁流出不畅时造成感染，严重者可发展为化脓性胆囊炎。致病菌主要是革兰阴性杆菌，以大肠埃希菌、肺炎克雷伯杆菌常见。如梗阻未解除，胆囊内压力持续升高，胆囊壁缺血坏死，形成坏疽性胆囊炎，造成胆囊穿孔，多发生在底部和颈部。

2. 胆囊积液　胆囊结石长期嵌顿但未合并感染时，胆囊黏膜可分泌黏液性物质，形成无色透明的积液。

3. Mirizzi 综合征　较大结石持续嵌顿于胆囊颈部导致肝总管狭窄或胆囊胆管瘘、阻塞性黄疸、胆管炎等，其形成的解剖学基础是胆囊管与肝总管伴行过长或者胆囊管与肝总管汇合位置过低。

4. 慢性胆囊炎　90% 以上的患者有胆囊结石，炎症反复发作，可使胆囊与周围组织粘连、囊壁增厚并逐渐退化，胆囊萎缩，失去功能。慢性胆囊炎急性发作时，一般触及不到胆囊。

5. 胆囊癌　胆囊结石及炎症的长期刺激可诱发胆囊癌，尤其是老年病人，10 年以上胆囊结石病史，结石直径 >3cm 者，发生癌变的风险增加。

四、辅助检查

腹部超声是胆囊结石首选的检查方法，胆囊结石呈强回声，后方可见声影，并随体位移动。CT、MRI 和磁共振胆胰管成像（MRCP）也可显示胆囊结石。

五、诊断

根据病史、体征及腹部超声等影像学检查可明确诊断。

六、鉴别诊断

有症状者需与消化性溃疡、胃炎、胃肿瘤、功能性消化不良、胰腺疾病、功能性胆囊疾病、Oddi 括约肌功能障碍、右侧输尿管结石、急性冠状动脉综合征等鉴别。

七、治疗

目前尚无药物或其他非手术疗法能完全溶解或排尽结石的治疗，主要是手术切除胆囊取石。无症状的胆囊结石可随访观察，但出现以下情况时，即使无症状也应积极治疗：①胆囊壁增厚、钙化或瓷性胆囊。②胆囊萎缩、胆囊息肉进行性增大。③结石直径 >3cm。④胆囊结石 >10 年。⑤有糖尿病、心肺疾病老年人。⑥儿童胆囊结石。

（一）非手术治疗

1. 控制饮食　在急性发作期禁食富含脂肪类的食物，如动物内脏、鱼卵、蛋黄等。植物油脂有利胆作用可不必限制。

2. 缓解疼痛　轻度疼痛可通过控制饮食、休息、促进胃肠道蠕动等治疗而缓解。严重病例应禁食水、胃肠减压以减少胆汁分泌、减轻胆囊收缩，从而降低胆绞痛的发作频率和减轻疼痛。剧烈疼痛者可应用解痉镇痛药，但是吗啡能引起 oddi 括约肌痉挛故禁用。

3. 利胆及抗感染治疗

（二）手术治疗

1. 胆囊切除术 是胆囊结石、急慢性胆囊炎的主要外科治疗方法。胆囊切除后，胆管可代偿性扩大，所以正确的胆囊切除对患者无害。对适合病例，可采用腹腔镜胆囊切除术。

2. 胆囊造瘘术 仅适用于胆囊周围炎性粘连严重、胆囊坏疽、穿孔腹膜炎、病情危重、年老不能耐受胆囊切除术者。目的是切开引流减压、度过危险期，病情缓解后再酌情行胆囊切除术，近年已不常用。

肝外胆管结石

肝外胆管结石（calculus of extrahepatic duct）是指发生在肝总管及胆总管内的结石，最多见的是胆总管结石。可分为原发性和继发性两种。其中继发性肝外胆管结石多见。

一、发病机制

原发性胆总管结石多数为棕色胆色素结石或混合性结石，通常发生于持续性胆道感染的患者。胆汁淤积、十二指肠乳头旁憩室、胆道蛔虫病史可增加原发性胆管结石的风险。继发性肝外胆管结石指胆囊结石或肝内胆管结石排至肝外胆管内而发生的结石，在肝外胆管结石中约占85%。

二、临床表现

有无临床症状取决于结石是否造成了胆道梗阻和感染。当结石末引起胆道梗阻时可无任何症状。但当结石阻塞胆管并继发感染时，则可出现以下并发症。

（一）急性梗阻性化脓性胆管炎

急性梗阻性化脓性胆管炎是临床常见急腹症。典型表现为腹痛、寒战高热和黄疸，称为夏科三联症。

1. 腹痛 约90%以上的患者有腹痛。疼痛多位于剑突下及右上腹部，疼痛性质多为绞痛，呈阵发性发作或持续性疼痛伴阵发性加剧，疼痛可向右肩背部放射伴恶心、呕吐。常在进食油腻食物后诱发。

2. 寒战、高热 胆管发生梗阻后胆管内压力升高，同时常继发感染，致病细菌和毒素可经肝逆流入血，发生胆源性肝脓肿、脓毒血症、感染性休克、DIC 等，一般主要表现为弛张热，体温可高达 39~40℃。

3. 黄疸 约70%的胆总管结石患者，在上腹绞痛、寒战高热后的 12~24 小时即可出现黄疸，发生黄疸的机制是因结胆总管梗阻不能缓解，胆红素逆入血所致，常伴有皮肤瘙痒，尿呈浓茶色，粪便色泽变淡或呈现陶土色。部分患者可伴皮肤瘙痒。

大部分结石可漂浮上移、小结石也可通过壶腹部排入十二指肠从而缓解梗阻，症状自行缓解。如结石嵌顿没有解除，炎症进一步加重，患者可出现谵妄、淡漠或昏迷以及血压下降等。在夏科三联症基础上出现神志障碍、休克则称为雷诺五联症，是一种非常危险的情况，需急诊胆道减压引流治疗，否则患者可在短期内死亡。

（二）慢性胆管炎

胆管结石引起胆道阻塞、胆汁淤滞、感染，可造成胆管壁黏膜充血、水肿，反复的胆管炎使管壁纤维化并增厚、狭窄、近端胆管扩张等。

（三）肝损伤和胆源性胰腺炎

反复感染和肝损害可进展为胆汁性肝硬化。结石嵌顿于壶腹部时可引起胰腺的急性和（或）慢性炎症。

三、辅助检查

1. 影像学检查　首选腹部超声，诊断率最高。磁共振胰胆管成像（MRCP）也是常用的检查方法。经内镜逆行胆胰管造影（ERCP）诊断肝外胆管结石的阳性率最高，并可行内镜下 Oddi 括约肌切开（endoscopic sphincterotomy，EST）和取石术，同时达到诊断和治疗的目的。

2. 实验室检查　患者血清总胆红素及结合胆红素增高，血清转氨酶和碱性磷酸酶升高，尿中胆红素升高，尿胆原降低或消失。当合并胆管炎时，白细胞总数及中性粒细胞明显升高。

四、诊断

根据典型的腹痛、寒战、高热和黄疸，结合血清胆红素增高、影像学检查发现胆管结石，可以确定诊断。

五、鉴别诊断

肝外胆管结石需要与右肾绞痛、肠绞痛、胆道系统性肿瘤鉴别。

六、治疗

（一）一般治疗

嘱患者禁食水，静脉给予水、电解质、营养等支持治疗，维持酸碱平衡，重症患者密切监护生命体征。

（二）抗感染

抗生素对多数急性胆管炎治疗有效，在无血培养和药敏试验结果时，可经验选用三代头孢菌素加甲硝唑，或者选用喹诺酮类抗生素加甲硝唑，或者单用碳青霉烯类抗生素。

（三）传统治疗方法

1. 胆总管探查引流术　是治疗胆管结石的传统手术方法。目的为探查胆道通畅的情况，取出其中结石，冲洗胆道，T 管引流，消除胆道感染。

2. 胆肠内引流术

（1）胆总管十二指肠吻合术　可使胆汁经短路流入肠道，约 86% 的病例取得较好的效果。

（2）Oddi 括约肌切开成形术　是一种低位胆总管十二指肠吻合术。

（3）胆管空肠吻合术　本手术是治疗胆管结石、胆管炎常用的手术方法。可将食糜转流，减少了感染机会。吻合口无张力，可有效避免再次狭窄。从长远效果和并发症的发生率上观察，较胆总管十二指肠吻合术更优越。

（四）新的治疗措施

1. 十二指肠乳头括约肌切开术（EST）　首次内镜下逆行胰胆管造影（ERCP）于 1968 年完成，5 年后内镜下括约肌切开术（EST）作为一种非手术而又能有效地排出胆道结石的技术，也开始应用于临床。胆总管结石及感染首选经内镜 EST 取石引流，内镜治疗创伤小、痛苦小、住院时间短及可以反复取石等优点，对老年患者尤其适宜。对于巨大结石、胆管下段狭窄者，可先置入胆管支架引流解除胆管梗阻，择期内镜下取石、碎石或外科手术治疗。

2. 气囊扩张术后取石 临床观察去除括约肌后可能产生不利后果，故有学者建议对胆总管内的小结石应该采取乳头扩张术后取石，不切开括约肌主要优点是近期并发症少、保留括约肌的功能并可避免远期并发症（如乳头括约肌结构改变、乳头肌功能永久性消失导致胆管中细菌感染、胆管黏膜慢性炎症等）。气囊扩张术后胆管结石一次取净率为90%左右。

扫码"学一学"

第五节　急性胆囊炎

胆囊炎（cholecystitis）是指由于细菌侵袭胆囊壁或胆囊管阻塞而引起的胆囊炎症，是一种常见的胆道系统疾病，多由结石引发，非结石性急性胆囊炎仅占急性胆囊炎的4%～8%。急性胆囊炎具备特异性症状、体征及影像学表现，临床检出率相对较高。胆囊炎是胆囊结石的常见并发症，也可以在无结石时发生。急性胆囊炎多与饮食不当、劳累、精神因素及严重创伤等诱因有关，常急性发病，根据病因分为结石性与非结石性胆囊炎两大类，其中非结石性胆囊炎临床表现较隐匿，诊断较为复杂。

一、病因与发病机制

（一）急性结石性胆囊炎

胆囊结石是引起急性胆囊炎的主要原因，占急性胆囊炎90%以上，且以中老年肥胖女性居多。急性结石性胆囊炎的起病是由于结石阻塞胆囊管，造成胆囊内胆汁滞留，继发细菌感染而引起急性炎症。炎症仅局限在胆囊黏膜层时，称为急性单纯性胆囊炎。当炎症波及胆囊全层，胆囊内充满脓液，浆膜面有脓性纤维素性渗出，则称为急性化脓性胆囊炎。胆囊因积脓极度膨胀，引起胆囊壁缺血和坏疽，即为急性坏疽性胆囊炎。坏死的胆囊壁可发生穿孔，导致胆汁性腹膜炎。如胆囊穿孔至邻近脏器中，可造成胆内瘘。如胆囊内脓液排入胆总管可引起急性胆管炎，少数还可发生急性胰腺炎。致病菌多数为大肠埃希菌、克雷伯杆菌和粪链球菌，厌氧菌占10%～15%。

（二）急性非结石性胆囊炎

急性非结石性胆囊炎是指经影像学检查、手术及病理检查均未发现胆囊结石的急性胆囊炎。急性非结石性胆囊炎的诱因大致分为以下几点：

1. 胆囊血运障碍 急性非结石性胆囊炎易发生于严重创伤及大手术后。由于交感神经兴奋，胆囊动脉收缩，使胆囊血供不足。休克、低血容量以及纠正休克时应用血管活性药物也可造成胆囊血流灌注不足，导致胆囊缺血、坏死。

2. 胆汁淤积 术后禁食、使用镇痛药、腹腔感染等均可使胆囊排空障碍，胆汁淤积，刺激胆囊发生急性炎症，另外妊娠妇女体内雌激素黄体酮水平升高而造成胆囊排空障碍。

3. 胆色素负荷过重 严重创伤、后腹膜血肿及大量输血，加重胆囊负荷，使胆汁内胆色素沉积，胆汁黏稠度增加，同时输血使体内Ⅻ因子激活，胆囊血管因受Ⅻ因子依赖激活途径受损而发生痉挛性改变，使胆囊缺血、坏死甚至穿孔。

4. 细菌感染 急性非结石性胆囊炎早期为化学性炎症，后期胆囊黏膜受继发细菌感染，形成化脓性感染。

二、临床表现

1. 右上腹痛、恶心、呕吐 腹痛性质与胆绞痛相似，但腹痛持续时间往往较长，深呼吸和改变体位常能使疼痛加重，因此患者多喜欢向右侧静卧以减轻腹痛。偶有恶心和呕吐，呕吐一般不剧烈。

2. 发热 体温通常在 38.0～38.5℃，血白细胞计数轻度升高。病变发展为胆囊坏疽穿孔、胆汁性腹膜炎时，全身感染症状明显加重，可出现寒战、高热、白细胞计数明显升高。急性胆囊炎时可有轻度肝功能损害的表现，如血清胆红素和谷丙转氨酶值略有升高等。

3. 腹部查体 右上腹部压痛，并伴有腹肌紧张，Murphy 征（＋）。约 40% 患者右上腹可触及肿大的胆囊。

三、辅助检查

诊断急性胆囊炎最行之有效的方法是依靠各种影像学检查。

1. 腹部超声 腹部 B 超是诊断急性胆囊炎尤其是急性结石性胆囊炎最有效、简单的影像学方法。常见的声像图特征是：①胆囊体积增大、且短轴值增加较长轴值增加更有诊断意义；②以椭圆形及梨形胆囊多见；③以薄壁形居多，即壁厚 0.3cm 以下胆囊多见；④胆汁大多透声好，约占 80%；⑤超声 Murphy 征呈阳性；⑥胆囊内多伴有结石或结石于颈部嵌顿。而囊壁增厚，粗糙不光滑，或出现"双环"征，胆汁透声差或胆囊轮廓模糊，不能作为主要或常见超声诊断指标

2. 腹部 CT CT 检查可发现胆囊管或胆囊结石，诊断主要依据胆囊扩大以及胆囊壁普遍性增厚（增强扫描可见胆囊明显强化），这两种现象对确立诊断缺一不可。因胆囊扩大也可见于其他疾病，故其鉴别诊断需结合临床症状。化脓性胆囊炎胆汁 CT 值可 >20HU。胆囊周围炎，胆囊壁与肝实质界面不清或于胆囊周围显示低密度环，是由肝组织继发性水肿所致。胆囊穿孔时，胆囊窝部可出现有液平的脓肿。胆囊周围粘连时则可见胆囊皱褶变形。胆汁钙化或胆囊壁钙化而形成所谓"瓷器胆囊"，则 CT 易于诊断。

3. MRI、ERCP 此类检查在急性胆囊炎合并有胆管阻塞需排除胆管结石时诊断意义较大。

四、诊断

根据发热、右上腹疼痛病史、查体 Murphy（＋）或可触及右上腹包块、实验室检查血白细胞增升高，可初步诊断为急性胆囊炎。确诊可通过腹部超声、MRI、CT 等影像学检查手段。

五、鉴别诊断

1. 急性胰腺炎 急性胰腺炎与急性胆囊炎较难鉴别，发病初期，都可有上腹痛及压痛，急性胆囊炎有时可有血尿淀粉酶增高。但急性胰腺炎腹痛多在上腹部或左上腹部，程度更为剧烈，淀粉酶升高更为明显。B 超、CT 等影像学检查如发现胰腺弥漫性增大，周边有渗出，则多提示是急性胰腺炎。急性胰腺炎也可与急性胆囊炎共存。

2. 高位阑尾炎 症状、体征与急性胆囊炎非常类似，容易混淆，可行腹部 B 超检查鉴别。

3. 胃溃疡、十二指肠溃疡急性穿孔 多数患者有溃疡病史，腹痛程度较剧烈，呈持续

刀割样痛，有时可致休克。腹壁强直显著，常呈"板状腹"，腹部压痛、反跳痛明显，肠鸣音消失，腹部 X 线检查膈下游离气体。少数病例无典型溃疡病史，穿孔较小或慢性穿孔者症状不典型，诊断困难。

4. 急性肠梗阻　肠梗阻的绞痛多位于下腹部，发热少见，多伴腰背痛并放射至会阴部，肾区叩击痛，查体可见肠鸣音亢进、"金属音"或气过水声。可有肉眼血尿或镜下血尿。X线检查可见腹部有液平面以及阳性结石。

5. 心肌梗死　部分心绞痛、心肌梗死患者尤其是老年人，常仅仅表现为上腹疼痛而其他症状如胸痛、心前区压榨感不明显，若误诊为急性胆囊炎而行麻醉或手术，有时可导致死亡。因此，凡有腹痛症状伴有心动过速、心律失常或高血压者，必须行心电图检查以鉴别。

六、治疗

无论是结石性或非结石性急性胆囊炎，手术切除胆囊均为最终、最彻底的治疗方法，但往往由于患者的个体差异，在治疗方法及时机的选择上需要根据实际病情灵活掌握。

（一）非手术治疗

急性胆囊炎确诊后一般先采用非手术治疗，既能控制炎症，也可作为术前准备。非手术治疗期间应密切观察患者病情变化，以便随时调整治疗方案。大多数患者经治疗后，病情能够得到控制，待以后择期行手术治疗。非手术治疗包括：①卧床休息、禁食，严重呕吐者可行胃肠减压，静脉补充营养，维持水、电解质平衡。②解痉、镇痛：可使用阿托品、哌替啶、美沙酮等，以维持正常心血管功能和保护肾脏等功能。③抗菌治疗，通常联合应用，抗生素的使用应根据血培养及药敏试验结果而定。

（二）手术治疗

1. 手术时机　急性胆囊炎最终、最有效的治疗方法仍为手术切除。采用非手术治疗目的在于改善全身情况以赢得手术治疗的条件和时间，正确把握手术时机对于急性胆囊炎的治疗显得尤为重要，符合以下情况者需考虑及时手术：①非手术治疗，症状无缓解或病情加重者。②胆囊穿孔、弥漫性腹膜炎、急性化脓胆管炎、急性坏死性胰腺炎等并发症者。③发病在 48～72 小时内者。④其他患者特别是年老体弱者、经非手术治疗效果欠佳时，应考虑有胆囊坏疽或穿孔的可能，如无手术禁忌证应早期手术。

2. 手术方式　腹腔镜胆囊切除术（laparoscopic cholecystectomy，LC）是首选术式，具有创伤小、痛苦少、术后恢复快、住院时间短、遗留瘢痕小等优点。没有腹腔镜条件时也可行开腹胆囊切除术。经皮经肝胆囊穿刺引流术可减低胆囊内压，急性期过后再择期手术。适用于病情危重又不宜手术的化脓性胆囊炎患者。

 岗位对接

本任务是药学专业学生必须掌握的内容，为成为合格的药学服务人员奠定坚实的基础。本任务对应岗位包括药品生产、药品检验、药品调剂、静脉配液、药品管理等相关工种。上述相关岗位的从业人员均需掌握消化系统常见疾病的临床表现、诊断与治疗原则。能熟记消化系统常见疾病的病因和防治，学会运用消化系统疾病的相关知识开展药学服务工作。

重点小结

1. 胃食管反流病的病因、临床表现、治疗。
2. 消化性溃疡的发病机制、临床表现、特殊溃疡、并发症、治疗。
3. 急、慢性胃炎的发病机制。
4. 胆囊炎的临床表现、鉴别诊断、治疗。
5. 胆囊结石的危险因素、成石机制、临床表现、肝外胆管结石的并发症。

目标检测

扫码"练一练"

一、单项选择题

1. 慢性胃炎出现恶性贫血时，治疗宜应用下列哪种维生素

    A. 维生素 A   B. 维生素 B_1 C. 维生素 B_{12}

    D. 维生素 E   E. 维生素 C

2. 慢性胃炎恢复期的饮食原则不包括

    A. 油炸食物   B. 高蛋白   C. 高维生素

    D. 易吸收食物   E. 易消化的饮食

3. 诊断慢性胃炎最可靠的方法是

    A. 胃液分析   B. 血清学检查   C. 胃镜检查

    D. 检测幽门螺杆菌   E. X 线钡餐检查

4. 下列哪项为慢性胃炎的临床特点

    A. 上腹部压痛   B. 上腹部节律性疼痛   C. 持续性上腹部疼痛

    D. 症状缺乏特异性   E. 持续性上腹部饱胀不适

5. 慢性胃炎最主要的病因是

    A. 幽门螺杆菌感染   B. 理化因素   C. 自身免疫反应

    D. 老年胃黏膜退行性变   E. 胃黏膜缺血

6. 某慢性胃炎患者自觉上腹部饱胀不适，诊断为慢性胃炎。其发病相关的细菌是

    A. 大肠杆（埃希）菌   B. 沙门菌   C. 幽门螺杆菌

    D. 空肠弯曲菌   E. 嗜盐杆菌

7. 患者，男，45 岁。因长期腹痛、腹胀就诊诊断为慢性胃炎，幽门螺杆菌检测阳性。灭菌药物治疗不包括

    A. 奥美拉唑   B. 枸橼酸铋钾   C. 阿莫西林

    D. 克拉霉素   E. 红霉素

8. 正常食管内的 pH 值是

    A. 2.5 ~ 4.0   B. 3.5 ~ 5.0   C. 4.5 ~ 6.0   D. 5.5 ~ 7.0   E. 6.5 ~ 8.0

9. 关于食管哪项是正确的

    A. 食管下括约肌长 3 ~ 4cm

    B. 食管下括约肌静息压为 10 ~ 30mmHg

C. 食管继发性蠕动由吞咽动作引发

D. 正常吞咽时食管下括约肌松弛时间少于 8 秒

E. 胆囊收缩素（缩胆囊素）可使食管下括约肌压力升高

10. 诊断反流性食管炎最准确的方法是

    A. 食管测压   B. 24 小时食管 pH 监测   C. 食管钡餐检查

    D. 内镜检查   E. 食管滴酸试验

11. 胃食管反流病手术适应证不包括哪项

    A. 不能耐受长期服药者   B. 扩张治疗后食管狭窄仍反复

    C. 反流引起严重呼吸道疾病   D. 并发 Barrett 食管

    E. 内科治疗无效

12. 重度胃食管反流病的治疗应采用

    A. 质子泵抑制剂与促动力药联用

    B. H_2 受体拮抗剂

    C. 质子泵抑制剂与黏膜保护药联用

    D. 促动力药与 H_2 受体拮抗剂联用

    E. 促动力药、H_2 受体拮抗剂及黏膜保护药联用

13. 下列不是胃食管反流病并发症的是

    A. 胃癌   B. 食管狭窄   C. 食管腺癌

    D. 消化道出血   E. Barrett 食管

14. 下列有关胃食管反流病烧心的描述，错误的是

    A. 烧心是指胸骨后或剑突下烧灼感

    B. 常在餐后半小时出现   C. 腹压增高时可加重

    D. 弯腰时可加重   E. 卧位可加重

15. 下列哪项不属于 GERD 患者的抗反流防御机制异常

    A. 夜间胃酸分泌过多   B. 食管下括约肌压力降低

    C. 异常的食管下括约肌一过性松弛

    D. 胃排空异常   E. 食管酸廓清能力下降

16. 下列哪项不是胃食管反流病的诱发因素

    A. 肥胖   B. 妊娠   C. 糖尿病   D. 腹腔积液   E. 发热

17. 对于 GERD 患者反流、胃灼热症状为特征性表现，该症状通常发生在

    A. 空腹   B. 进餐时   C. 餐后 30 分钟

    D. 餐后 1 小时   E. 与进餐无关

18. 下列关于食管下括约肌（LES）的说法错误的是

    A. LES 是指食管末端 3～4cm 长的环形肌束

    B. 腹压增加时 LES 压下降

    C. 妊娠可使 LES 压下降

    D. 正常休息时 LES 压为 10～30mmHg

    E. 多食巧克力对预防胃食管反流病有利

19. 下列除了哪项均为不典型胃食管反流病的临床表现

    A. 哮喘   B. 咳嗽   C. 烧心   D. 胸痛   E. 咽喉炎

20. 下列关于食管下括约肌（LES）的说法错误的是

    A. 正常静息状态下呈收缩状态　　　B. 若 LES 压降低会造成胃食管反流

    C. GERD 患者 LES 压多降低　　　D. 多喝咖啡可加重胃食管反流

    E. 某些激素，例如胆囊收缩素、胰高血糖素可预防胃食管反流

21. 胃食管反流病患者一般不会出现

    A. 胸痛　　　　　　　　B. 咳嗽　　　　　　　　C. 睡醒后声音嘶哑

    D. 黑便　　　　　　　　E. 剧烈腹痛

22. 胃食管反流病不应该采用下列哪一种治疗

    A. 促胃肠动力药物　　　　B. 抑制胃酸药物　　　　C. 抗反流手术

    D. 睡前抬高床头 10 ~ 20cm　　E. 钙离子通道阻断剂

23. 患者，女，55 岁。反复发作性胸骨后疼痛 2 年，伴反酸、烧心、间断反食，食管测压示 LES 压力 6mmHg，该患者最可能诊断为

    A. 胃食管反流病　　　　B. 冠心病　　　　　　　C. 慢性胃炎

    D. 十二指肠球部溃疡　　E. 反流性食管炎

24. 反流性食管炎的特异性症状是

    A. 进食后腹痛　　　　　B. 饥饿时腹痛　　　　　C. 反酸

    D. 腹胀　　　　　　　　E. 以上都不是

25. 目前临床上多用质子泵抑制剂类药物来治疗胃食管反流病，疗程至少要

    A. 1 ~ 2 周　　B. 4 ~ 6 周　　C. 4 ~ 8 周　　D. 8 ~ 12 周　　E. 12 ~ 16 周

26. 清除食管内容物的主要动力是

    A. 食物的重力　　　　　B. 对食管内物体推进性蠕动　C. 吞咽动作

    D. 食管下括约肌舒张　　E. 食管张力

27. 消化性溃疡慢性穿孔最常见的部位是

    A. 胃大弯　　　　　　　B. 胃或十二指肠后壁　　　C. 胃小弯

    D. 胃后壁　　　　　　　E. 胃前壁

28. 消化性溃疡最常见的并发症是

    A. 急性穿孔　　B. 幽门梗阻　　C. 出血　　D. 癌变　　E. DIC

29. 消化性溃疡发病中损伤黏膜的侵袭力主要是指

    A. NSAID　　　　　　　B. 胃酸/胃蛋白酶　　　　C. 胰酶

    D. 乙醇　　　　　　　　E. 胆盐

30. 胃溃疡的好发部位是

    A. 胃底　　　　　　　　B. 胃体　　　　　　　　C. 胃大弯

    D. 幽门管　　　　　　　E. 胃窦与胃体交界，小弯胃角附近的胃窦一侧

二、思考题

患者，男，45 岁。3 年前起中上腹部隐痛，呈间歇性，通常于饭前或饭后 4 ~ 5 小时发生，偶尔睡眠时发生疼痛，进食后疼痛可好转，有时嗳气、反酸，未予治疗。此后每年冬天出现上述症状，尤其是饮食不当、劳累或心情不佳时易发生。当地医院诊为"胃炎"服药后缓解。4 天前上腹疼痛加剧，服阿托品无效，进食后不缓解，昨日解柏油样便 2 次、每次约 200g，故来院诊治。体检：T36.9℃，P96 次/分，R22 次/分，BP90/60mmHg。神清，查体合作，面色稍黄，口唇无苍白及发绀，两肺无异常；心率齐，无病理性杂音。腹软，

上腹有轻度压痛，肝脾未及，移动性浊音（-）。实验室检查：WBC5.0×10^9/L，Hb100g/L，尿常规（-），大便隐血（+++）。

  问：1. 患者可能的诊断是什么？

  2. 为明确诊断，可做何检查？

（郑 婧）

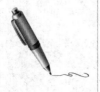

第八章

泌尿系统疾病

学习目标

知识要求　**1. 掌握**　急慢性肾小球肾炎和尿路感染的临床表现、治疗。
　　　　　2. 熟悉　急慢性肾小球肾炎和尿路感染的发病机制。
　　　　　3. 了解　急慢性肾小球肾炎和尿路感染的病因。
技能要求　1. 能运用正确的临床思维方法对急慢性肾小球肾炎和尿路感染进行诊断。
　　　　　2. 具有良好的医德医风及人文关怀意识。

第一节　急性肾小球肾炎

扫码"学一学"

案例导入

案例：患者，男，18 岁。3 周前受凉后出现咳嗽、咽痛、发热，经治疗好转。1 周来出现乏力，双侧眼睑水肿。查体：BP140/90mmHg。尿常规：尿蛋白（＋），尿红细胞 35 个/高倍视野，多为变形红细胞。肾功能检查：Ccr102ml/min，血肌酐 85μmol/L，BUN7.0mmol/L。

讨论：1. 该患者的诊断是什么？
　　　2. 该患者的治疗原则是什么？

　　急性肾小球肾炎简称急性肾炎（AGN），是以急性肾炎综合征为主要临床表现的一组疾病。其特点为急性起病，患者出现血尿、蛋白尿、水肿和高血压，并可伴有一过性氮质血症。急性肾炎多见于儿童，男性多于女性。本病起病较急，病情轻重不一，典型者呈急性肾炎综合征表现，重症者可发生急性肾衰竭。本病大多预后良好，常可在数月内临床自愈。

一、病因

　　本病常因 β–溶血性链球菌"致肾炎菌株"感染所致，常见于上呼吸道感染（多为扁桃体炎）、猩红热、皮肤感染（多为脓疱疮）等链球菌感染后。

二、发病机制

　　本病主要是由感染所诱发的免疫反应引起，导致免疫反应所产生的循环免疫复合物沉积于肾小球致病，或种植于肾小球的抗原与循环中的特异抗体相结合形成原位免疫复合物而致病。

三、临床表现

1. 水肿 80%以上患者均有水肿，常为起病的初发表现，典型表现为晨起眼睑水肿或伴有下肢轻度可凹性水肿，少数严重者可波及全身。

2. 高血压 约80%患者出现一过性轻、中度高血压，常与其钠水潴留有关，少数患者可出现严重高血压，甚至高血压脑病。

3. 肾功能异常 患者起病早期可因肾小球滤过率下降、钠水潴留而尿量减少，肾功能可一过性受损，表现为轻度氮质血症。多于1~2周后尿量渐增，肾功能于利尿后数日可逐渐恢复正常。仅有极少数患者可表现为急性肾衰竭，易与急进性肾炎相混淆。

4. 心力衰竭 充血性心衰、水钠严重潴留和高血压为重要的诱发因素。患者可有颈静脉怒张、奔马律和肺水肿症状，常需紧急处理。老年患者发生率高。

四、辅助检查

1. 尿液检查 几乎所有患者均有镜下血尿。尿沉渣中常有白细胞管型、上皮细胞管型、红细胞管型等。尿蛋白多为 + ~ + +。

2. 血清补体测定 血清总补体（CH50）及补体 C3 在发病初期明显下降，8 周内逐渐恢复正常。血清补体的动态变化是本病的重要特征。

3. 抗链球菌溶血素"O"抗体（ASO）测定 在咽部感染的患者中，90% ASO 滴度可高于 200U，且常在链球菌感染 2~3 周出现，3~5 周滴度达高峰而后逐渐下降。ASO 滴度升高提示近期有链球菌感染，其滴度高低与链球菌感染严重性相关，但早期应用青霉素后，滴度可不高。

4. 肾功能检查 可有轻度肾小球滤过率降低，出现一过性血尿素氮及血肌酐升高。

五、诊断

链球菌感染后 1~3 周发生血尿、蛋白尿、水肿和高血压，甚至少尿及氮质血症等急性肾炎综合征表现，伴血清 C3 下降，病情于发病 1~2 月内逐渐减轻到完全恢复正常者，即可临床诊断为急性肾炎。少数患者需做肾活检，才能确诊。

六、鉴别诊断

注意与以下疾病鉴别：

（一）以急性肾炎综合征起病的肾小球疾病

1. 其他病原体感染后急性肾炎 许多细菌、病毒及寄生虫感染均可引起急性肾炎。目前较常见于多种病毒（如水痘 – 带状疱疹病毒、EB 病毒、流感病毒等）感染极期或感染后 3~5 天发病，病毒感染后急性肾炎多数临床表现较轻，常不伴血清补体降低，少有水肿和高血压，肾功能一般正常，临床过程自限。

2. 系膜毛细血管性肾小球肾炎 临床上除表现急性肾炎综合征外，常伴肾病综合征，病变持续无自愈倾向。50% ~70% 患者有持续性低补体血症，8 周内不恢复。

3. 系膜增生性肾小球肾炎（IgA 肾病及非 IgA 系膜增生性肾小球肾炎） 部分患者有前驱感染可呈现急性肾炎综合征，患者血清 C3 一般正常，病情无自愈倾向。IgA 肾病患者疾病潜伏期短，可在感染后数小时至数日内出现肉眼血尿，血尿可反复发作，部分患者血清 IgA 升高。

（二）急进性肾小球肾炎

起病过程与急性肾炎相似，但除急性肾炎综合征外，多早期出现少尿、无尿，肾功能急剧恶化为特征。重症急性肾炎呈现急性肾衰竭者与该病相鉴别困难时，应及时做肾活检以明确诊断。

（三）全身性疾病肾损害

系统性红斑狼疮肾炎及过敏性紫癜肾炎等可呈现急性肾炎综合征，此外，细菌性心内膜炎肾损害、原发性冷球蛋白血症肾损害、血管炎肾损害等也可表现为低补体血症和（或）急性肾炎综合征，可根据其他系统受累的典型临床表现和实验室检查，可资鉴别。

当临床诊断困难时，急性肾炎综合征患者需要考虑进行肾活检以明确诊断、指导治疗。肾活检的指征为：①少尿一周以上或进行性尿量减少伴肾功能恶化者。②病程超过两个月而无好转趋势者。③急性肾炎综合征伴肾病综合征者。

七、治疗

本病的发展有一定的自限性，治疗以休息及对症治疗为主，不宜应用糖皮质激素及细胞毒药物。治疗原则是清除链球菌感染，防治水钠潴留引起的水肿、高血压和心力衰竭，并发急性肾衰竭时可用透析疗法。

1. 一般治疗　急性期应卧床休息，待肉眼血尿消失、水肿消退及血压恢复正常后逐步增加活动量。水肿或高血压时应予低盐（每日 3g 以下）饮食。肾功能正常者不需限制蛋白质入量，但氮质血症时应限制蛋白质摄入，并以优质动物蛋白为主。明显少尿者应限制液体入量。

2. 治疗感染病灶　以往主张病初注射青霉素 10～14 天（过敏者可用大环内酯类抗生素），但其必要性现有争议。反复发作的慢性扁桃体炎，待病情稳定后（尿蛋白少于＋，尿沉渣红细胞少于 10 个/HP）可考虑做扁桃体摘除，术前、术后两周需注射青霉素。

3. 对症治疗　包括利尿消肿、降血压，预防心脑合并症的发生。休息、低盐饮食和利尿后高血压控制仍不满意时，可加用降压药物。

4. 透析治疗　少数发生急性肾衰竭而有透析指征时，应及时给予透析治疗渡过急性期。

5. 中医中药治疗　急性肾小球肾炎多由于外感风寒、风热及湿邪所致。病变发展期有外感表证及水肿、尿少、血尿等症状，此期中医治疗往往采用祛风利水、清热解毒、凉血止血等治疗法则，常用方剂有越婢加术汤，麻黄连翘赤小豆汤等。

八、预防

注意口腔清洁卫生，保护皮肤，积极预防链球菌感染。对体内的慢性感染病灶，急性肾炎的临床症状消失后，应加强定期随访，防止演变为慢性肾炎。

第二节　慢性肾小球肾炎

扫码"学一学"

慢性肾小球肾炎简称慢性肾炎，是由多种原因引起的原发于肾小球的一组免疫性疾病。临床特点是病程长（＞1 年），多为缓慢发展，有不同程度的蛋白尿、血尿、水肿，后期有贫血、高血压和肾功能损害，终至慢性肾衰竭。多见于青中年，男性多于女性。多数预后较差。

一、病因

多数慢性肾炎的病因不明，与急性肾炎无肯定的因果关系。仅少数为急性链球菌感染后急性肾炎迁延不愈转入慢性；其他细菌及病毒（如乙型肝炎病毒）、原虫（如疟原虫）等感染也可能引起慢性肾炎；大多数为具有临床慢性肾炎表现的各种原发性肾小球疾病，其常见病理类型为系膜增生性肾炎、系膜毛细血管性肾炎、膜性肾病、局灶性节段性肾小球病变等。

二、发病机制

主要为免疫反应过程。大部分是免疫复合物型，少数为抗肾小球基膜型。亦有非免疫和非炎症因素参与，在慢性病程中：①肾病变所致肾内动脉硬化与肾缺血，可互为因果加重了肾小球损害。②高血压及健存肾单位代偿性血液灌注压升高与肾小动脉硬化一样，均导致肾小球毛细血管内静水压升高、跨膜压力及滤过压升高，毛细血管壁对蛋白质的通透性增加，加速了肾小球结构损害，久之也引起健存肾小球硬化。③肾小球系膜细胞吞噬、清除沉积物的负担长期过重，则引起系膜细胞和基质增生，终至硬化。

三、临床表现

多数病例起病隐匿，病程长，进展慢。起病的形式有：①大多数病例无急性肾炎病史，病前无感染史，一开始就表现为慢性肾炎，占本病的大多数。②少数由急性肾炎迁延不愈超过 1 年以上转为慢性肾炎或急性肾炎临床"已愈"，经若干时间后又表现为慢性肾炎。

慢性肾炎因病因、病理类型不同而临床表现有较大差异，现将常见的共同表现归纳如下：

1. 水肿 为多数患者首发症状。水肿程度及持续时间不一，多为眼睑水肿和（或）轻度至中度下肢可凹陷性水肿，水肿主要由低蛋白血症、球管失衡所致，晚期肾小球滤过率下降为主要原因，继发性醛固酮增多和心功能不全也为加剧水肿的因素。

2. 高血压 大多数患者迟早会出现高血压，部分患者为首发或突出表现。多呈持续性升高，亦有呈间歇性。持续性血压升高可加速肾小球硬化，使肾功能恶化较快，预后较差。

3. 蛋白尿 为必有的表现。尿蛋白量常在 $1 \sim 3g/d$。

4. 血尿与管型尿 常有镜下血尿，可有肉眼血尿，呈肾小球源性血尿。常有颗粒管型。

5. 肾功能损害 随疾病的进展，肾功能逐渐减退，先为肾小球功能减退，如肾小球滤过率下降（内生肌酐清除率可在 $50ml/min$ 以上），血肌酐和尿素氮在正常范围或轻度升高，以后出现夜尿多、尿比重降低、酚红排泄率下降等肾小管功能损害。到晚期，被毁损的肾单位增多，遇有应激状态，如感染、创伤及应用肾毒性药物等，使处于代偿阶段的肾功能急骤恶化，出现肾功能不全乃至尿毒症。

6. 全身症状 有头晕、乏力、食欲缺乏、腰部酸痛、精神差等症状，贫血为常见表现。与高血压、贫血及某些代谢紊乱有关。

7. 并发症 因免疫功能低下，易并发呼吸道感染和泌尿道感染。由于持续性高血压、动脉硬化、水和钠潴留等多因素导致心脏损害，包括心肌肥大、心律失常、心功能不全。

四、辅助检查

1. 尿液检查 多数尿蛋白 + ~ + + +，定量为 $1 \sim 3g/24$ 小时。镜下可见多形性红细胞，可有红细胞管型。

2. 血常规检查 早期多正常或呈轻度贫血。晚期可有红细胞计数或血红蛋白明显下降。

3. 肾功能检查 晚期内生肌酐清除率明显下降，血肌酐、血尿素氮明显升高。

4. 超声检查 晚期双肾明显缩小，皮质变薄。

五、诊断

急性肾炎病情迁延 1 年以上，有转为慢性肾炎的可能；有或无肾炎病史，临床出现水肿、高血压及程度不等的肾功能损害，尿检查示蛋白尿、血尿、管型尿等，若能排除全身性疾病肾损害，如系统性红斑狼疮、过敏性紫癜、痛风与糖尿病肾病，可诊为慢性肾炎。

六、鉴别诊断

临床上常与下列疾病鉴别。

1. 急性肾炎　急性肾炎常在感染后 1～3 周发病，多无低蛋白血症和贫血，高血压及肾功能减退为非持续性，经治疗能短期内恢复，血清补体 C3 明显下降，但 6～8 周多恢复正常。感染后 1 周内（一般 1～5 天）即发病，有低蛋白血症、贫血、持续性高血压、肾功能不全及治疗后难恢复等，补体 C3 测定如前述，均有利于慢性肾炎的诊断。

2. 慢性肾盂肾炎晚期　有尿路感染史，尿蛋白少（一般 <2g/d），以低分子量蛋白为主，尿沉渣以白细胞增多为主，有白细胞管型。尿细菌检查阳性。肾小管功能损害先于肾小球功能损害，且较之严重。B 型超声探测两肾呈不对称缩小，且表面凹凸不平。X 线静脉肾盂造影见肾盂肾盏变形。上述均有利于肾盂肾炎诊断。慢性肾炎合并尿路感染用抗生素治疗后，临床表现虽可好转，但肾炎的表现仍存在。

3. 原发性高血压病肾损害　易与慢性肾炎高血压相混淆。病史对鉴别两者非常重要。慢性肾炎多发生在青中年，高血压病继发肾损害的发病年龄多见于 40 岁以上。数年高血压病史在先，而蛋白尿、颜面水肿在后则有利于诊断为高血压病，反之为慢性肾炎。高血压病的尿蛋白量常较少，持续性血尿和红细胞管型极少见，早期无低蛋白血症和贫血，肾小管功能损害较肾小球功能损害为早且重，并且肾损害与眼底、心、脑损害程度相一致。

七、治疗

治疗目的是保护肾功能，防止或延缓肾功能进行性减退，预防并发症。

（一）一般治疗

凡有水肿、高血压、肾功能不全，或血尿、蛋白尿严重者，应卧床休息。病情稳定后可胜任轻体力工作，但应避免受寒与感冒，不使用对肾有毒性的药物，密切观察血压、尿变化与肾功能，防止进一步加重。水肿与高血压时，限制盐摄入（1～3g/d），限量优质蛋白饮食（0.5～0.8/kg. d），如牛奶、鸡蛋、瘦肉等，可改善营养缺乏又不加重肾小球滤过负担，减缓肾小球硬化。

（二）对症治疗

1. 消除水肿　经卧床休息、低盐饮食后仍水肿明显者用利尿疗法，应注意防止引起水、电解质平衡失调，常用氢氯噻嗪 25mg，每日 2～3 次，应注意钾的补充。或与潴钾利尿剂氨苯蝶啶 50～100mg，每日 3 次或螺内酯 20mg，每日 3 次合用。水肿明显者或上述利尿治疗效果欠佳，则可选用袢利尿剂如呋塞米每日 20～120mg，分次口服或静脉注射，呋塞米宜从小剂量开始，可与螺内酯合用使排钾减少。血浆清蛋白低、利尿药效果差者，可给予血浆、血浆清蛋白或血浆代用品以提高血浆渗透压，达到利尿消肿，与呋塞米联合使用常可达到较好效果。有肾功能不全者不宜用噻嗪类药，因可降低肾小球滤过率。注意保护水肿处皮肤，防止破损、压疮。

2. 控制血压　高血压可加快肾小球硬化，因此及时有效地控制血压是防止本病恶化的重要环节。但应注意降压药物应选用能降低肾小球内高压而又不减少肾血流量和肾小球滤过率的药物。若经休息、限制钠盐摄入和排钠利尿剂治疗，降压效果不满意，可根据患者的高血压程度、年龄、血浆肾素活性水平、肾功能情况、有无心脏损害及其他并发症，先单独选用下列一种降压药：①血管紧张素转换酶抑制剂（ACEI）如卡托普利 12.5~50mg，每日 3 次，此类药物能直接降低肾小球内高压，减轻高滤过，有延缓肾功能恶化的作用；②β 受体阻滞剂如普萘洛尔 10~30mg，每日 3 次。③钙离子拮抗剂如硝苯地平 10mg，每日 3 次。④作用于中枢或阻断 α_1 受体使小动脉扩张药如甲基多巴 0.25g，每日 3 次，或哌唑嗪 0.5~1mg，每日 3 次。经 3~4 周后血压仍未能取得满意的控制，可以换药或两种药合用。顽固的高血压先选用 ACEI 亦可数类药并用。已有肾功能不全者不宜选用 β 受体阻滞剂（因可导致肾血流及肾小球滤过率下降），用 ACEI 要防止高血钾。非急需迅速降压情况下，均应从较小剂量或一般剂量开始，并定期测血压，调整用药，维持适宜的血压，切忌降压过快、过低。

3. 其他 对血液处高凝状态或尿 FDP 增加的患者，可用抗凝、抗血小板聚集药，高血脂者应用降脂药；肾体积无缩小、肾功能正常而尿蛋白较多的患者，可试用激素及免疫抑制治疗。本病易并发感染，感染又可使病情加重，故应注意预防，避免受凉，若有感染，及时给予有效抗生素治疗，避免应用对肾有损坏的抗生素如氨基苷类抗生素、磺胺药、四环素类等。

八、预防

积极锻炼身体，增强体质，注意个人卫生，注意劳逸结合，预防上呼吸道感染，去除慢性感染病灶如咽峡炎、扁桃体炎、鼻窦炎等。避免使用对肾有损害的药物。急性肾炎者及早诊断、彻底治愈、坚持随访。慢性肾炎患者不宜妊娠，若已妊娠，应及早进行人工流产，以免引起肾炎恶化。及时了解病情变化，防止和延缓肾衰竭的发生。

第三节 尿路感染

扫码"学一学"

尿路感染通常是指由细菌直接侵袭尿路引起的非特异性感染，尿路感染分为上尿路感染（主要是肾盂肾炎）和下尿路感染（主要是膀胱炎和尿道炎）。尿路感染发病率为 2%，女:男为 10:1，多见于育龄女性、老年人、免疫功能低下及伴有泌尿系其他疾病者。肾盂肾炎又分为急性肾盂肾炎和慢性肾盂肾炎，是尿路感染的重要临床类型，为本章讨论的重点。急性肾盂肾炎偶有肾小管功能障碍，治疗后可恢复。慢性肾盂肾炎随病变发展先出现夜尿多、尿比重低而后固定、酚红排泄率下降等肾小管功能障碍。晚期肾小球功能受损，血尿素氮增高，肌酐清除率下降，最后可发展为尿毒症。

一、病因

主要是细菌，以大肠埃希菌最多见，占 60%~80%，其次为副大肠埃希菌、变形杆菌、葡萄球菌、粪链球菌、产碱杆菌、铜绿假单胞菌等，急性早期常为一种致病菌引起，慢性期常见混合性感染。

二、感染途径和易感因素

（一）感染途径

1. 上行感染 为最常见的感染途径，病原多为大肠埃希菌。细菌沿尿路逆行上到肾盂，致肾盂黏膜炎症后，再经肾盏、肾乳头上行侵及肾小管及其周围间质等肾实质。病变可发生于单侧或双侧。

2. 血行感染 较少见。任何部位的细菌感染，如扁桃体炎、皮肤化脓性感染等引起的菌血症或败血症，细菌经血流首先侵入肾皮质，然后再沿肾小管向下扩散至肾盂，或炎症从肾乳头部开始，再向上、下扩散。病原体以球菌多见，尤其是金黄色葡萄球菌。病变常为两侧性。

3. 淋巴道感染 极少见。由于升结肠与右肾之间有淋巴管相通，下腹部和盆腔器官的淋巴管与肾周围淋巴管亦相通，当盆腔或肠道炎症时，细菌有可能经淋巴管侵犯肾。

4. 直接感染 外伤或肾周围器官的感染时，细菌直接侵入该侧肾而致病。

（二）机体易感因素

健康人的尿道口及前尿道常有细菌存在，偶有细菌进入尿路，因有完善的抗细菌入侵能力，还有尿路不断地被冲洗和排空、尿路黏膜分泌具有杀菌作用的物质（如有机酸）和抗体等防御功能，所以一般不发生感染。在易感因素作用下，使防御功能受损时，细菌才入侵致病。易感因素如下。

扫码"看一看"

拓展阅读

尿细菌培养假阳性与假阴性结果

假阳性主要见于：①中段尿收集不规范，标本被污染。②尿标本在室温下存放超过 1 小时才进行培养。③检验技术错误等。

假阴性主要原因为：①近 7 日内使用过抗生素。②尿液在膀胱内停留时间不足 6 小时。③收集中段尿时，消毒药混入尿标本内。④饮水过多，尿液被稀释。⑤感染灶排菌呈间歇性等。

---

1. 尿流不畅 尿路梗阻分为肾外梗阻（因肾盂及其以下的尿路结石、畸形、肿瘤、受压和前列腺肥大等所致）和肾内梗阻（因化学药物结晶、肾间质瘢痕或肾先天性异常引起的肾小管系统梗阻）。尿路梗阻均可引起尿流不畅、淤积，乃至反流，使细菌易停留、上行感染。

2. 尿路损伤 导尿、泌尿道的器械检查和手术或外伤损伤尿道且将细菌带入。性交时女性尿道口受压内陷、创伤，加上女性尿道短使细菌易进入膀胱致病。

3. 机体抵抗力降低和其他因素 糖尿病、肝硬化、危重症和造成营养不良的疾病及长期应用糖皮质激素等免疫抑制剂易并发本病，女性易患，其主要原因与尿道短而括约肌力弱、尿道口距污染的肛门和阴道口近、妊娠期可致膀胱输尿管反流和子宫压迫尿路、月经期和绝经期尿道抵抗力下降等因素相关。

肾盂肾炎发病过程中尚有免疫反应参与，感染后可引起自身免疫反应，使病变迁延、恶化。

三、急性肾盂肾炎

（一）诊断

根据全身症状、泌尿系统表现、尿中白细胞增多、菌尿等可做出诊断。

1. 全身表现 常突然起病，寒战高热，热型不一，伴有头痛、乏力、全身不适、食欲缺乏，可有恶心、呕吐或腹痛。

2. 泌尿系统表现 有尿频、尿急、尿痛等膀胱刺激征，上行感染时，可先于全身症状出现。多有患侧腰痛，可向会阴部放射。检查时有肋腰点压痛和肾区叩击痛。

非典型病例有血尿，或高热，或胃肠道症状为突出表现而其他症状不明显，亦有因炎症轻或年老、体弱机体反应差而呈隐匿表现。

3. 尿常规检查 尿液常浑浊，有异味。出现白细胞尿。白细胞管型尿提示肾盂肾炎。部分患者出现镜下血尿，极少数急性膀胱炎可有肉眼血尿。蛋白尿多为阴性或微量。

4. 尿细菌学检查 是诊断的主要依据。可用清洁中段尿、导尿及膀胱穿刺尿做细菌培养，其中，膀胱穿刺尿培养结果最可靠。若清洁中段尿细菌定量培养 $\geq 10^5$/ml，如能排除假阳性，即为真性菌尿。如临床上无尿感症状，则要求 2 次清洁中段尿定量培养均 $\geq 10^5$/ml，且为同一菌种。尿细菌定量培养 $10^4 \sim 10^5$/ml，为可疑阳性，需复查；如 $< 10^4$/ml，可能为污染。耻骨上膀胱穿刺尿细菌定性培养有细菌生长，即为真性菌尿。

（二）鉴别诊断

1. 下尿路感染 膀胱炎有尿路刺激征、菌尿等尿检改变，一般无全身症状和腰痛及肾区叩击痛。若查及尿中蛋白、β_2 微球蛋白等增高，抗体包裹细菌阳性，白细胞管型以及肾形态和功能异常，均有助于上尿路感染的诊断。必要时可做膀胱冲洗后尿菌培养，下尿路感染者尿菌呈阴性。尿道炎的症状仅局限于尿道，不难诊断。急性尿道综合征是指仅有尿路刺激征，尿常规多无明显变化，无菌尿。

2. 肾结核 多有肾外结核病史或病灶存在，膀胱刺激征显著而持久，往往有结核毒血症症状，尿沉渣涂片可找到抗酸杆菌，尿菌普通培养法呈阴性，X 线检查肾可有钙化灶或肾盏虫蚀样改变，尿结核菌培养阳性可确诊。

3. 慢性肾小球肾炎 可有急性肾炎和较长期的水肿、高血压史，无尿路刺激征，尿改变以蛋白和红细胞增多为特征，尿菌阴性，以肾小球功能损害为主并先于肾小管，肾盂肾盏无变形，两肾呈对称性缩小。

4. 高血压病 详细了解高血压、水肿、尿液改变等出现的先后和发展情况以及泌尿系统表现，反复查尿常规和尿菌培养，做超声、X 线检查等，可做出鉴别。

急性肾盂肾炎不典型者有时需与其他发热性疾病、腹部器官炎症性疾病相鉴别，依临床表现、经多次查尿细菌及其他有关检查结果，可以确定。

（三）治疗

抗菌药的应用为最重要的治疗，原则上应据细菌培养和药敏试验结果选用抗菌药，故在给药之前先留取尿标本做尿菌培养，先选用对革兰阴性杆菌有效，在血中浓度高或在尿中浓度亦高的杀菌药。轻症患者尽可能单一用药，严重感染者宜静脉给药，一般两种抗生素联用，已有肾功能不全者则应避免应用肾毒性抗生素，如氨基苷类抗生素。

抗菌药需用至症状消失，尿检查阴性后，再继续用药 3 ~ 5 天，疗程一般为 10 ~ 14 天，然后停药观察，每周复查尿常规和尿细菌培养 1 次，共 2 ~ 3 周，6 周后再复查，若均为阴性，可认为临床治愈。以后每月复查尿菌培养，追踪 1/2 ~ 1 年。若复查仍为阳性，应重新选择抗菌药再治疗一个疗程，切忌过早停药或停药后不随访复查，致感染复发或迁延不愈转为慢性。

临床常用药物如下。

1. 氨基糖苷类 常用庆大霉素 8 万单位，肌内注射，每日 2 ~ 3 次，或 16 万单位，静脉滴注，每日一次；阿米卡星 0.2g，每日 2 ~ 3 次，肌内注射，或 0.2g 静脉滴注，每日一次；还可选用链霉素、奈替米星等。使用链霉素可引起听力减退，如已有肾功能不全则避免使用此类药物。

2. 青霉素类 常用青霉素 80 万单位，每日 2 次，肌内注射，或每日 320 万 ~ 800 万单位，分 2 次静脉滴注；氨苄西林每日 4 ~ 6g，分 2 ~ 3 次肌内注射或静脉滴注，每日 1 次；阿莫西林每日 1 ~ 3g，分 3 ~ 4 次饭后服；还可选用卡比西林、哌拉西林等。

3. 喹诺酮类 常用诺氟沙星 0.1 ~ 0.2g，每日 3 ~ 4 次空腹服；环丙沙星 0.2g，每日 2 次空腹服；氧氟沙星 0.2g，每日 2 次口服，或静脉滴注 0.4g，每日 1 次或分 2 次。

4. 磺胺类 常用复方磺胺甲噁唑 2 片（每片含 SMZ0.4g，甲氧苄氨嘧啶 0.08g），每日 2 次。口服磺胺类药物期间，应多饮水，同时服用碳酸氢钠，以增强疗效，减少磺胺结晶的形成。

5. 头孢菌素类 一般不作首选药物，血行和严重感染或细菌产生耐药时选用，常用头孢唑啉 0.5g，每 8 小时肌内注射一次；头孢噻肟 2g，每 8 小时肌内注射一次；头孢他啶（复达欣）1g，肌内注射或静脉滴注，每 8 ~ 12 小时一次；头孢氧哌唑（先锋必）每日 1 ~ 2g，分 2 次肌内注射，或静脉滴注。

6. 其他 可依病情选用呋喃妥英、红霉素、米诺环素等。

症状明显时应注意卧床休息，给予含足够热量和维生素的易消化饮食。鼓励多饮水，保证体液平衡并排出足够尿量冲洗尿路，每日尿量应在 1500ml 以上，必要时输液补充入量。可服用碳酸氢钠和阿托品减轻尿路刺激症状。

四、慢性肾盂肾炎

急性肾盂肾炎持续不愈或反复发作，病程超过半年以上可转变为慢性。有些患者无明显急性病史，就诊时已属慢性。慢性肾盂肾炎的临床表现较复杂。典型患者先有急性肾盂肾炎反复发作史，其后渐有疲乏、低热、食欲缺乏、腰酸痛，轻度尿频、尿急，有时尿浑浊，后期出现肾小管功能障碍，如夜尿多、尿比重低，可有高血压、轻度水肿，偶可引起肾小管酸中毒，晚期出现尿毒症。

非典型表现，可无急性病史，常见形式有：①低热型：以长期低热为主要表现，伴乏力、腰酸、体重下降，无尿路刺激征，但有菌尿。②隐匿型：临床无症状，或偶有低热、易疲乏、腰酸痛，连续两次尿细菌检查阳性，又称为"无症状性菌尿"。③高血压型：临床以血压长期中等度升高伴头痛、头晕等为主要表现，尿路症状不明显，偶可发展为恶性高血压，常伴有贫血，但无水肿和明显的蛋白尿，尿细菌阳性。④血尿型：少数以阵发性血尿为主要表现，伴腰酸痛，有尿路刺激征，菌尿阳性。⑤复发型：常多次急性发作，发病时表现类似急性肾盂肾炎，尿菌阳性。

慢性盂肾炎易复发和重新感染且有进展倾向，其原因是存在易感因索、肾内瘢痕形成、致病菌产生耐药性及原浆型（L 型）菌株、免疫反应参与。

（一）诊断标准

急性肾盂肾炎持续存在或反复发作，病史超过半年以上，X 线检查有下述情况之一，即可确诊：①肾盂肾盏有瘢痕变形。②肾外形凹凸不平，两肾不对称缩小。③经治疗仍持续有肾小管功能减退。④经 1 年以上抗菌药等治疗，效果差，尿细菌培养仍为阳性。

（二）治疗

1. 一般治疗 首先应积极寻找和去除易感因素。若有外科治疗指征，如泌尿系畸形、结石、梗阻、膀胱输尿管反流等，应予以矫治。治疗感染病灶，如尿道口周围炎症、前列腺炎以及慢性病，如糖尿病、肝硬化、慢性肾疾病等。加强全身支持疗法，改善机体状态，增强抵抗力。指导患者自我保健。

2. 抗菌药的应用 坚持有计划的抗菌药系统治疗。凡迁延不愈、复发（多在尿菌转阴，停药后 6 周内发生潜伏的原致病菌再次引起炎症）、伴有高血压、肾功能不全者，均应根据尿菌培养及药物敏感试验结果，选择抗菌药 2～3 种联用。以 2～4 周为一个疗程。若尿菌培养仍阳性，参考药物敏感试验选择另一组抗菌药治疗，疗程相同，也可以选择数种抗菌药分成 2～3 组序贯轮流使用，疗程间期为 3～5 天，用至尿菌阴性。总疗程 2～4 个月。停药后每月查 1 次尿常规和尿细菌培养，追踪复查 1/2～1 年以上。若经数疗程治疗仍尿菌阳性或复查中呈阳性，且为同一菌种，可采用长程抑菌疗法，即于每晚睡前排尿后服呋喃妥因 50～100mg，或复方磺胺甲噁唑 1～2 片或其他抗菌药（剂量为原治疗量的 1/2～1/3），连续用 1/2～1 年。为防止产生耐药性和毒副作用可以定期交替使用抗菌药。对已有肾功能不全者，须选用对肾无毒性或毒性小的药物，依需调整剂量和用法。

重新感染（原已痊愈，由新的致病菌致病）或无症状性菌尿，初治同急性肾盂肾炎。

急性肾盂肾炎若及时治疗，易感因素能去除，坚持疗程，则多能治愈。慢性肾盂肾若易感因素能及时矫治，抗菌药选用恰当并坚持有计划的系统治疗，定期复查，可能治愈或延缓发生尿毒症。肾盂肾炎的并发症有肾盂积脓（液）、肾周围脓肿、肾乳头坏死、急慢性肾功能衰竭、败血症等。

五、急性膀胱炎

1. 临床表现 以尿路刺激症状为主，一般无明显的全身感染症状，患者有尿急、尿频、尿痛、排尿困难等膀胱刺激症状，可有排尿时和排尿后耻骨上疼痛。约 30% 的患者可发生肉眼血尿。

2. 治疗 无并发症的急性膀胱炎 80% 以上为大肠埃希菌感染，绝大多数菌株对多种抗菌药物敏感。可给予 3～7 天的短程治疗，也可使用抗菌药单次大剂量治疗，如顿服复方新诺明 5 片或羟阿莫西林 3g 或头孢氨苄 2g，于治疗后第 5 天及第 2、6 周复查尿，此阶段无复发为治愈，复发者提示复杂性尿路感染或肾盂肾炎。鼓励患者多饮水，每日饮水量不少于 2000ml，以增加尿量，冲洗膀胱和尿道，促进细菌和炎性分泌物排出。

3. 预防 加强卫生宣传教育；注意个人清洁卫生，尤其是注意会阴部及肛周皮肤的清洁；多饮水，勤排尿；消除各种易感因素是预防发病的重要措施；避免过度劳累，坚持体育锻炼，增强机体的抵抗力。如果炎症与性生活有关，注意房事后排尿，并口服抗菌药物。严格掌握尿路器械检查的指征。积极治疗急性肾盂肾炎，防止迁延不愈转为慢性，减少肾衰竭的发生。

扫码"学一学"

第四节　良性前列腺增生

良性前列腺增生（benign prostatic hyperplasia，BPH）简称前列腺增生，亦称前列腺肥大。实质上病理学表现为细胞增生，而不是肥大，故命名为前列腺增生。良性前列腺增生是老年男性排尿困难原因中最常见的一种良性疾病。

一、病因

良性前列腺增生的病因尚未完全清楚，目前认为老龄及睾丸功能尚存是其发病的基础。随着年龄增长，睾酮、双氢睾酮及雌激素的改变和失衡是前列腺增生的重要因素。受寒、劳累、情绪改变、进食辛辣食物及酗酒等因素，常可使原病情加重。

二、发病机制

1. 机械性梗阻 增大的腺体使尿道弯曲、伸长、受压变窄，尿道阻力增加，成为引起排尿困难或梗阻的机械性因素。

2. 动力性梗阻 前列腺内尤其是围绕膀胱颈部的平滑肌内含有丰富的 α 肾上腺素能受体，前列腺增生及 α 肾上腺素能受体兴奋，致尿道平滑肌收缩，膀胱颈部和后尿道阻力增大造成动力性梗阻。

3. 继发性膀胱功能障碍 下尿路梗阻时，为克服排尿阻力，逼尿肌增强其收缩能力，逐渐发生代偿性肥大，逼尿肌的代偿性肥大可发生不稳定的逼尿肌收缩，使膀胱内高压，出现压力性尿失禁。如梗阻不能解除，逼尿肌最终失代偿，膀胱内残余尿增加，可出现充溢性尿失禁。长期排尿困难导致膀胱高度扩张或膀胱内压力升高，出现膀胱输尿管反流，最终引起肾积水和肾功能损害。另外，由于梗阻引起膀胱尿潴留，容易继发感染和结石。

三、临床表现

了解患者吸烟、饮食、饮酒和性生活等情况；注意有心脑血管疾病、肺气肿及糖尿病病史以及相关疾病的家族史；注意患者是否有定时排尿的习惯，有无憋尿的情况；了解平时排尿困难程度，是否有尿潴留存在。

1. 尿频 是最常见的早期症状，夜间较明显。早期因增生的前列腺充血刺激引起。随着梗阻的加重，残余尿量增多，膀胱有效容量减少，尿频更加明显。

2. 排尿困难 进行性排尿困难是前列腺增生最重要的症状，发展缓慢。轻度梗阻时排尿迟缓、断续、尿后滴沥；梗阻严重时排尿费力、射程缩短、尿线细而无力，终成滴沥状。

3. 尿潴留 随着膀胱残余尿量的增多，膀胱收缩无力，可导致尿潴留，并可出现充溢性尿失禁。前列腺增生的任何阶段，可因受凉、劳累、饮酒、久坐等使前列腺突然充血、水肿导致急性尿潴留。

4. 其他症状 前列腺增生时因局部充血可发生无痛性血尿。若并发感染或结石，有尿频、尿急、尿痛等膀胱刺激症状。长期排尿困难可引起腹股沟疝、痔与脱肛等。前列腺增生是一种逐渐进行性加重的疾病，不仅在生理上严重影响患者，在心理上也给患者带来较大的影响。受排尿困难、尿潴留、并发尿路感染等影响，患者常烦躁、忧虑及失眠；或因年龄大，担心手术的危险等而产生恐惧，甚至不配合治疗

四、辅助检查

1. 直肠指检 是最简单而最重要的诊断方法之一。排尿后直肠指检，检查前列腺表面是否光滑，质地是否变硬，中央沟是否变浅、消失，可做出初步诊断。

2. B 超检查 可以直接测定前列腺的大小、内部结构、凸入膀胱的程度，经直肠超声扫描更为精确。

3. 尿流率测定 可以初步判断前列腺的梗阻程度。若最大尿流率 <15ml/s，说明排尿不畅；若 <10ml/s，则梗阻严重。

4. 血清前列腺特异性抗原（PSA）测定 可筛查前列腺癌或与前列腺癌相鉴别。

五、治疗

（一）非手术治疗

1. 随访观察 若症状较轻，不影响生活与睡眠，一般无须治疗，可观察等待，但需密切随访，如症状加重，应予以治疗。

2. 药物治疗 适用于有轻中度临床症状，残余尿量 <50ml 的。常用的有 α 受体阻滞剂、5α 还原酶抑制剂以及植物类药等，其中以 α 受体阻滞剂特拉唑嗪、5α 还原酶抑制剂非那雄胺为常用，对症状较轻的患者有较好的疗效。

3. 其他治疗 如微波、射频、激光、支架、气囊扩张、高能聚焦超声等方法，可根据病情选择使用。

（二）手术治疗

1. 适应证 梗阻症状严重、残余尿量 >50ml、药物治疗效果不佳者，应采取手术治疗。

2. 术式 常用的手术有经尿道前列腺切除术、耻骨上经膀胱前列腺切除术和耻骨后前列腺切除术等。其中经尿道前列腺切除术是目前治疗前列腺增生最主要的手术方法。

3. 术前准备 应向患者介绍疾病的原因、治疗方法；嘱患者进食易消化、高营养食物，辅以粗纤维食品以防便秘；忌寒冷、劳累、饮酒及辛辣食物；鼓励患者多饮水、勤排尿、不憋尿；用药后观察排尿困难的改善情况及药物副作用。当出现急性尿潴留时，应配合医生行导尿术或膀胱造瘘术，以及时引流尿液，并做好留置导尿或造瘘管的护理。术前应配合有关检查，充分的手术前准备，提高手术耐受力。

4. 术后处理

（1）体位 术后平卧 2 天后改半卧位，防止患者坐起或肢体活动时，三腔气囊管的气囊移位而失去压迫膀胱颈口作用，导致出血。

（2）饮食 术后 6 小时无恶心、呕吐者，可进流质，1~2 天后无腹胀即可恢复正常饮食。鼓励患者多饮水，以增加尿量，冲洗尿路。

（3）观察病情 注意观察患者意识和生命体征、重要器官的功能状况、呼吸及泌尿等系统的感染征象、各引流管的引流情况。对经尿道前列腺切除术（TURP）者，注意观察有无 TUR 综合征。发现异常及时报告医生，并配合处理。

（4）膀胱冲洗 前列腺切除术后为防止前列腺窝出血形成血凝块阻塞尿管，术后需用生理盐水持续冲洗膀胱 3~7 天。目前多采用三腔气囊尿管持续冲洗膀胱。此外，三腔气囊尿管兼有压迫止血、引流尿液和膀胱冲洗的作用。在冲洗的过程中应注意：①冲洗速度可根据尿色而定，色深则快、色浅则慢。②确保冲洗管道通畅，若引流不畅应及时施行高压冲洗，抽吸血块，以免造成膀胱充盈、膀胱痉挛而加重出血。③准确记录灌注量和排出量，严防液体潴留在膀胱内，造成膀胱内压增高，尿量 = 排出量 - 冲洗量。

（5）各种引流管的处理 行开放性手术的患者，留置引流管多，引流管妥善固定，保证引流通畅。观察并记录引流液的性质和引流量，不同类型的引流管留置的时间长短不一，应注意拔管时间。①开放性手术，耻骨后引流管在术后 3 ~ 4 天待引流量很少时拔除；耻骨上前列腺切除术后 5 ~ 7 天拔除导尿管；耻骨后前列腺切除术后 7 ~ 9 天拔除导尿管；膀胱造瘘管通常在术后 10 ~ 14 天，排尿通畅时拔除。拔除后用凡士林油纱布填塞瘘口，排尿时用手指压迫瘘口处敷料以防漏尿，2 ~ 3 天瘘口可自愈。②TURP 术后 3 ~ 5 天尿液颜色清澈，即可拔除导尿管。

（6）并发症的观察及处理　①出血：患者术后常留气囊导尿管以压迫止血，注意有效固定或牵拉气囊尿管，使气囊压迫尿道内口。指导患者在术后 1 周逐渐离床活动，避免增加腹内压的因素，禁止灌肠或肛管排气，以免造成前列腺窝出血。②膀胱痉挛：膀胱痉挛因逼尿肌不稳定、导管刺激，血块堵塞冲洗管等原因引起。患者表现为尿意频发、肛门坠胀、下腹部痉挛，尿道及膀胱区疼痛难忍、膀胱冲洗速度减慢，甚至逆流，冲洗液血色加深等症状。应安慰患者，缓解其紧张、焦虑情绪；使用患者自控镇痛泵，遵医嘱口服硝苯地平、地西泮或在生理盐水内加入维拉帕米冲洗膀胱等，可消除膀胱痉挛，减轻疼痛。③TUR 综合征：患者术中大量冲洗液被吸收入血可使血容量急剧增加，出现稀释性低钠血症和水中毒，患者可在数小时内出现烦躁、恶心、呕吐、抽搐、昏睡，严重者出现肺水肿、脑水肿、心力衰竭等，称为 TUR 综合征。一旦出现，应减慢输液速度，遵医嘱给予利尿剂、脱水剂等对症处理。④尿频、尿失禁：为减轻拔管后出现的尿失禁或尿频现象，一般在术后第 2 ~ 3 天嘱患者练习收缩腹肌、盆底肌肉，也可配合针灸或理疗等辅助治疗。一般在术后 1 ~ 2 周内可缓解。

📊 岗位对接

本章节内容是药学专业学生必须掌握的内容，为成为合格的药学服务人员奠定坚实的基础。学生对应岗位包括药品生产、药品检验、药品调剂、静脉配液、药品管理等相关工种。上述相关岗位的从业人员均需掌握泌尿系统常见疾病尤其是当中急慢性肾小球肾炎的判断、治疗及常见的药物治疗和合理用药方案，熟悉泌尿系统疾病药学支持、疾病健康教育和宣传等综合知识与技能。

📊 重点小结

1. 急性肾小球肾炎起病较急、病情轻重不一。一般有血尿、蛋白尿，可有管型尿（如红细胞管型、颗粒管型等）。

2. 慢性肾小球肾炎起病缓慢，病情迁延。临床表现有多种多样，有时伴有肾病综合征或重度高血压。随着病情发展，可有肾功能减退、贫血、电解质紊乱等情况出现。

3. 尿路感染多见于育龄女性、老年人、免疫功能低下及伴有泌尿系其他疾病者。致病菌以大肠埃希菌最多见，上行感染为最常见的感染途径。尿细菌培养和菌落计数能确定是否真性菌尿，其标准是：尿含菌数 $>10^5$ 个/ml 为阳性。

扫码"练一练"

目标检测

一、单项选择题

1. 急性肾小球肾炎属于下列哪种性质的疾病
   A. 病毒直接感染肾脏　　　　　　B. 细菌直接感染肾脏
   C. 单侧肾脏化脓性炎症　　　　　D. 双侧肾脏化脓性炎症
   E. 感染后免疫反应性疾病

2. 慢性肾炎患者卧床休息的意义是
   A. 增加肾血流量　　　　　B. 减轻肾脏负担，减少蛋白尿及水肿
   C. 防止肾性骨病的发生　　D. 预防感染　　　　E. 增加尿量

3. 慢性肾炎患者适宜的饮食是
   A. 高蛋白饮食　　　　　　B. 高磷饮食　　　　　C. 多补水和钾
   D. 高脂饮食　　　　　　　E. 高热量、优质低蛋白饮食

4. 患者，女，28 岁。发热、腰痛，伴尿急、尿频、尿痛两天。尿检白细胞计数增多（25 个/HP），尿中发现白细胞管型。考虑最可能是何病
   A. 急性肾炎　　　　　　　B. 肾盂肾炎　　　　　C. 肾病综合征
   D. 肾癌　　　　　　　　　E. 急进性肾炎

5. 急性尿路感染最可能的病因是什么
   A. 免疫缺陷　　　　　　　B. 细菌感染　　　　　C. 过敏
   D. 肿瘤　　　　　　　　　E. 营养过剩

6. 急性尿路感染患者多饮水的目的是
   A. 降低体温　　　　　　　B. 补充血容量　　　　C. 缓解尿频
   D. 冲洗尿路　　　　　　　E. 治疗腰痛

7. 为减轻慢性肾小球肾炎患者肾小球的高灌注、高压、高滤过状态，饮食应选择
   A. 高盐饮食　　　　B. 低蛋白、低磷、低钠饮食　　C. 高蛋白、高盐饮食
   D. 高蛋白、低钠饮食　　E. 低蛋白、低磷、高盐饮食

8. 患者，男，36 岁。患慢性肾小球肾炎，有肉眼血尿，血压 187/100mmHg。下列哪项处理对此患者不适用
   A. 低盐饮食　　　　　　　B. 优质蛋白饮食　　　C. 尼群地平降压
   D. 氢氯噻嗪利尿　　　　　E. 糖皮质激素治疗

9. 患者，男，40 岁。慢性肾炎病史 9 年，近日出现食欲锐减、恶心、少尿、嗜睡。来院检查：呼吸深而快，血压 160/100mmHg，血红蛋白 44g/L。应考虑为
   A. 呼吸衰竭　　　　　　　B. 休克　　　　　　　C. 高血压病
   D. 尿毒症　　　　　　　　E. 高血压脑病

10. 患者，女，20 岁。患肾病综合征 6 年，全身严重水肿。出现水肿症状的主要原因是
    A. 低蛋白血症　　　　　　B. 低钠血症　　　　　C. 氮质血症
    D. 门脉高压　　　　　　　E. 低钾血症

11. 尿沉渣显微镜检查中对肾盂肾炎的诊断最有价值的是
    A. 蜡样管型　　　　　　　B. 大量蛋白尿　　　　C. 白细胞管型

D. 红细胞增多　　　　　　　　E. 透明管型

12. 下列有关肾盂肾炎健康教育内容错误的是

 A. 注意外阴部卫生　　　　　　B. 平时多饮水，勤排尿

 C. 药物治疗须按医嘱完成疗程

 D. 急性期愈后 1 年内避免妊娠

 E. 尿检阴性后可立即停药

13. 肾盂肾炎具有诊断意义的实验室检查是

 A. 尿常规　　　　　　　　B. 肾 B 超　　　　　　　　C. 尿蛋白定量

 D. 血肌酐、尿素氮　　　　E. 尿细菌定量培养

14. 急性肾盂肾炎患者应用抗生素 5 天后症状消失，尿液检查阴性，还需继续用药

 A. 1 ~ 2 日　　　B. 3 ~ 5 日　　　C. 7 ~ 10 日　　　D. 11 ~ 15 日　　　E. 16 ~ 30 日

15. 急性肾盂肾炎患者鼓励其多饮水的目的是

 A. 加速退热　　　　　　　B. 保持口腔清洁　　　　　　C. 防止水肿

 D. 减少药物不良反应　　　E. 促进细菌、毒素排出

16. 引起急性肾盂肾炎患者最常见的致病菌是

 A. 大肠埃希菌　　　　　　B. 溶血性链球菌　　　　　　C. 幽门螺杆菌

 D. 阴沟肠杆菌　　　　　　E. 结核分枝杆菌

17. 急性肾盂肾炎患者中段尿培养的阳性标准是细菌数大于

 A. $10/ml$　　　B. $10^2/ml$　　　C. $10^{12}/ml$　　　D. $10^4/ml$　　　E. $10^5/ml$

18. 患者，女，已婚。婚后不久出现发热、腰痛、尿频、尿急 1 周就医。化验结果显示：血白细胞增多，中性粒细胞 0.9，尿沉渣检查白细胞满视野/HP。最可能的医疗诊断是

 A. 急性膀胱炎　　　　　　B. 肾结石　　　　　　　　C. 肾衰竭

 D. 急性尿道炎　　　　　　E. 急性肾盂肾炎

19. 患者，女，25 岁。孕 7 个月余。突然畏寒、高热、腰痛伴尿路刺激征，肾区有叩击痛，诊断为肾盂肾炎。该患者发生感染的原因是

 A. 可能是尿路畸形　　　　B. 可能是尿流不畅

 C. 机体抵抗力低下　　　　D. 可能为尿逆流

 E. 可能结核感染

20. 患者，女，25 岁。寒战、高热 1 日，右肾区压痛、叩痛。尿检白细胞（＋＋＋），粒细胞管型 3 个/HP。目前最重要的处理措施是

 A. 多饮水　　　　　　　　B. 抗菌治疗　　　　　　　　C. 心理安慰

 D. 大量输液　　　　　　　E. 卧床休息

21. 良性前列腺增生最初常见的症状是

 A. 排尿困难　　　　　　　B. 贫血、乏力　　　　　　　C. 尿失禁

 D. 尿潴留　　　　　　　　E. 尿频

22. 前列腺增生最典型的症状是

 A. 进行性排尿困难　　　　B. 尿滴沥　　　　　　　　C. 尿失禁

 D. 急性尿潴留　　　　　　E. 尿线变细

23. 前列腺摘除后为控制前列腺窝出血最重要的是

 A. 静脉输入氨甲苯酸　　　　B. 气囊导尿管应牵引并固定在一侧大腿的内侧

  C. 采取低温冲洗液膀胱冲洗 D. 在膀胱冲洗液中加入止血药

  E. 避免便秘和灌肠

24. 良性前列腺增生外科治疗，容易引起稀释性低钠血症的是

  A. 经尿道前列腺电切术   B. 耻骨上经膀胱前列腺切除术

  C. 耻骨后前列腺切除术   D. 经会阴前列腺切除术

  E. 经尿道激光前列腺气化术

25. 前列腺切除术后观察的重点是

  A. 防止感染   B. 防止血栓形成

  C. 观察和防治出血   D. 防止尿道狭窄

  E. 防止尿失禁

26. 患者，男，60 岁。1 年来夜晚尿频，有排尿不尽感，尿流变细，排尿时间延长，排尿困难逐渐加重。近 3 天来排尿时下腹部疼痛，应考虑为

  A. 膀胱癌   B. 膀胱及尿道结石   C. 肾结核

  D. 肾盂肾炎   E. 前列腺增生

27. 患者，男，65 岁。尿频、进行性排尿困难 5 年余，直肠指诊发现前列腺增生、表面光滑、质地中等、中央沟变浅、无压痛，应考虑为

  A. 尿道结石   B. 膀胱结石   C. 前列腺炎

  D. 良性前列腺增生   E. 前列腺癌

28. 患者男，60 岁。因前列腺增生造成排尿困难。下列对患者的指导正确的是？

  A. 进食少纤维食品   B. 少饮水

  C. 无须关注患者心理   D. 少量饮酒有助尿道扩张

  E. 留置尿管者需预防感染

29. 患者，男，60 岁。反复发作无痛性肉眼血尿 2 月余，无其他明显症状。可能是

  A. 膀胱肿瘤   B. 前列腺增生   C. 肾结核

  D. 膀胱结石   E. 输尿管结石

30. 患者，男，65 岁。前列腺摘除术后使用气囊导尿管压迫止血，膀胱冲洗时不正确的是

  A. 密闭式持续膀胱冲洗   B. 冲洗液用无菌生理盐水

  C. 每次冲洗量 200～300ml D. 记录冲洗和排出量

  E. 注入止血药后要夹管 30 分钟

二、思考题

1. 简述慢性肾小球肾炎的临床表现。

2. 简述慢性肾小球肾炎的处理措施。

3. 简述尿路感染的病因和易感因素。

4. 简述尿路感染的临床表现。

5. 简述尿路感染的治疗措施和预防。

（邓意志）

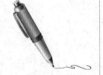

第九章

内分泌与代谢性疾病

学习目标

知识要求　**1. 掌握**　常见内分泌与代谢性疾病的概念、临床表现、诊断与治疗原则。

　　　　　2. 熟悉　常见内分泌与代谢性疾病的病因及辅助检查。

　　　　　3. 了解　常见内分泌与代谢性疾病的发病机制与预防。

技能要求　1. 能运用正确的临床思维方法对常见内分泌与代谢性疾病做出诊断。

　　　　　2. 能对常见内分泌与代谢性疾病制订出合理的用药方案。

　　内分泌系统由固有的内分泌腺（垂体、甲状腺、甲状旁腺、肾上腺、胰岛及性腺）和分布在心血管、胃肠、肾、脂肪组织、脑（尤其是下丘脑）的内分泌组织和细胞构成。其主要功能是调节机体的新陈代谢、生长发育、脏器功能、生殖与衰老等生命现象，维持人体内环境的相对稳定和适应体内外复杂的变化。本章将重点介绍甲状腺功能亢进症和甲状腺功能减退症、糖尿病、痛风及骨质疏松症等内分泌与代谢性疾病。

第一节　甲状腺功能亢进症

扫码"学一学"

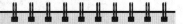

案例导入

案例：患者，女，30 岁。心慌、怕热、多汗、消瘦 3 个月。体格检查：T37.6℃，P115次/分，R20 次/分，BP150/75mmHg，消瘦体型，神志清楚，自动体位，皮肤湿润细腻，双眼球略突出，辐辏反射欠佳，甲状腺Ⅱ度肿大，质软，无结节及触痛，两侧上极可触及震颤并闻及血管杂音，双肺呼吸音清，心率 115 次/分，律齐无杂音，腹平坦，双下肢无水肿，病理征（－）。

讨论：1. 该患者目前最可能的诊断是什么？

　　　　2. 该患者的治疗原则是什么？

　　甲状腺毒症是指机体内甲状腺激素分泌过多，引起代谢亢进和神经、循环、消化等系统兴奋性增高为主要表现的一组临床综合征。

　　甲状腺功能亢进症简称甲亢，是指甲状腺本身产生过多的甲状腺激素而引起的甲状腺毒症。其病因包括弥漫性毒性甲状腺肿（Graves 病）、多结节性毒性甲状腺肿、甲状腺自主高功能腺瘤、碘甲亢、桥本甲亢、新生儿甲亢、垂体 TSH 腺瘤等。甲亢的患病率为 1%，其中 80% 以上是 Graves 病引起。本节主要讨论 Graves 病。Graves 病是一种伴甲状腺激素分泌增多的自身免疫性疾病，是甲状腺功能亢进症最常见的类型。

一、病因与发病机制

Graves 病是器官特异性自身免疫疾病之一，属于自身免疫性甲状腺病（AITD），在遗传的基础上，因感染、精神刺激、应激等因素诱发自身免疫反应而发病。

1. 自身免疫　患者血清中存在能与甲状腺细胞促甲状腺激素（TSH）受体结合的抗体，称为 TSH 受体抗体（TRAb）。TRAb 可分为两类，即甲状腺刺激性抗体（TSAb）和甲状腺刺激阻断性抗体（TSBAb）。TSAb 与 TSH 受体结合后产生与 TSH 一样的生物学效应，致使甲状腺细胞增生，合成和分泌甲状腺激素增加，TSAb 是 Graves 病的致病性抗体。由于母体的 TSAb 可以通过胎盘，因而可导致胎儿或新生儿发生甲亢。TSBAb 与 TSH 受体结合后阻滞了 TSH 与 TSH 受体结合，故产生抑制效应，其结果是甲状腺细胞萎缩和甲状腺激素合成减少。

2. 遗传倾向　目前发现它与组织相容性复合体（MHC）基因相关。

3. 环境因素　如感染、精神刺激、应激等都可诱发和促进本病的发生或发展。

拓展阅读

甲状腺激素的调节

正常情况下，甲状腺激素的分泌主要受下丘脑和垂体的调节（下丘脑 – 垂体 – 甲状腺轴）。下丘脑分泌促甲状腺激素释放激素（TRH），TRH 通过垂体门静脉而刺激垂体分泌促甲状腺激素(TSH)，从而促进甲状腺分泌甲状腺激素（T_4、T_3），使血液甲状腺激素浓度升高；升高的甲状腺激素反过来可作用于下丘脑，抑制 TRH 的分泌，并在垂体部位抑制 TSH 的分泌，从而减少甲状腺分泌甲状腺激素，最终维持三者之间的动态平衡。

二、临床表现

本病多见于女性，男女之比为 1:(4~6)，各年龄组均可发病，以 20~40 岁多见。一般起病缓慢，临床表现轻重不一，主要是血液循环中甲状腺激素过多引起，其症状和体征的严重程度与病史长短、激素升高的程度和患者年龄等因素相关。①主要症状：易激动、烦躁、失眠、心悸、乏力、怕热、多汗、消瘦、食欲亢进、大便次数增多或腹泻、女性月经稀少。可伴发周期性瘫痪和近端肌肉进行性无力、萎缩，后者称为甲亢肌病。②体征：Graves 病大多数患者有程度不等的甲状腺肿大。甲状腺肿为弥漫性，质地中等（病史较久或食用含碘食物较多者可坚韧），无压痛。甲状腺上、下极可触及震颤、闻及血管杂音。也有少数病例甲状腺不肿大；结节性甲状腺肿伴甲亢可触及结节性肿大的甲状腺；甲状腺自主性高功能腺瘤可触及孤立结节。心血管系统表现有心率增快、心脏扩大、心律失常、心房颤动、脉压增大等。③眼部表现：分为两类，一类为单纯性突眼，又称为良性突眼，表现为眼球轻度突出、突眼度不超过 18mm，伴眼裂增宽、瞬目减少。主要与甲状腺毒症所致交感神经兴奋性增高有关，甲亢控制后可减轻或自行恢复。另一类为浸润性突眼，又称恶性突眼，较少见。表现为眼球明显突出，突眼度超过 18mm 以上，两侧多不对称。主要与眶后组织的炎症反应有关，患者常有畏光、流泪、复视、视力下降、眼部肿胀、刺痛、异物感等症状，严重者可出现全眼球炎，甚至失明。④胫前黏液性水肿：见于少数 Graves 病患者，多发生在胫骨前下 1/3 部位，也见于足背、踝关节、肩部、手背处，皮损大多为对称性；早期皮肤增厚、变粗，有广泛大小不等的棕红色或红褐色或暗紫色突起不平的斑片或结节，边界清楚，直径 5～30mm 不等，连片时更大，病变表面及周围可有毳毛增生、变粗、毛囊角化；后期皮损融合，似象皮腿。

三、辅助检查

（一）实验室检查

1. 促甲状腺激素（TSH）水平降低，血清 TSH 浓度的变化较 T_3、T_4 更迅速而显著，是反映甲状腺功能最敏感的指标，尤其对亚临床型甲状腺功能异常的诊断有重要意义。

2. 血清总甲状腺素（TT_4）水平升高，该指标稳定、重复性好，是诊断甲亢的主要指标之一。T_4 全部由甲状腺产生，血清中的 $T_4$80%～90% 与甲状腺激素结合球蛋白（TBG）结合，TT_4 测定的是结合于蛋白的激素，在患者无甲状腺激素结合球蛋白（TBG）异常情况下，TT_4 增高提示甲亢。

3. 血清总三碘甲腺原氨酸（TT_3）水平升高，约 20% 的血清 T_3 由甲状腺直接分泌后释放到血液中，80% 的 T_3 是由游离 T_4 在外周组织脱去一个碘原子而释放入血。血清中的 T_3 约 90% 与甲状腺素结合球蛋白（TBG）结合，其余与清蛋白结合。大多数甲亢时 TT_3 与 TT_4 同时升高。

4. 血清游离甲状腺素（FT_4）、游离三碘甲腺原氨酸（FT_3）水平升高，FT_4、FT_3 不受 TBG 的影响，是甲状腺激素的生物活性部分，可直接反映甲状腺的功能状态，敏感性和特异性均高于 TT_3、TT_4，是临床诊断甲亢的主要指标。

5. TSH 受体抗体（TRAb）又称 TBII，是鉴别甲亢病因、诊断 Graves 病的重要指标之一。新诊断的 Graves 病患者 75%～96% TRAb 阳性。需要注意的是，TRAb 中包括刺激性（TSAb）和抑制性（TSBAb）两种抗体，检测到的 TRAb 仅能反映有针对 TSH 受体抗体存在，不能反映这种抗体的功能。

6. TSH 受体刺激抗体（TSAb）与 TRAb 相比，TSAb 不但能与 TSH 受体结合，而且还可产生对甲状腺细胞的刺激功能，85%～100% 新诊断的 Graves 病患者 TSAb 阳性，是诊断 Graves 病、判断病情活动、复发及治疗后停药的重要指标之一。

7. 其他 血白细胞正常或稍低，淋巴细胞相对增高。血清胆固醇可低于正常。

（二）影像学检查

1. **^{131}I 摄取率（简称吸碘率）** 甲状腺 ^{131}I 摄取率常受食物、含碘药物、抗甲状腺药物、ACTH、类固醇激素等药物的影响，测定前应当停用 1～2 个月。孕妇及哺乳妇女禁用该项检查。^{131}I 摄取率正常值（盖革计数管测定）为 3 小时 5%～25%，24 小时为 20%～45%，高峰在 24 小时出现。甲亢时 ^{131}I 摄取率表现为总摄取量增加，摄取高峰前移。甲状腺功能亢进类型的甲状腺毒症 ^{131}I 摄取率增高；非甲状腺功能亢进类型的甲状腺毒症 ^{131}I 摄取率减低，如亚急性甲状腺炎。

2. **甲状腺放射核素扫描检查** 对诊断甲状腺自主高功能腺瘤有意义。肿瘤区浓聚大量核素，肿瘤区外的甲状腺组织和对侧甲状腺无核素吸收。

3. **电子计算机 X 线体层显像（CT）和磁共振（MRI）** 眼部 CT 和 MRI 可以排除其他原因所致的突眼，评估眼外肌受累的情况。

四、诊断

1. 诊断程序 ①甲状腺毒症的诊断：测定血清 TSH 和甲状腺激素的水平；②确定甲状腺毒症是否来源于甲状腺功能的亢进；③确定引起甲状腺功能亢进的原因，如 Graves 病、结节性毒性甲状腺肿、甲状腺自主高功能腺瘤等。

2. 甲亢诊断 ①高代谢症状和体征；②甲状腺肿大；③血清 TT_3、FT_4 升高，TSH 降低。具备以上三项诊断即可成立。应注意的是，淡漠型甲亢的甲状腺毒症不明显，仅表现为明显消瘦或心房颤动，尤其是老年人。

3. Graves 病诊断 ①甲亢诊断成立；②甲状腺弥漫性肿大（经触诊和 B 超证实），少数患者可以无甲状腺肿大；③眼球突出和其他浸润性眼征；④胫前黏液性水肿；⑤TRAb、TSAb、TPOAb 阳性。以上标准中，①②项为诊断必备条件，③④⑤项为诊断辅助条件。

五、治疗

Graves 病的病因尚未完全阐明，目前尚无成熟的病因治疗措施。针对 Graves 病的治疗方法主要有抗甲状腺药物、^{131}I 和手术治疗。抗甲状腺药物的作用是抑制甲状腺合成甲状腺激素，^{131}I 和手术则是通过破坏甲状腺组织，减少甲状腺激素的产生来达到治疗目的。美国治疗 Graves 病首选 ^{131}I，欧洲、日本和我国则首选抗甲状腺药物。

（一）抗甲状腺药物（ATD）治疗

ATD 治疗是甲亢的基础治疗，但是 ATD 的治愈率仅有 40% 左右，复发率高达 50% ~ 60%。ATD 也可用于手术和 ^{131}I 治疗前的准备阶段。ATD 药物包括硫脲类药物和咪唑类。硫脲类：甲硫氧嘧啶和丙硫氧嘧啶（PTU）；咪唑类：甲巯咪唑（他巴唑，MMI）和卡比马唑（CMZ），临床普遍使用的是 PTU 和 MMI。MMI 半衰期长，血浆半衰期为 4 ~ 6 小时，可以每天单次给药，副作用低，剂量低，便于药物剂量调整。硫脲类药物主要是抑制甲状腺激素的合成。PTU 血浆半衰期为 60 分钟，具有在外周组织抑制 T_4 转换为 T_3 的独特作用，所以发挥作用较 MMI 迅速，控制甲亢症状快，但是必须 6 ~ 8 小时给药一次。两药比较，优先选择 MMI，因为 PTU 的肝脏毒性大于 MMI。PTU 与蛋白紧密结合，通过胎盘和乳汁的量均少于 MMI，所以在妊娠伴发甲亢时优先选用 PTU。

1. 适应证 ①轻、中度病情。②甲状腺轻、中度肿大。③孕妇、高龄、年迈体弱或由于其他严重疾病不宜手术者。④手术前和 ^{131}I 治疗前的准备。⑤甲状腺术后复发且不宜用 ^{131}I 治疗者。

2. 剂量与疗程 ①治疗期：MMI 每次 10 ~ 20mg，每天 1 次口服；或者 PTU 每次 50 ~ 100mg，每天 2 ~ 3 次口服。每 4 周复查血清甲状腺激素水平。②维持期：当血清甲状腺激素水平达到正常后减量。维持剂量 MMI 每次 5 ~ 10mg，每天 1 次口服或者 PTU 每次 50mg，每天 2 ~ 3 次。维持时间 12 ~ 18 个月；每 2 个月复查血清甲状腺激素。

3. 不良反应 最严重的不良反应有粒细胞减少，常发生于抗甲状腺药物治疗的 2 ~ 3 个月内，但可在任何时期发生，因此需要密切监测白细胞变化，一般每周检查一次。另外甲亢本身也有白细胞减少或转氨酶增高，因此，用药前需检查血常规、肝功能等基础项目，以区别是否药物的副作用。

（二）放射性 ^{131}I 治疗

甲状腺具有高度选择性摄取 ^{131}I 的能力，口服 ^{131}I 后，大部分被甲状腺摄取并释放出射程仅为 2mm 的 β 射线，使甲状腺滤泡受射线破坏而萎缩，致甲状腺素合成和分泌减少，同时还减少腺内淋巴细胞以致减少抗体产生，从而取得治疗甲亢作用。

1. 适应证 ①中年以上患者，甲状腺肿大Ⅱ度以上。② 对 ATD 过敏而不能继续应用。③ATD 长期治疗无效或治疗后复发者。④甲亢合并心脏病。⑤有手术禁忌证或术后复发者。

2. 禁忌证 ①妊娠、哺乳期妇女。② 严重心肝肾功能衰竭或活动性肺结核。③ WBC <3×10^9/L 或中性粒细胞 <1.5×10^9/L。④浸润性突眼。⑤甲状腺危象。⑥甲状腺不能摄碘。

3. 并发症 剂量过大，易导致永久性甲减。

（三）手术治疗

甲状腺次全切除术是治疗甲亢的有效方法之一，疗效高、复发率低。

1. 适应证 ①垂体性甲亢。②甲状腺肿有压迫症状。③中重度甲亢，长期服药无效或停药后复发及严重过敏者。④细针穿刺细胞学检查怀疑恶变者。

2. 禁忌证 ①病情轻，甲状腺肿大不明显。②重度突眼。③合并较重心肝肾疾病，不能耐受手术者。④妊娠前3个月或第6个月后者。⑤甲亢术后复发者。

3. 并发症 甲状旁腺功能减退引起手足搐搦、喉返神经损伤、永久性甲减等。

（四）其他治疗

1. 碘剂 减少碘摄入量是甲亢的基础治疗之一。过量碘的摄入会加重和延长病程，增加复发的可能性。复方碘化钠溶液仅在术前和甲状腺危象时使用。

2. β受体拮抗剂 作用机制是：①阻断甲状腺激素对心脏的兴奋作用。②阻断外周组织 T$_4$ 向 T$_3$ 的转化，主要在 ATD 治疗初期使用，可较快控制甲亢的症状。临床常用普萘洛尔，每次10~40mg，每天3~4次。支气管哮喘伴甲亢者禁用普萘洛尔。

第二节 甲状腺功能减退症

扫码"学一学"

甲状腺功能减退症简称甲减，是由各种原因导致的低甲状腺激素血症或甲状腺激素抵抗而引起的全身性代谢综合征，其病理特征是黏多糖在组织和皮肤堆积，表现为黏液性水肿。甲减可由甲状腺本身原发性疾病引起，亦可由垂体或下丘脑病变所致。由于起病时年龄不同，功能减退程度不同，故对患者病理生理的影响不同，因而所产生的症状各异。临床上可分为三型：①功能减退始于胎儿期或出生不久的新生儿，称为呆小病。②功能减退始于发育前儿童期，称为幼年型甲减。③功能减退始于成人期，称为成年型甲减。本节重点介绍成年型甲减。

一、分类

1. 根据病变发生部位分类

（1）原发性甲减 又称甲状腺性甲减，由甲状腺腺体本身病变引起的甲减，占全部甲减的95%以上。其中90%以上原发性甲减是由自身免疫、甲状腺手术和甲亢^{131}I治疗所致。

（2）中枢性甲减 由下丘脑和垂体病变引起的促甲状腺激素释放激素（TRH）或者促甲状腺激素（TSH）产生和分泌减少所致的甲减，垂体外照射、垂体大腺瘤、颅咽管瘤及产后大出血是其较常见的原因；其中由下丘脑病变引起的甲减称为三发性甲减。

（3）甲状腺激素抵抗综合征 由于甲状腺激素在外周组织实现生物效应障碍引起的综

合征。

2. 根据病变原因分类 可分为药物性甲减、手术后甲减、^{131}I治疗后甲减、特发性甲减、垂体或下丘脑肿瘤手术后甲减等。

3. 根据甲状腺功能减退程度分类 可分为临床甲减和亚临床甲减。

二、病因

成人甲减的主要病因：①自身免疫损伤：最常见的原因是自身免疫性甲状腺炎，包括桥本甲状腺炎、萎缩性甲状腺炎、产后甲状腺炎。②甲状腺破坏：包括甲状腺手术、放射性^{131}I治疗等。③碘过量：碘过量可引起具有潜在性甲状腺疾病者发生甲减，也可诱发和加重自身免疫性甲状腺炎。含碘药物胺碘酮诱发甲减的发生率是5%～22%。④抗甲状腺药物：如硫脲类、咪唑类等。

三、临床表现

1. 病史 详细询问病史有助于本病的诊断，如甲状腺手术史、放射性^{131}I治疗史及Graves病病史、桥本甲状腺炎病史和家族史。

2. 症状 原发性甲减年龄多在40～60岁之间，男女之比为1:4～1:5，起病隐匿，病程较长，主要表现以代谢率减低和交感神经兴奋性下降为主，病情轻的早期症状不一。典型患者畏寒、疲乏、手足肿胀、嗜睡、记忆力减退、少汗、关节疼痛、体重增加、便秘，女性月经紊乱或者不孕。

3. 体格检查 典型患者表情呆滞，反应迟钝，声音嘶哑，听力障碍，黏液性水肿面容，唇厚舌大、常有齿痕，皮肤干燥、粗糙，皮肤温度低、水肿，手脚掌皮肤可呈姜黄色，毛发稀疏干燥，跟腱反射时间延长，脉率缓慢。少数病例出现胫前黏液性水肿。本病可累及心脏出现心包积液和心力衰竭。重症患者可发生黏液性水肿昏迷，为甲减最严重的临床表现，多见于老年人长期未接受治疗者，大多在冬季寒冷时发病，受寒及感染是最常见的诱因；其他如创伤、手术、麻醉、使用镇静剂等均可促发。昏迷时四肢松弛、反射消失、低体温（可在33℃以下），呼吸浅慢，心动过缓，心音微弱，血压降低，休克，并可伴发心、肾衰竭，常危及生命。

四、辅助检查

1. 血清 TSH、TT$_4$、FT$_4$ 原发性甲减血清 TSH 水平升高，TT$_4$ 和 FT$_4$ 水平均降低。TSH 升高以及 TT$_4$ 和 FT$_4$ 降低的水平与病情程度相关。血清 TT$_3$、FT$_3$ 水平早期正常，晚期降低。因为 T$_3$ 主要来源于外周组织 T$_4$ 的转换，所以不作为诊断原发性甲减的必备指标。亚临床甲减仅有 TSH 水平升高，TT$_4$ 和 FT$_4$ 水平均正常。

2. 甲状腺过氧化物酶抗体（TPOAb）和甲状腺球蛋白抗体（TGAb） 是确定原发性甲减病因的重要指标和诊断自身免疫甲状腺炎（包括桥本甲状腺炎、萎缩性甲状腺炎）的主要指标。一般认为 TPOAb 的意义较为肯定。

3. 其他检查 血常规示轻、中度贫血，血清总胆固醇、甘油三酯、LDL－C 及心肌酶谱增高。

4. 心电图和 X 线检查 心电图可呈现窦性心动过缓、低电压、T 波低平甚至倒置，部分病例 X 线检查见心脏向两侧扩大，或伴心包积液和胸腔积液。

五、诊断

详细询问病史有助于本病的诊断。

1. 甲减的症状和体征。

2. 实验室检查血清 TSH 水平升高，FT_4 水平减低，原发性甲减即可成立。进一步寻找甲减的病因。如 TPOAb 阳性，可考虑甲减的病因为自身免疫性甲状腺炎。

3. 实验室检查血清 TSH 水平降低或者正常，TT_4 和 FT_4 水平降低，考虑中枢性甲减。可通过 TRH 兴奋试验证实。进一步寻找垂体和下丘脑的病变。

4. 亚临床甲减是指患者血清中 TSH 水平升高，TT_4 和 FT_4 水平正常，临床上无明显甲减表现。

六、鉴别诊断

本病尚需与肥胖、肾病综合征、低代谢综合征、肌无力综合征等相鉴别。

七、治疗

治疗原则为补充甲状腺素和对症处理

（一）左甲状腺素（L-T₄）治疗

1. 治疗目标　将血清 TSH 和甲状腺激素水平恢复到正常范围内，通常需要终生服药。

2. 治疗剂量　取决于患者的病情、年龄、体重和个体差异。成年患者 L-T₄ 替代剂量 $50\sim200\mu g/d$，平均 $125\mu g/d$。按照体重计算的剂量是 $1.6\sim1.8\mu g/$（kg·d）；儿童需要较高的剂量，大约 $2.0\mu g/$（kg·d）；老年患者则需要较低的剂量，大约 $1.0\mu g/$（kg·d）；妊娠时的替代剂量需要增加 $30\%\sim50\%$；甲状腺癌术后的患者需要剂量大约 $2.2\mu g/$（kg·d）。T_4 的半衰期是 7 天，所以可以每天早晨服药一次。

3. 服药方法　起始剂量和达到完全替代剂量所需要时间要根据年龄、体重和心脏状态确定。小于 50 岁，既往无心脏病史患者可以尽快达到完全替代剂量，50 岁以上患者服用 L-T₄ 前要常规检查心脏状态。一般从 $25\sim50\mu g/d$ 开始，每 $1\sim2$ 周增加 $25\mu g$，直到达到治疗目标。患缺血性心脏病者起始剂量宜小，调整剂量宜慢，防止诱发和加重心脏病。补充甲状腺激素，重新建立下丘脑-垂体-甲状腺轴的平衡一般需要 $4\sim6$ 周，所以治疗初期，每 $4\sim6$ 周测定激素指标。然后根据检查结果调整 L-T₄ 剂量，直到达到治疗的目标。治疗达标后，需要每 $6\sim12$ 个月复查一次激素指标。

（二）亚临床甲减的处理

因为亚临床甲减引起的血脂异常可以促进动脉粥样硬化的发生和发展。部分亚临床甲减发展为临床甲减。目前认为有下述情况之一者需予以替代治疗：①TSH > 10mU/L。②TSH $6\sim10$mU/L，同时伴有甲状腺自身抗体阳性或甲状腺明显肿大、甲减症状、高脂血症。③妊娠期妇女。④医源性亚临床甲减。

（三）黏液水肿性昏迷的治疗

①补充甲状腺激素。首选 T_3 静脉注射，每 4 小时 $10\mu g$，直至患者症状改善，清醒后改为口服；或 L-T₄ 首次静脉注射 $300\mu g$，以后每日 $50\mu g$，至患者清醒后改为口服。如无注射剂可予以片剂鼻饲，T_3 $20\sim30\mu g$，每 $4\sim6$ 小时一次，以后每 6 小时 $5\sim15\mu g$；或 L-T₄ 首次 $100\sim200\mu g$，以后每 $50\mu g$，至患者清醒后改为口服。②保温、供氧、保持呼吸道通畅，必要时行气管切开、机械通气等。③氢化可的松 $200\sim300$mg/d 持续静滴，患者清醒后逐渐减量。④根据需要补液，但是液体量不宜过多。⑤控制感染，治疗原发疾病。

七、预防

成人的甲减不少是由于手术切除或放射性[131]I 治疗甲亢所致，应适当掌握[131]I 剂量及甲状腺的手术切除量，以防止切除过多或剂量过大等因素导致本病。

扫码"学一学"

第三节　糖尿病

糖尿病是一组由多病因引起的胰岛素分泌绝对或相对不足和（或）作用缺陷而导致的以慢性高血糖为特征的代谢性疾病，长期的碳水化合物、脂肪及蛋白质代谢紊乱可引起多系统损伤，导致眼、肾、神经、心脏、血管等组织器官慢性进行性病变、功能减退及衰竭；病情严重或应激时可发生急性严重代谢紊乱，如糖尿病酮症酸中毒、高渗高血糖综合征等。

随着人民生活水平的提高、人口老龄化、生活方式的改变，糖尿病呈逐年增加的流行趋势，更为严重的是，我国有60%的糖尿病未被诊断，已经接受治疗的糖尿病控制情况也很不理想。糖尿病已成为发达国家中继心血管病和肿瘤之后的第三大非传染性疾病，是严重威胁人类健康的世界性公共卫生问题。

一、分型

目前国际上通用 WHO 糖尿病专家委员会提出的病因学分型标准（1999）（表 9 - 1）

表 9 - 1　糖尿病的病因学分型

类　　型	特　　点
1. 1 型糖尿病（T1DM）	①B 细胞破坏，常导致胰岛素绝对缺乏；②自身免疫性：急性型及缓发型；③特发性：无自身免疫证据
2. 2 型糖尿病（T2DM）	①以胰岛素抵抗为主伴胰岛素分泌不足；②以胰岛素分泌不足为主伴胰岛素抵抗
3. 其他特殊类型糖尿病	
4. 妊娠期糖尿病（GDM）	①在妊娠期间诊断的糖尿病；②妊娠结束后复查血糖，重新分类为正常血糖、空腹血糖调节受损、糖耐量减低、糖尿病；③大部分孕妇分娩后血糖恢复正常

二、病因与发病机制

（一）1 型糖尿病

1. 遗传因素　在同卵双生子中同病率达30%～40%，提示 1 型糖尿病发病与遗传密切关系。

2. 自身免疫　许多证据提示 1 型糖尿病为自身免疫性疾病：①许多患者体内存在多种自身抗体，如胰岛细胞抗体（ICA）、胰岛素自身抗体（IAA）、谷氨酸脱羧酶抗体（GA-DA），这些自身抗体可以损伤胰岛的 B 细胞，使之不能正常分泌胰岛素。②这些人易发生其他自身免疫性疾病，如慢性淋巴细胞性甲状腺炎、弥漫性甲状腺肿伴甲状腺功能亢进、慢性肾上腺皮质功能减退等。③遗传易感性与 HLA 区域密切相关。

3. 环境因素　①病毒感染：见于柯萨奇病毒、腮腺炎病毒、风疹病毒、巨细胞病毒等多种病毒，病毒感染可直接损伤胰岛 B 细胞，暴露的抗原成分启动自身免疫反应进一步破坏胰岛 B 细胞。②化学毒性物质和饮食因素。

（二）2 型糖尿病

2 型糖尿病占所有糖尿病患者的 90% ~95%。发病除有较强的遗传易感性外，与环境因素密切相关。

1. 遗传因素 2 型糖尿病是多基因遗传病，在不同种族中患病率差别很大，有明显的家族史，同家族中有两个以上发生糖尿病者并不少见。

2. 环境因素 包括肥胖、摄食过多、体力劳动强度减低、生活方式改变、年龄增长、子宫内环境及应激、化学毒物等，其可使易感人群的糖尿病患病率显著增加。在遗传和环境因素共同作用下引起的肥胖。特别是中心性肥胖，与胰岛素抵抗和 2 型糖尿病的发生密切相关。

3. 胰岛素抵抗和 B 细胞功能缺陷 胰岛素抵抗和 B 细胞功能缺陷导致的不同程度的胰岛素缺乏是 2 型糖尿病的两个主要发病环节。①胰岛素抵抗指胰岛素作用的靶器官（主要是肝脏、肌肉和脂肪组织）对胰岛素作用的敏感性降低。②B 细胞功能缺陷：主要表现为胰岛素分泌量的缺陷和胰岛素分泌模式异常。

三、临床表现

（一）基本临床表现

血糖升高后因渗透性利尿引起多尿、继而口渴、多饮；外周组织对葡萄糖利用障碍，脂肪分解增多，蛋白质代谢负平衡，渐见乏力、消瘦、儿童生长发育受阻；患者常有易饥、多食。故糖尿病的临床表现常被描述为"三多一少"，即多尿、多饮、多食和体重减轻。可有皮肤瘙痒，尤其外阴瘙痒。血糖升高较快时可使眼房水、晶体渗透压改变而引起屈光改变致视物模糊。许多患者无任何症状，仅于健康查体或因各种疾病就诊化验时发现高血糖。

（二）并发症

1. 急性并发症 糖尿病酮症酸中毒（DKA）、②高渗高血糖综合征（HHs）。

2. 感染性并发症 糖尿病患者常发生疖、痈等皮肤化脓性感染，可反复发生，有时可引起败血症或脓毒血症。皮肤真菌感染如手（或足、体）癣也常见。真菌性阴道炎和巴氏腺囊肿是女性患者常见并发症，多为白念珠菌感染所致。糖尿病合并肺结核、尿路感染等疾病的发病率较非糖尿病者高。

3. 慢性并发症 糖尿病的慢性并发症可遍及全身各重要器官，发病机制尚未完全阐明，认为与遗传易感性、胰岛素抵抗、高血糖、氧化应激等多方面因素的相互影响有关。

（1）大血管病变 与非糖尿病者相比较，糖尿病患者动脉粥样硬化的患病率较高，动脉粥样硬化主要侵犯主动脉、冠状动脉、脑动脉、肾动脉和肢体外周动脉，可引起冠心病、缺血性或出血性脑血管病、肾动脉硬化、肢体动脉硬化等，其中心脑血管病变是 2 型糖尿病患者的主要并发症。

（2）微血管病变 其典型改变是微循环障碍和微血管基底膜增厚。可累及全身各组织器官，主要表现在视网膜、肾、神经和心肌组织，其中，糖尿病肾病和视网膜病变是糖尿病患者致死、致残的严重微血管并发症。①糖尿病性肾病：多见于糖尿病病史超过 10 年的患者，是 1 型糖尿病的主要死因；对于 2 型糖尿病，其严重程度仅次于心、脑血管病变。②糖尿病性视网膜病变：病程超过 10 年者常发生，是失明的主要原因之一。③其他：心脏微血管病变和心肌代谢紊乱可引起心肌广泛灶性坏死，称糖尿病心肌病变。

（3）神经系统病变 ①中枢神经病变：缺血性脑卒中等。②周围神经病变：最常见，通常为对称性，下肢较上肢严重，病情进展缓慢。先出现肢端感觉异常，可伴痛觉过敏或痛觉减退；后期可累及运动神经，出现肌力减弱甚至肌萎缩和瘫痪。③自主神经病变：较常见、出现较早，影响胃肠、心血管、泌尿生殖系统功能。

（4）糖尿病足　与下肢远端神经异常和不同程度周围血管病变相关的足部溃疡、感染和（或）深层组织破坏。轻者表现为足部畸形、皮肤干燥和发凉、胖胀（高危足）；重者可出现足部溃疡、坏疽等。糖尿病足是截肢、致残的主要原因。

（5）其他　糖尿病还可引起视网膜黄斑水肿、白内障、青光眼、屈光改变、虹膜睫状体病变等其他眼部并发症。

四、辅助检查

1. 尿糖测定　尿糖阳性是诊断糖尿病的重要线索。但尿糖阳性只能提示血糖值超过了肾排阈值（$10mmol/L$），因此，尿糖阴性不能排除糖尿病的可能。当并发肾脏病变时，肾糖阈升高，尿糖可呈阴性；妊娠时肾糖阈降低，尿糖可呈阳性。

2. 血糖测定　正常空腹血糖范围在 $3.9 \sim 6.0mmol/L$。血糖升高是诊断糖尿病的主要依据，又是判断糖尿病病情和控制情况的主要指标。诊断糖尿病时必须用静脉血浆测定血糖，治疗过程中随访血糖控制情况可用便携式血糖仪测定血糖。

3. 葡萄糖耐量试验（OGTT）　当血糖高于正常范围而又未达到糖尿病诊断标准者，须进行 OGTT，应在清晨空腹进行。

4. 糖化血红蛋白 A_{1C}（HbA_{1C}）测定　HbA_{1C}是反映患者近 $8 \sim 12$ 周内的平均血糖水平，是监控糖尿病病情的指标之一。

5. 胰岛素释放试验　正常人空腹基础血浆胰岛素为 $35 \sim 145pmol/L$（$5 \sim 20MU/L$），口服 75g 无水葡萄糖（或 100g 标准面粉制作的馒头）后，血浆胰岛素在 $30 \sim 60$ 分钟上升至高峰，峰值为基础值的 $5 \sim 10$ 倍，$3 \sim 4$ 小时恢复到基础水平。本试验反映基础和葡萄糖介导的胰岛素释放功能。胰岛素测定受血清中胰岛素抗体和外源性胰岛素干扰。

6. C 肽释放试验　反映基础和葡萄糖介导的胰岛素释放功能。C 肽测定不受血清中的胰岛素抗体和外源性胰岛素影响。

7. 自身免疫标记物测定　1 型糖尿病患者胰岛细胞自身抗体（ICA）、谷氨酸脱羧酶抗体（GADA）、胰岛素自身抗体（IAA）常呈阳性。

8. 其他检查　根据病情需要选用血脂、肝肾功能等常规检查，急性严重代谢紊乱时的酮体、电解质、酸碱平衡检查，心、肝、肾、脑、眼科及神经系统的各项辅助检查。

五、诊断

大多数糖尿病患者，尤其是 2 型糖尿病患者，早期无明显症状，因此，临床工作中要善于发现线索。

（一）诊断线索

①"三多一少"症状。②以糖尿病各种急、慢性并发症或伴发病首诊的患者。③高危人群：有血糖调节受损（IGR）史；年龄≥45 岁；超重或肥胖；2 型糖尿病（T_2DM）的一级亲属；有巨大儿生产史或 GDM 史；多囊卵巢综合征；长期接受抗抑郁症药物治疗等。

（二）诊断标准

目前国际上通用 WHO 糖尿病专家委员会（1999）提出的诊断标准（表 9-2）及糖代谢状态分类（表 9-3）。

表9-2 糖尿病诊断标准（WHO 糖尿病专家委员会报告，1999 年）

诊断标准	静脉血浆葡萄糖水平（mmol/L）
（1）糖尿病症状加随机血糖 或	≥11.1
（2）空腹血糖受损（IFG） 或	≥7.0
（3）葡萄糖负荷后（OGTT）2 小时血糖	≥11.1
无糖尿病症状者需改日重复检查	

表9-3 糖代谢状态分类（WHO 糖尿病专家委员会报告，1999 年）

糖代谢分类	空腹血糖（mmol/L）	糖负荷后 2 小时血糖（mmol/L）
正常血糖（NGR）	<6.1	<7.8
空腹血糖受损（IFG）	6.1~<7.0	<7.8
糖耐量减低（IGT）	<7.0	7.8~<11.1
糖尿病（DM）	≥7.0	≥11.1

注：2003 年 11 月国际糖尿病专家委员会建议将 IFG 的界限值修订为 5.6~6.9mmol/L

拓展阅读

糖尿病诊断标准解读

糖尿病诊断是基于空腹血糖（FPG）、随机血糖或葡糖糖负荷后（OGTT）2 小时血糖。①空腹指至少 8 小时内无任何热量摄入。②随机血糖是指一天中任意时间的血糖，不考虑上次进餐时间。③糖尿病症状是指高血糖所导致的多尿、多饮、多食、体重减轻，皮肤瘙痒，视力模糊等急性代谢紊乱表现。④空腹血糖（FPG）3.9~6.0mmol/L (70~108mgdD)为正常；6.1~6.9mmol/L（110~125mg/dl）为空腹血糖调节受损（IFG）；≥7.0mmo/L（126mg/d）应考虑糖尿病。⑤OGTT 中 2 小时 PG <7.7mmol/L(139mg/dl)为正常糖耐量；7.8~11.0mmo/L（140~199mg/dl）为糖耐量减低（IGT）；≥11.1mmol/L（200mg/dl）应考虑糖尿病。糖尿病的临床诊断采用葡萄糖氧化酶法测定静脉血浆葡萄糖。

（三）诊断要点

1. 1 型糖尿病 ①起病较急，可发生于任何年龄，但多发生于青少年。②"三多一少"症状较明显，易发生酮症酸中毒。③起病早期血中自身免疫抗体，如 ICA、GADA、IAA 等阳性率高。④空腹血浆胰岛素和 C 肽测定值低于正常，胰岛素释放试验呈低平曲线。⑤需要胰岛素治疗。

2. 2 型糖尿病 ①起病较缓慢，可发生于任何年龄，但多发生于成年，40 岁以后更多见。②"三多一少"症状不典型。一般无酮症酸中毒倾向。③胰岛细胞自身抗体基本上阴性。④空腹血浆胰岛素和 C 肽测定值可正常或轻度降低或高于正常，胰岛素释放试验，胰岛素分泌量可稍低正常或高于正常，分泌高峰可延迟。⑤一般不需要胰岛素治疗，但在饮食和口服降血糖药治疗不能控制或因并发症和伴发病致病情加重时，亦需要用胰岛素治疗。

六、治疗

国际糖尿病联盟（IDF）提出了糖尿病治疗的5个要点，分别为糖尿病教育、医学营养治疗、运动治疗、病情监测和药物治疗。

（一）糖尿病教育

是重要的基础治疗措施之一，是糖尿病治疗成败的关键。教育患者了解糖尿病的基础知识和控制要求，学会测定尿糖、正确使用便携式血糖仪和胰岛素注射技巧，掌握医学营养治疗的具体措施和体育锻炼的具体要求及降血糖药物的注意事项、低血糖的临床表现及处理方法（如及时进食果糖），养成良好的生活规律，戒烟限酒，讲究个人卫生，预防各种感染等。

（二）医学营养治疗

是糖尿病另一项重要的基础治疗措施，应长期和严格执行。医学营养治疗方案包括：

1. 计算总热量　计算出理想体重，理想体重（kg）＝身高（cm）－105，然后根据工作性质，计算每日所需的总热量。

2. 营养物质含量　①碳水化合物：占总热量的55%～60%。②蛋白质：成人一般以每日每千克体重0.8～1.2g计算，占总热量的10%～15%。妊娠及哺乳期妇女、营养不良及有消耗性疾病者可酌情增加至1.5g左右。伴糖尿病肾病肾功能正常者应限制在0.8g，肾功能异常者应限制在0.6g。③脂肪：每日脂肪总量为40～60g，占总热量不超过30%。

3. 合理分配　每日三餐分配为1/5、2/5、2/5，或1/3、1/3、1/3，每日四餐分配为1/7、2/7、2/7、2/7。

（三）运动疗法

也是重要的基础治疗措施之一，应根据年龄、性别、体力、病情及有无并发症等不同条件选择适宜的、长期的运动方法。

（四）病情监测

定期监测血糖，建议患者应用便携式血糖仪进行自我检测血糖；每3～6个月定期复查HbA_{1C}，了解血糖总体控制情况，及时调整治疗方案。每年1～2次全面复查，了解血脂以及心、肾、神经和眼底情况，尽早发现相关并发症，给予相应治疗。

（五）口服降糖药物

1. 促进胰岛素分泌剂　刺激胰岛B细胞，促进胰岛素分泌。

（1）磺脲类（SU）　①适应证：主要为2型非肥胖患者经饮食、运动等基本治疗血糖控制不理想者。②禁忌证：1型糖尿病；胰岛细胞功能很差的2型糖尿病；糖尿病酮症酸中毒或高渗性昏迷；有严重感染、高热、较大手术或创伤者；各种严重心、肾、肝、脑和血液等急、慢性病变者；对SU类药物有变态反应或重度不良反应者；儿童糖尿病；妊娠期、哺乳期妇女。③常见不良反应：低血糖反应；④常用药物：格列本脲、格列齐特、格列喹酮、格列美脲等。

（2）格列奈类（为非磺脲类胰岛素促泌剂）　该药吸收和代谢迅速，可有效地降低餐后高血糖。在每次进餐前即刻口服，因此又称为餐时血糖调节剂。①适应证：同磺脲类。因该类药物主要从胃肠道排泄，伴肾功能损害者也能使用。②禁忌证：同磺脲类。③不良反应：头痛、头晕或有低血糖发生。④常用药物：瑞格列奈、那格列奈。

扫码"看一看"

2. 双胍类 减少肝脏产生葡萄糖，促进肌肉摄取葡萄糖，增加胰岛素敏感性。

（1）适应证 ①肥胖或超重的 2 型糖尿病患者首选药，可单用或联合其他药物。②1 型糖尿病血糖波动大者，如用双胍类，可降低胰岛素使用量。③对糖耐量异常者，可防止其发展成显性糖尿病。

（2）禁忌证 ①1 型或 2 型重度糖尿病，应使用胰岛素治疗者。②糖尿病并发酮症酸中毒或高渗性昏迷，或有其他重度并发症及应激状态时。③糖尿病并发肾脏、眼底、心、脑血管等器质性病变者。④高龄患者慎用。

（3）不良反应 胃肠道反应、乳酸性酸中毒等。

（4）常用药物 盐酸二甲双胍。

3. α–葡萄糖苷酶抑制剂 抑制 α–葡萄糖苷酶，延缓碳水化合物的吸收，降低餐后高血糖。

（1）适应证 ①1 型糖尿病在胰岛素治疗基础上，加用 α–葡萄糖苷酶抑制剂可减少胰岛素用量和降低餐后高血糖。②2 型糖尿病，尤其适用空腹血糖不高，而餐后血糖升高者，可单独应用或与其他降糖药物合用。③反应性低血糖。

（2）禁忌证 ①不能作为 1 型糖尿病的主要治疗药物。②严重胃肠功能紊乱、慢性腹泻、慢性胰腺炎及烟酒过度嗜好者。③妊娠及哺乳期妇女。④严重肝、肾功能不全者。

（3）不良反应 腹胀、腹泻、胃肠痉挛性疼痛等消化道反应。

（4）常用药物 阿卡波糖、伏格列波糖。

4. 噻唑烷二酮类（TZDs） 胰岛素增敏剂，通过增加外周组织对胰岛素的敏感性，改善胰岛素抵抗而降低血糖。

（1）适应证 用于 2 型糖尿病，尤其超重、伴高胰岛素血症或胰岛素抵抗明显者。可单独或与磺脲类、二甲双胍或胰岛素联合应用。

（2）禁忌证 ①对该类药物过敏者；②糖尿病急性并发症患者；③1 型糖尿病；④有明显肝功能损害、心功能不全者；⑤妊娠或哺乳期妇女及 18 岁以下患者。

（3）不良反应 贫血、水肿或肝功能损害，有心衰倾向或肝病者不用或慎用。

（五）胰岛素治疗

1. 适应证 ①1 型糖尿病。②2 型糖尿病患者经饮食疗法及口服降糖药物未获良好控制者。③糖尿病急性并发症。④糖尿病并发心、脑、肾、视网膜等脏器严重损害者。⑤伴重症感染、围手术期、创伤、分娩等。⑥全胰腺切除的继发性糖尿病。

2. 胰岛素制剂 按作用起效快慢和维持时间，胰岛素制剂有短（速）效、中效和长（慢）效三类。按来源，胰岛素制剂有动物胰岛素、基因重组人胰岛素及胰岛素类似物三类。

3. 不良反应 低血糖反应、胰岛素变态反应、屈光变化、胰岛素水肿、胰岛素抵抗、胰岛素性脂肪营养不良。

（六）人胰高血糖素样肽–1 类似物和 DPP–Ⅳ抑制剂

当摄入脂类和碳水化合物时，人胰高血糖素样肽–1 类似物刺激胰岛 B 细胞分泌胰岛素，抑制胰高血糖素分泌，减少肝葡萄糖输出，延慢胃内容排空，改善外周组织对胰岛素敏感性，抑制食欲。并可促进胰岛 B 细胞增生，增加其数量，减少其凋亡。目前国内常用药物有西格列汀和维格列汀。

七、预防

糖尿病预防分为三级：一级预防是对糖尿病的高危人群如肥胖或超重、巨大胎儿史、糖尿病病或肥胖家族史者，提倡合理膳食、经常运动等避免糖尿病发病。二级预防是及早确诊并有效治疗糖尿病；三级预防是延缓和（或）防治糖尿病并发症。

扫码"学一学"

第四节 痛风

痛风是嘌呤代谢障碍和（或）尿酸排泄减少所引起尿酸增高的一组代谢性疾病。痛风发病有明显的异质性，除高尿酸血症外，还可表现为特征性急性关节炎、痛风石形成、慢性关节炎、关节畸形、慢性间质性肾炎和尿酸性尿路结石。高尿酸血症患者出现上述临床表现时称为痛风。

一、分类

痛风分为原发性和继发性两大类。原发性痛风由遗传因素和环境因素共同致病，大多数为尿酸排泄障碍，少数为尿酸生成增多。具有一定的家族易感性，除极少数是先天性嘌呤代谢酶缺陷外，绝大多数病因未明，常与肥胖、糖脂代谢紊乱、高血压、动脉硬化和冠心病等聚集发生。继发性痛风主要由于肾脏疾病致尿酸排泄减少、骨髓增生性疾病及放疗致尿酸生成增多，某些药物抑制尿酸的排泄等各种原因所致。

二、病因与发病机制

当血尿酸浓度过高和（或）在酸性环境下，尿酸可析出针状结晶，沉积在骨关节、肾脏和皮下等组织，引起组织病理学改变，表现为痛风性骨关节炎、痛风肾和皮下痛风石等临床特征。并非所有高尿酸血症均可引起痛风，临床上仅有5%～15%高尿酸血症患者发展为痛风。

三、临床表现

本病发病于各个年龄段，临床以40岁以上男性多见，女性多在绝经后发病，近年发病有年轻化趋势。常有家族遗传史。肥胖及体力活动减少者易患该病。

（一）无症状期

波动性或持续性血尿酸水平增高，临床无任何症状，从血尿酸增高至症状出现的时间不等，可长达数年至数十年，甚至终生不出现症状。一般情况下，高尿酸血症的水平和持续时间与痛风的症状密切相关。

（二）急性关节炎期

急性关节炎常是痛风的首发症状。是尿酸盐结晶、沉积引起的炎症反应。典型发作时起病急骤，常有以下特点：①多于午夜因剧痛而惊醒，关节呈撕裂样、刀割样或咬噬样疼痛，难以忍受；数小时内出现受累关节的红、肿、热、痛和功能障碍；最易受累部位是第1跖趾关节，其次为踝、跟、膝、腕、指、肘等关节。90%为单侧，可伴有关节腔积液。有发热、白细胞增多等全身症状。发作常呈自限性，数小时、数天、数周自然缓解，缓解时局部可出现本病特有的脱屑和瘙痒表现。缓解期可数月、数年乃至终生。但多数反复发作，甚至到慢性关节炎阶段。②可伴高尿酸血症，但部分患者急性发作时血尿酸水平正常；③常见诱因有受寒、劳累、饮酒、高蛋白高嘌呤饮食、外伤、手术、感染等。④关节液或皮下痛风石抽吸物中发现双折光的针形尿酸盐结晶是确诊本病的依据。⑤秋水仙碱可以迅速缓解关节症状。

（三）痛风石及慢性关节炎期

痛风石是痛风的特征性临床表现，典型部位在耳郭，也常见于反复发作的关节周围，以及鹰嘴、跟腱、髌骨滑囊等处。外观为隆起的大小不一的黄白色赘生物，表面菲薄，破溃后排出白色粉状或糊状物经久不愈，但较少继发感染。关节内大量沉积的痛风石可造成关节骨质破坏、关节周围组织纤维化、继发退行性改变等，临床表现为持续关节肿痛、压痛、畸形、关节功能障碍。

（四）肾脏病变

主要表现在以下两方面。

1. 痛风性肾病　起病隐匿，临床表现为尿浓缩功能下降，出现夜尿增多、低比重尿、低分子蛋白尿、白细胞尿、轻度血尿及管型等。晚期可致肾小球滤过功能下降，出现肾功能不全及高血压、水肿、贫血等。少数患者表现为急性肾衰竭，出现少尿或无尿，尿中可见大量尿酸晶体。肾小管分泌尿酸减少最为重要。

2. 尿酸性肾石病　10%～25%的痛风肾有尿酸结石。较小者呈泥沙状随尿排出，常无症状。较大者引起肾绞痛、血尿、排尿困难、肾积水、肾盂肾炎或肾周围炎等。纯尿酸结石能被 X 线透过而不显影，所以对尿路平片阴性而 B 超阳性的肾结石患者应常规检查血尿酸并分析结石的性质。

四、辅助检查

1. 血尿酸测定　成年男性血尿酸值 150～380μmol/L（2.5～6.4mg/dl），女性为 100～300μmol/L（1.6～5.0mg/dl），绝经后接近男性。血尿酸存在较大波动，应反复监测。

2. 尿尿酸测定　限制嘌呤饮食 5 天后，每日尿酸排出量超过 3.57mmol（600mg），可认为尿酸生成增多。

3. 关节液或痛风石内容物检查　偏振光显微镜下可见双折光的针形尿酸盐结晶。

4. X 线检查　急性关节炎期可见非特征性软组织肿胀；慢性期或反复发作后可见软骨缘破坏，关节面不规则，特征性改变为穿凿样、虫蚀样圆形或弧形的骨质透亮缺损。

5. 电子计算机 X 线体层图像（CT）与磁共振显像（MRI）检查　CT 扫描受累部位可见不均匀的斑点状高密度痛风石影像；MRI 的 T1 和 T2 加权图像呈斑点状低信号。

五、诊断

男性和绝经后女性血尿酸 > 420μmol/L（7.0mg/dl）、绝经前女性 > 358μmol/L（6.0mg/dl）可诊断为高尿酸血症。如出现特征性关节炎表现、尿路结石或肾绞痛发作，伴有高尿酸血症应考虑痛风，关节液穿刺或痛风石活检证实为尿酸盐结晶可做出诊断。

六、鉴别诊断

1. 继发性高尿酸血症或痛风　发生在其他疾病（如肾脏病、血液病等）过程中，或有明确的相关药史及肿瘤放化疗史。

2. 关节炎　应与化脓性关节炎、创伤性关节炎、假性痛风等相鉴别。

七、治疗

痛风防治目的：①控制高尿酸血症，预防尿酸盐沉积。②迅速控制急性关节炎发作。③防止尿酸结石形成和肾功能损害。

（一）一般治疗

控制饮食总热量，保持理想体重；限制蛋白摄入、少食富含嘌呤食物、忌酒；鼓励患者多饮水，每天 2000ml 以上；慎用抑制尿酸排泄的药物如噻嗪类利尿药等；避免诱发因素（受凉受潮、过度紧张与劳累、暴饮暴食等）和积极治疗相关疾病等。

（二）急性痛风性关节炎的治疗

绝对卧床，抬高患肢，避免关节负重，以下三类药物均应及早、足量使用，见效后逐渐减停。急性发作期不进行降尿酸治疗，但已服用降尿酸药物者不需停用，以免引起血尿酸波动，导致发作时间延长或再次发作。

1. 非甾类抗炎药（NSAIDs） 各种 NSAIDs 均可有效缓解急性痛风症状，为急性痛风关节炎的一线用药。常用药物：①吲哚美辛，每次 50mg，每天 3 ~ 4 次；②双氯芬酸，每次 50mg，每天 2 ~ 3 次；③依托考昔 120mg，每天 1 次。常见的不良反应是胃肠道溃疡及出血、心血管系统毒性反应。活动性消化性溃疡、肾功能不全者忌用。

2. 秋水仙碱 是治疗急性发作的特效药，一般首次剂量 1mg，以后每 1 ~ 2 小时 0.5mg，24 小时总量不超过 6mg。秋水仙碱不良反应较多，主要是严重的胃肠道反应，如恶心、呕吐、腹泻、腹痛等，也可引起骨髓抑制、肝细胞损害、过敏、神经毒性等，肾功能不全者减量使用。

3. 糖皮质激素 治疗急性痛风有明显的疗效，通常用于不能耐受 NSAIDs 或秋水仙碱或肾功能不全者。可应用中小剂量的糖皮质激素，口服、肌注、静脉均可，如口服泼尼松 20 ~ 30mg/d。停药后症状易"反跳"。

（三）发作间歇期和慢性期的处理

治疗目的是维持血尿酸正常水平，治疗目标是使血尿酸 <6mg/dl，以减少或清除体内沉积的单钠尿酸盐晶体。使用降尿酸药物的指征是：急性痛风复发、多关节受累、出现痛风石、慢性痛风石性关节炎、受累关节出现影像学改变以及并发尿酸性肾石病等。目前临床应用的降尿酸药物主要有抑制尿酸生成药和促进尿酸排泄药两类，均应在急性发作缓解 2 周后小剂量开始，逐渐加量，根据血尿酸的目标水平调整至最小有效剂量并长期甚至终生维持。仅在单一药物疗效不好、血尿酸明显升高、痛风石大量形成时可合用两类降尿酸药物。

（四）伴发疾病的治疗

痛风常伴发代谢综合征中的一种或数种，如高血压、高脂血症、肥胖症、2 型糖尿病等。这些疾病的存在增加了痛风发生的危险。因此在痛风治疗的同时，应积极治疗相关的伴发疾病。在治疗这些疾病的药物中有些兼具弱的降血尿酸作用，值得选用，但不主张单独用于痛风的治疗，如降脂药非诺贝特、阿托伐他汀等以及降压药氯沙坦及氨氯地平等。

扫码"学一学"

第五节 骨质疏松症

骨质疏松症是一种以骨量降低和骨组织微结构破坏为特征，导致骨脆性增加和易于骨折的一种全身代谢性骨病。骨质疏松症分为原发性和继发性两类。原发性骨质疏松又分为绝经后骨质疏松症（即原发性 I 型）和老年性骨质疏松症（原发性 II 型）。前者发生于绝经后女性，后者是老年人的常见疾病。继发性骨质疏松症是指各种疾病如皮质醇增多症、甲状旁腺功能亢进、甲状腺功能亢进、糖尿病、慢性肾炎、某些药物等引起的骨质疏松症。本节主要介绍原发性骨质疏松症。

一、病因与发病机制

正常成熟骨的代谢主要以骨重建形式进行。在调节激素和局部细胞因子等协调作用下，不断地新陈代谢，旧的骨质被吸收，由新组成的骨质所代替。周而复始的分解和重建，维持体内骨转换水平的相对稳定。凡可使骨的吸收增加，促进骨微结构紊乱的因素都会促进骨质疏松症的发生，常见因素如下。

1. 骨吸收及其影响因素　①妊娠和哺乳期。②雌激素缺乏（绝经后妇女）。③甲状旁腺素增加。④1 – 25（OH)$_2$D$_3$缺乏等。

2. 骨形成及其影响因素　①高龄。②遗传因素：多种基因的表达水平和基因多态性可影响峰值骨量和骨转换。包括维生素 D 受体、雌激素受体、肾上腺素能受体、糖皮质激素受体、IL – 6、IGF – 1 及Ⅰ型胶原基因多态性等。③钙的摄入量不足。④体力活动过少：足够的体力活动有助于提高峰值骨量，成骨细胞和骨细胞具有接受应力、负重等力学机械刺激的接受体，故成年后的体力活动是刺激骨形成的一种基本方式，而活动过少者易于发生骨质疏松症。⑤不良的生活方式：如吸烟、酗酒，高蛋白、高盐饮食，大量饮用咖啡，维生素 D 摄入不足和光照减少等亦均为骨质疏松症的易发因素。

二、临床表现

1. 骨痛和肌无力　轻者无症状，仅在 X 线片或骨密度测量时被发现。较重患者常诉腰背疼痛、乏力或全身骨痛，为最常见症状。骨痛通常为弥漫性，无固定部位，检查不能发现压痛区（点）。乏力常于劳累或活动后加重，负重能力下降。

2. 身材缩短、驼背　常见于椎体压缩性骨折，可单发或多发，有或无诱因，患者发现或被人发现身材变矮。严重者伴驼背，但罕有神经压迫症状和体征。骨质疏松症患者的腰椎压缩性骨折常导致胸廓畸形，后者可出现胸闷、气短、呼吸困难，甚至发绀等症状。肺活量、肺最大换气量下降，易并发上呼吸道和肺部感染。胸廓严重畸形者心排血量下降。

3. 骨折（脆性骨折）　脆性骨折是指低能量或者非暴力骨折，如行走时跌倒、轻微碰撞即摔倒，或因其他日常活动而发生的骨折。胸椎、腰椎、髋部、桡骨和尺骨远端、肱骨近端为常见部位，其他部位亦可发生，如肋骨、盆骨、股骨甚至锁骨和胸骨等。脊柱压缩性骨折多见于绝经后骨质疏松症患者，骨折发生后出现突发性腰痛，卧床而取被动体位。髋部骨折以老年性骨质疏松症患者多见，通常于摔倒或挤压后发生，骨折部位多在股骨颈部（股骨颈骨折）。如患者长期卧床，又加重骨质丢失。常因并发感染、心血管病或慢性衰竭而死亡。幸存者伴活动受限，生活自理能力明显下降或丧失。

三、辅助检查

1. 血尿常规，肝肾功，血钙磷、碱性磷酸酶、性激素、甲状旁腺素、甲状腺功能等。

2. 骨骼 X 线检查。

3. 骨密度测量　骨密度测量方法很多，以双能 X 线吸收测定（DXA）为最佳方法。根据骨密度结果确定是低骨量，低于同性别人群峰值骨量的 1 个标准差（SD）以上但小于 2.5 个 SD；骨质疏松症，低于峰值骨量的 2.5 个 SD 以上；或严重骨质疏松症，骨质疏松症伴一处或多处骨折，再进一步确定是原发性或继发性骨质疏松症。

4. 骨代谢转换率评价 一般根据骨代谢生化指标如血碱性磷酸酶、骨钙素、I 型胶原羧基前肽、血抗酒石酸酸性磷酸酶（TRAP）、尿吡啶啉和脱氧吡啶啉、尿钙/尿肌酐比值等测定结果来确定原发性骨质疏松症的分型。

四、诊断

1. 诊断线索 ①绝经后或双侧卵巢切除后女性；②不明原因的慢性腰背疼痛；③身材变矮或脊椎畸形；④脆性骨折史或脆性骨折家族史；⑤存在多种骨质疏松症危险因素，如高龄、吸烟、制动、低体重、长期卧床、服用糖皮质激素等。

2. 诊断标准 详细的病史和体检是临床诊断的基本依据，但骨质疏松症的确诊有赖于 X 线检查或骨密度测量。根据骨密度测量结果确定是低骨量、骨质疏或严重骨质疏松，然后确定是原发性或继发性骨质疏松。

五、鉴别诊断

1. 老年性骨质疏松症与绝经后骨质疏松症的鉴别 在排除继发性骨质疏松症后，老年女性患者要考虑绝经后骨质疏松症、老年性骨质疏松症或两者合并存在等可能，可根据既往病史、骨密度和骨代谢生化指标测定结果予以鉴别。

2. 内分泌性骨质疏松症 根据需要，选择必要的生化或特殊检查逐一排除。甲旁亢的骨骼改变主要为纤维囊性骨炎，早期可仅表现为低骨量或骨质疏松症。测定血 PTH、血钙和血磷可予鉴别，如仍有困难可行特殊影像学检查或动态试验。其他内分泌疾病均因本身的原发病表现较明显，鉴别不难。

3. 血液系统疾病 血液系统肿瘤的骨损害有时酷似原发性骨质疏松症或甲旁亢，此时有赖于血清甲状旁腺激素（PTH）、PTH 相关蛋白（PTHrP）和肿瘤特异标志物测定等进行鉴别。

4. 原发性或转移性骨肿瘤 转移性骨肿瘤（如肺癌、前列腺癌、胃肠癌等）或原发性骨肿瘤（如多发性骨髓瘤、骨肉瘤和软骨肉瘤等）的早期表现可酷似骨质疏松症。当临床高度怀疑为骨肿瘤时，可借助骨扫描或 MRI 明确诊断。

5. 结缔组织疾病 成骨不全的骨损害特征是骨脆性增加，多数是由于 I 型胶原基因突变所致。临床表现依缺陷的类型和程度而异，轻者可仅表现为骨质疏松症而无明显骨折，必要时可借助特殊影像学检查或 I 型胶原基因突变分析予以鉴别。

六、治疗

按我国的骨质疏松症诊疗指南确定治疗病例。强调综合治疗、早期治疗和个体化治疗；治疗方案和疗程应根据疗效、费用和不良反应等因素确定。合适的治疗可减轻症状，改善预后，降低骨折发生率。

（一）一般治疗

1. 改善营养状况 补给足够的蛋白质有助于骨质疏松症和骨质疏松症性骨折的治疗，但伴有肾衰竭者要选用优质蛋白饮食，并适当限制其摄入量。多食富含异黄酮类的食物对保存骨量也有一定作用。

2. 补充钙剂和维生素 D 不论何种骨质疏松症均应补充适量钙剂，使每日钙的总摄入量达 800～1200mg。除增加饮食钙含量外，尚可补充碳酸钙、葡萄糖酸钙、枸橼酸钙等制剂。同时补充维生素 D 400～600IU/d。非活性维生素 D 主要用于骨质疏松症的预防，而活性维生素 D 可促进肠钙吸收，增加肾小管对钙的重吸收，抑制 PTH 分泌，故可用于各种骨质疏松症的治疗。骨化三醇 [1，25（OH）$_2$D$_3$，钙三醇] 或阿法骨化醇的常用量为 0.25μg/d，应用期间要定期监测血钙、血磷变化，防止发生高钙血症和高磷血症。

3. 加强运动 多从事户外活动，加强负重锻炼，增强应变能力，减少骨折意外的发生。运动的类型、方式和量应根据患者的具体情况而定。需氧运动和负重锻炼的重点应放在提高耐受力和平衡能力上，降低摔倒和骨折风险。避免肢体制动，增强抵抗力，加强个人护理。

4. 纠正不良生活习惯 低钠、高钾、高钙和高非饱和脂肪酸饮食，戒烟忌酒。

5. 避免使用致骨质疏松症药物 如抗癫痫药、苯妥英、苯巴比妥、卡巴马嗪、扑米酮、丙戊酸、拉莫三嗪、氯硝西泮、加巴喷丁和乙琥胺等。

6. 对症治疗 有疼痛者可给予适量非甾体抗炎药，如阿司匹林 0.3~0.6g，<3 次/d；或吲哚美辛（消炎痛）片 25mg，3 次/d；或桂美辛（吲哚拉新）150mg，3 次/d；或塞来昔布 100~200mg，1 次/d。发生骨折或遇顽固性疼痛时，可应用降钙素制剂。骨畸形者应局部固定或采用其他矫形措施防止畸形加剧。骨折者应给予牵引、固定、复位或手术治疗，同时应辅以物理康复治疗，尽早恢复运动功能。必要时由医护人员给予被动运动，避免因制动或失用而加重病情。

（二）特殊治疗

1. 雌激素补充治疗

（1）治疗原则 雌激素补充治疗主要用于绝经后骨质疏松症的预防，有时也可作为治疗方案之一。雌激素补充治疗的原则是：①确认患者有雌激素缺乏的证据；②优先选用天然雌激素制剂（尤其是长期用药时）；③青春期及育龄期妇女的雌激素用量应使血雌二醇的目标浓度达到中、晚卵泡期水平，绝经后 5 年内的生理性补充治疗目标浓度为早卵泡期水平；④65 岁以上的绝经后妇女使用时应选择更低的剂量。

（2）禁忌证 ①子宫内膜癌和乳腺癌。②子宫肌瘤及子宫内膜异位症。③不明原因阴道出血；④活动性肝炎或其他肝病伴肝功能明显异常。⑤系统性红斑狼疮。⑥活动性血栓栓塞性病变。⑦其他情况，如黑色素瘤、阴道流血、血栓栓塞史、冠心病、耳硬化症、血卟啉症和镰状细胞性贫血等。伴有严重高血压、糖尿病、胆囊疾病、偏头痛、癫痫、哮喘、泌乳素瘤、母系乳腺癌家族史和乳腺增生者慎用雌激素制剂。

（3）常用制剂和用量 ①微粒化 17-β-雌二醇或戊酸雌二醇 1~2mg/d。②炔雌醇 10~20μg/d。③替勃龙 1.25~2.5mg/d。④每周尼尔雌醇 1~2mg。⑤雌二醇皮贴剂 0.05~0.1mg/d。雌、孕激素合剂或雌、孕、雄激素合剂的用量小；皮肤贴剂可避免口服药物的胃肠灭活和肝脏首过效应，副作用小；鼻喷雌激素剂具有药物用量低、疗效确切等优点。

（4）注意事项 ①雌激素补充治疗的疗程一般不超过 5 年，治疗期间要定期进行妇科和乳腺检查；如子宫内膜厚度 >5mm，必须加用适当剂量和疗程的孕激素；反复阴道出血者宜减少用量或停药。②一般口服给药，伴有胃肠、肝胆、胰腺疾病者，以及轻度高血压、糖尿病、血甘油三酯升高者应选用经皮给药；以泌尿生殖道萎缩症状为主者宜选用经阴道给药。③青春期和育龄期妇女的雌、孕激素的配伍可选用周期序贯方案，绝经后妇女可选用周期或连贯序贯方案、周期或连续联合方案。

2. 雄激素补充治疗 用于男性骨质疏松症的治疗。天然的雄激素主要有睾酮、雄烯二酮及二氢睾酮，但一般宜选用雄酮类似物苯丙酸诺龙（19－去甲－17－苯丙酸睾酮）或司坦唑醇（吡唑甲睾酮）。雄激素对肝脏有损害，并常导致水钠潴留和前列腺增生，因此长期治疗宜选用经皮制剂。

3. 选择性雌激素受体调节剂（SERM）和选择性雄激素受体调节剂（SARM） SERM 主要适应绝经后骨质疏松症的治疗，可增加骨密度，降低骨折发生率，但偶可导致血栓栓塞性病变。SARM 具有较强的促合成代谢作用，有望成为治疗老年男性骨质疏松症的较理想药物。

4. 二膦酸盐 二膦酸盐抑制破骨细胞生成和骨吸收，主要用于骨吸收明显增强的代谢性骨病（如变形骨炎、多发性骨髓瘤、甲旁亢等），亦可用于高转换型原发性和继发性骨质疏松症、高钙血症危象和骨肿瘤的治疗，对类固醇性骨质疏松症也有良效；但老年性骨质疏松症不宜长期使用该类药物，必要时应与甲状旁腺激素等促进骨形成类药物合用。常用的二膦酸盐类药物有三种：①依替膦酸二钠（1－羟基乙膦酸钠）：400mg/d，于清晨空腹时口服，服药 1 小时后方可进餐或饮用含钙饮料，一般连服 2～3 周。通常隔月 1 个疗程。②帕米膦酸钠（3－氨基－1－羟基乙膦酸钠）：用注射用水稀释成 3mg/ml 浓度后加入生理盐水中，缓慢静脉滴注（不短于 6 小时），每次 15～60mg，每月注射 1 次，可连用 3 次，此后每 3 个月注射 1 次或改为口服制剂。本药的用量要根据血钙和病情而定，两次给药的间隔时间不得少于 1 周。③阿仑膦酸钠（4－氨基－1－羟丁基乙膦酸钠）：常用量为 10mg/d，服药期间无需间歇；或每周口服 1 次，每次 70mg。其他新型二膦酸盐制剂：唑来膦酸二钠、氯屈膦酸二钠、因卡膦酸二钠等，可酌情选用。用药期间需要补充钙剂，偶可发生浅表性消化性溃疡；静脉注射可导致二膦酸盐钙整合物沉积，有血栓栓塞性疾病、肾功能不全者禁用。治疗期间追踪疗效，并监测血钙、磷和骨吸收生化标志物。

5. 降钙素 降钙素为骨吸收的抑制剂，主要适用于：①高转换型骨质疏松症；②骨质疏松症伴或不伴骨折；③变形性骨炎；④急性高钙血症或高钙血症危象。主要制剂：①鲑鱼降钙素为人工合成，每日 50～100U，皮下或肌内注射；有效后减为每周 2～3 次，每次 50～100U。②鳗鱼降钙素为半人工合成，每周肌注 2 次，每次 20U，或根据病情酌情增减。③降钙素鼻喷剂，100IU/d，其疗效与注射剂相同。孕妇和变态反应者禁用。应用降钙素制剂前需补充数日钙剂和维生素 D。

6. 甲状旁腺素（PTH） 小剂量 PTH 可促进骨形成，增加骨量。对老年性骨质疏松症、绝经后骨质疏松症、雌激素缺乏的年轻妇女和糖皮质激素所致的骨质疏松症均有治疗作用。PTH 可单用（400～800U/d），疗程 6～24 个月，或与雌激素、降钙素、二膦酸盐或活性维生素 D 联合应用。

（三）骨质疏松症性骨折的治疗

治疗原则包括复位、固定、功能锻炼和抗骨质疏松症治疗。

六、预防

加强卫生宣教，早期发现骨质疏松症易感人群，降低骨质疏松症风险。提倡运动和充足的钙摄入。成年后的预防主要包括降低骨丢失速率与预防骨折的发生。妇女围绝经期和绝经后 5 年内是治疗绝经后骨质疏松症的关键时期段。

岗位对接

　　本任务是药学专业学生必须掌握的内容，药学专业毕业生无论将来从事药品研发、生产、检验、管理还是药学服务工作，都离不开临床医学知识，因此，药学专业学生应该具备适量的临床医学知识。本任务要求上述相关岗位的从业人员均需掌握内分泌与代谢疾病的临床表现、诊断与治疗原则，能运用所学内分泌与代谢疾病的相关知识开展药学服务。

重点小结

　　1. Graves 病是甲亢最常见的病因，是一种自身免疫性疾病，主要表现为高代谢综合征、甲状腺弥漫性肿大、眼征、胫前黏液性水肿。

　　2. 糖尿病是由于胰岛素分泌不足和/或作用缺陷，引起的慢性高血糖为特征的代谢性疾病，长期发展可导致眼、肾、神经、心脏、血管等功能减退及衰竭。

　　3. 骨质疏松症是一种以骨量降低和骨组织微结构破坏为特征，导致骨脆性增加和易于骨折的代谢性骨病。主要临床表现为肌痛和肌无力、身材缩短与驼背、骨折等症状。

　　4. 痛风是嘌呤代谢障碍和（或）尿酸排泄减少所引起尿酸增高的一组代谢性疾病。除高尿酸血症外，还可表现为特征性急性关节炎、痛风石形成、慢性关节炎、关节畸形、慢性间质性肾炎和尿酸性尿路结石。

目标检测

扫码"练一练"

一、单项选择题

1. 在引起甲亢的各种病因中最为常见的是

　　A. 自主高功能甲状腺结节　　　B. Graves 病　　　　　　　C. 甲状腺癌

　　D. 多结节性甲状腺肿伴甲亢　　E. 亚急性甲状腺炎伴甲亢

2. 下列描述不符合甲亢临床表现的是

　　A. 易发生房性心律失常　　　　B. 可发生低钾性麻痹

　　C. 老年患者可不出现高代谢综合征

　　D. 可伴有肌病　　　　　　　　E. 活动时心率加快，休息则心率正常

3. Graves 病中，最明显的免疫特征是血液中可检测出

　　A. TSH 受体抗体（TRAb）

　　B. 甲状腺刺激性抗体（TSAb）

　　C. TSH 结合抑制免疫球蛋白（TBII）

　　D. 甲状腺生长免疫球蛋白（TGI）

　　E. 甲状腺生长抑制免疫球蛋白（TGII）

4. 下列甲亢治疗方法中哪种最易引起甲状腺功能减退

    A. 甲基硫氧嘧啶   B. 他巴唑   C. 放射性碘治疗

    D. 手术切除甲状腺   E. 以上都不是

5. 下列哪项表现是由甲状腺激素分泌增多直接引起

    A. 浸润性突眼   B. 甲状腺肿大   C. 心率增快

    D. 甲状腺血管杂音   E. 胫前黏液水肿

6. 对于妊娠女性，可疑甲亢时不应做下述哪项检查

    A. 甲状腺摄^{131}I率测定   B. FT3 、FT4   C. TRAb

    D. TT3   E. TSH

7. 下列哪项是抗甲状腺药物最常见的不良反应

    A. 甲状腺功能减退   B. 白细胞计数减少   C. 出血，感染

    D. 肝功能损害   E. 发热

8. 下列哪项可诊断为甲亢

    A. 血 FT_3、FT_4↑、TSH 正常   B. 血 FT_3、FT_4↑、TSH↓

    C. 血 FT_3、FT_4 正常、TSH↓   D. 血 FT_3、FT_4 正常、TSH↑

    E. 血 FT_3、FT_4↓、TSH↓

9. 下列对亚临床甲减的诊断具有较高的敏感性的是

    A. BMR 测定   B. I 摄取率的测定   C. 血清 TSH 测定

    D. 血清 T_3 含量测定   E. 血清中 T_4 含量测定

10. 甲状腺功能减退症患者最危险的临床表现是

    A. 心动过缓   B. 心包积液   C. 精神分裂症

    D. 恶性贫血   E. 黏液性水肿昏迷

11. 原发性甲减时下列哪项检查不正确

    A. T_4 降低   B. TSH 正常   C. 血脂增高

    D. 血糖正常   E. Hb 减少

12. 下列引起 1 型糖尿病的病因是

    A. 老年人肾小球排糖少   B. 肝糖原快速释放糖

    C. 吃糖过多短期内无法排出 D. 胰岛素分泌绝对不足

    E. 老年人肾小管重吸收糖多

13. 对可疑糖尿病患者最有诊断价值的检查是

    A. 尿糖定性测定   B. 尿糖定量测定   C. 空腹血糖测定

    D. 口服葡萄糖耐量试验   E. 胰岛细胞抗体测定

14. 导致糖尿病患者失明及肾衰竭的原因是

    A. 大血管病变   B. 神经病变   C. 微血管病变

    D. 小静脉病变   E. 大静脉病变

15. 糖尿病饮食治疗中，碳水化合物应占每天总热量的

    A. 25%～30% B. 35%～40% C. 45%～50% D. 55%～60% E. 65%～70%

16. 糖尿病的典型症状是

    A. 多尿、多饮、多食及体重减轻   B. 少尿、多饮、多食及体重减轻

    C. 多尿、多饮、少食及体重减轻   D. 多尿、多饮、多食及体重增加

E. 少尿、多饮、多食及体重增加

17. 下列哪项是糖尿病大血管并发症

    A. 冠心病   B. 眼底病变   C. 糖尿病肾病

    D. 神经病变   E. 糖尿病心肌病

18. 诊断糖尿病应选择哪项检查

    A. 尿糖   B. 空腹静脉血浆葡萄糖

    C. 糖化血红蛋白   D. 口服葡萄糖耐量试验

    E. 空腹胰岛素测定

19. 糖尿病的诊断标准是症状 + 静脉血浆葡萄糖值

    A. 随机≥11.1mmol/L 或空腹≥7.0mmol/L 或 OGTT 中 2h≥11.1mmol/L

    B. 随机≥7.8mmol/L 或空腹≥7.0mmol/L

    C. 随机≥6.1mmol/L 或空腹≥7.0mmol/L

    D. 随机≥11.1mmol/L 或空腹≥7.8mmol/L

    E. 随机≥6.1mmol/L 或空腹≥7.8mmol/L

20. 正常空腹血糖值的范围是

    A. 2.8 ~ 4.4mmol/L   B. 4.4 ~ 6.1mmol/L   C. 3.9 ~ 6.0mmol/L

    D. 7.0 ~ 7.8mmol/L   E. 6.1 ~ 7.0mmol/L

21. 下列哪项为诊断糖尿病所必须的条件

    A. "三多一少"表现   B. 尿糖阳性   C. 有冠心病史

    D. 有糖尿病家族史   E. 静脉血浆葡萄糖水平达到诊断标准

22. 由代谢异常引起的风湿性疾病是

    A. 类风湿关节炎   B. 大骨节病   C. 肢端肥大症

    D. 痛风   E. 乙型肝炎病毒所致的关节炎

23. 痛风最常见的首发症状是

    A. 痛风石   B. 肾脏病变   C. 高脂血症

    D. 急性关节炎   E. 龋齿

24. 关于痛风的描述不正确的是

    A. 痛风患者血尿酸常增高

    B. 初期尿酸钠沉积于关节内，刺激滑膜，导致滑膜增生，肉芽组织形成

    C. 尿酸盐沉积于关节周围组织可导致痛风石形成

    D. 男性发病明显多于女性，有家族遗传倾向

    E. 常累及膝、踝等大关节

25. 甲亢药物治疗后停药的重要指标是

    A. 血清 TT_3、TT_4 B. 血清 TSH 水平   C. 血清 TSAb 测定

    D. THR 兴奋试验   E. T_3 抑制试验

26. 骨质疏松症最常见的症状是

    A. 腰背痛   B. 发热   C. 骨折   D. 行走困难   E. 乏力

27. 骨质疏松症的临床表现不包括

    A. 身高缩短   B. 驼背   C. 骨折

    D. 呼吸功能降低   E. 失眠

28. 评价骨质疏松症的骨代谢生化指标是
  A. Ⅰ型胶原羧基前肽　　　　B. X 线吸收法骨密度仪检查　　C. 性激素
  D. 甲状旁腺激素　　　　　　E. 以上都是

29. 骨质疏松症的危险因素不包括
  A. 年龄大于 65 岁的妇女　　B. 骨密度降低　　　　　　　　C. 肥胖
  D. 长期喝大量浓咖啡　　　　E. 近期服抗癫痫药

30. 治疗痛风性关节炎急性发作的特效药物是
  A. 秋水仙碱　　　　　　　　B. 吲哚美辛　　　　　　　　　C. 皮质类固醇
  D. 丙磺舒　　　　　　　　　E. 别嘌呤醇

二、简答题

1. 简述糖尿病的临床表现。
2. 简述 Graves 病的诊断标准。
3. 简述成人甲减的常见临床表现。
4. 简述痛风性关节炎急性期的临床表现。
5. 简述骨质疏松症的临床表现。

（李建军）

第十章

血液系统疾病

学习目标

知识要求　**1. 掌握**　贫血的概念，缺铁性贫血及巨幼细胞贫血的临床表现、诊断。
　　　　　2. 熟悉　贫血分类，缺铁性贫血及巨幼细胞贫血的治疗原则。
　　　　　3. 了解　缺铁性贫血及巨幼细胞贫血的病因。
技能要求　1. 能运用正确的临床思维方法对贫血进行诊断。
　　　　　2. 具有人文关怀意识。

案例导入

案例：患者，女性，66 岁。因乏力、头晕、头痛 2 月入院。患者于 2 月前无明显诱因出现四肢乏力、头晕、头痛，伴皮肤口唇苍白，记忆力减退，心慌、气短。该患者有不明原因间断阴道少量流血半年。

讨论：1. 该患者的诊断是什么？
　　　2. 该患者的治疗原则是什么？

第一节　贫血总论

扫码"学一学"

　　贫血（anemia）是指人体外周血红细胞容量减少，低于正常范围下限的一种常见的临床症状。由于红细胞容量较难测定，临床上常以血红蛋白（Hb）浓度来代替。在我国海平面地区，成年男性血红蛋白低于 120g/L，成年女性（非妊娠）低于 110g/L，孕妇低于 100g/L 就有贫血。

　　1972 年 WHO 制订的诊断标准认为在海平面地区 Hb 低于下述水平诊断为贫血：6 个月到 <6 岁儿童 110g/L，6 ~ 14 岁儿童 120g/L，成年男性 130g/L，成年女性 120g/L，孕妇 110g/L。应注意婴儿、儿童及孕妇血红蛋白浓度较低，久居高原地区居民的血红蛋白正常值较海平面居民为高；在妊娠、低蛋白血症、充血性心力衰竭、脾大及巨球蛋白血症时，血浆容量增加，此时即使红细胞容量是正常的，但因血液被稀释，血红蛋白浓度降低，容易被误诊为贫血；在脱水或急性大失血等循环血容量减少时，由于血液浓缩，即使红细胞容量偏低，但因血红蛋白浓度增高，贫血容易漏诊。

一、疾病分类及病因

基于不同的临床特点，贫血有不同的分类：

1. 按贫血进展速度 分急、慢性贫血。

2. 按红细胞形态 分大细胞性贫血、正常细胞性贫血和小细胞低色素性贫血，见表10-1。

表10-1 贫血按红细胞形态分类

按红细胞形态分类	红细胞平均体积（fl）（MCV）	红细胞平均血红蛋白浓度（%）（MCHC）	常见病因
小细胞低色素性贫血	<80	<32	缺铁性贫血
正常细胞性贫血	80~100	32~35	再障、急性失血
大细胞性贫血	>100	>35	巨幼细胞贫血

3. 按血红蛋白浓度 分轻度、中度、重度和极重度贫血，见表10-2。

表10-2 贫血按红细胞浓度分类

按红细胞浓度（g/L）分类	90~119	60~89	30~59	<30
贫血分度	轻度	中度	重度	极重度

4. 按骨髓红系增生情况 分增生性贫血（如溶血性贫血、缺铁性贫血、巨幼细胞贫血等）和增生低下性贫血（如再生障碍性贫血）。

5. 从贫血发病的机制和病因分类

（1）红细胞生成减少性贫血 造血细胞、骨髓造血微环境和造血原料是影响红细胞生成的三大因素。

1）造血细胞异常所致贫血 造血细胞包括多能造血干细胞、髓系干祖细胞及各期红系细胞。①再生障碍性贫血（AA）：AA是一种骨髓造血功能衰竭性贫血，与原发和继发的造血干祖细胞损害有关。②纯红细胞再生障碍贫血（PRCA）：PRCA是指骨髓红系造血干祖细胞受到各种病理因素损害，进而引起单纯红细胞减少性贫血。③先天性红细胞生成异常性贫血（CDA）：CDA是一类遗传性红系干祖细胞良性克隆异常所致的、以红系无效造血和形态异常为特征的难治性贫血。④造血系统恶性克隆性疾病：包括骨髓增生异常综合征及各类造血系统肿瘤性疾病如白血病等。前者因为病态造血，血细胞高增生、高凋亡，出现原位溶血；后者肿瘤性增生、低凋亡和低分化，造血调节也受到影响，从而使正常成熟红细胞减少而发生贫血。

2）造血微环境异常所致贫血 骨髓造血微环境包括骨髓基质、基质细胞和细胞因子。①骨髓基质和基质细胞受损，造血微环境发生异常而影响血细胞生成出现贫血。②某些具有正负调控造血功能的造血调节因子异常可导致慢性贫血。③淋巴细胞功能亢进，T细胞功能亢进可直接杀伤和介导造血细胞凋亡而使造血功能衰竭。B细胞功能亢进可产生抗骨髓细胞自身抗体，进而破坏或抑制造血细胞导致造血功能衰竭。④造血细胞凋亡亢进，如骨髓增生异常综合征、再生障碍性贫血。

3）造血原料不足或利用障碍所致贫血 造血原料是指造血细胞增生、分化、代谢所必需的物质，如蛋白质、脂类、维生素（叶酸、维生素 B_{12} 等）、微量元素（铁、铜、锌等）等。任一种造血原料不足或利用障碍都可能导致红细胞生成减少。如叶酸、维生素 B_{12} 缺乏或利用障碍可致巨幼细胞贫血，而缺铁和铁利用障碍可致小细胞低色素性贫血。

（2）红细胞破坏过多性贫血 ①红细胞自身异常所致：膜异常、酶异常、珠蛋白异常、血红素异常。②红细胞周围环境异常所致：免疫性、血管性、溶血性贫血（HA）。

（3）失血性贫血 根据失血量分为轻、中、重度；根据贫血病因分为凝血性疾病（如特发性血小板减少性紫癜、血友病和严重肝病等）所致和出血性疾病（如外伤、肿瘤、结核、支气管扩张、消化性溃疡、痔和妇科疾病等）所致两类；根据失血速度分急性和慢性，而临床上慢性失血性贫血往往合并缺铁性贫血。

二、临床表现

临床上，贫血表现受病因，血液携氧能力下降程度，血容量下降程度，发生贫血的速度和血液、循环、呼吸等系统的代偿和耐受能力等因素影响。

贫血可有以下表现。

1. 神经系统 头晕、耳鸣、乏力、困倦、头痛、失眠、多梦、记忆减退、注意力不集中等，是贫血时脑组织缺氧所致常见症状。其中头晕、乏力、困倦可为最早出现的症状。小儿贫血时可哭闹不安、躁动甚至影响智力发育。

2. 皮肤、黏膜 皮肤、黏膜苍白是贫血时的主要表现。贫血时机体为保障重要脏器如心、脑、肾等血液供应，通过神经体液调节进行有效血容量重新分配，相对次要脏器如皮肤、黏膜则供血减少；加之单位容积血液内红细胞和血红蛋白含量减少，也会引起皮肤、黏膜颜色变淡。粗糙、缺少光泽甚至形成溃疡是贫血时皮肤、黏膜的另一类表现，可能还与贫血的原发病有关。溶血性贫血，特别是血管外溶血性贫血，可引起皮肤、黏膜黄染。

3. 呼吸系统 贫血时由于机体有一定的代偿能力和适应能力，轻度贫血或平静呼吸时无明显表现，仅活动后缺氧引起呼吸加快加深并有心悸、心率加快。贫血愈重，活动量愈大，症状愈明显。重度贫血时，即使平静呼吸状态也可能有气短、气促甚至端坐呼吸。

4. 循环系统 长期贫血，心脏超负荷工作且供氧不足，会导致贫血性心脏病，此时不仅有心率变化，还可有心律失常和心功能不全。

5. 消化系统 临床上，某些消化系统疾病可引起贫血，此时可同时伴有原发病表现；若消化系统以外的疾病引起贫血，可同时累积消化系统本身，如贫血时消化腺分泌减少甚至腺体萎缩，进而导致消化功能减低、消化不良，出现腹部胀满、食欲缺乏、大便规律和性状的改变等。长期慢性溶血可合并胆道结石和脾大。缺铁性贫血可有吞咽异物感或异嗜症。巨幼细胞贫血或恶性贫血可引起舌炎、舌萎缩、牛肉舌、镜面舌等。

6. 泌尿生殖系统 泌尿系统如肾性贫血可伴随肾脏疾病表现。血管外溶血出现无胆红素的高尿胆原尿；血管内溶血出现血红蛋白尿和含铁血黄素尿，重者甚至可发生游离血红蛋白堵塞肾小管，进而引起少尿、无尿、急性肾衰竭。

7. 内分泌系统 长期贫血影响睾酮的分泌，减弱男性特征；女性因影响女性激素的分泌而导致月经异常，如闭经或月经过多。长期贫血会影响各内分泌腺体的功能和红细胞生成素的分泌。

三、辅助检查

1. 血常规 根据血常规可判断有无贫血及贫血严重程度，是否伴白细胞或血小板数量的变化。据红细胞参数，即平均红细胞体积（MCV）、平均红细胞血红蛋白量（MCH）及红细胞平均血红蛋白浓度（MCHC）等可对贫血进行红细胞形态分类，为诊断提供相关线索。Hb 测定可判断贫血严重程度。

2. 骨髓检查　骨髓细胞涂片反映骨髓细胞的增生程度、细胞成分、比例和形态变化。骨髓活检反映骨髓造血组织的结构、增生程度、细胞成分和形态变化。

3. 贫血的发病机制检查　如缺铁性贫血的铁代谢及引起缺铁的原发病检查；巨幼细胞贫血的血清叶酸和维生素 B_{12} 水平测定及导致此类造血原料缺乏的原发病检查；失血性贫血的原发病检查等。

四、诊断

应详细询问现病史和既往史、家族史、营养史、月经生育史及危险因素暴露史等。综合分析贫血患者的病史、体格检查和实验室检查结果，即可明确贫血的病因或发病机制，从而做出贫血的疾病诊断。

五、治疗

1. 对症治疗　目的是减轻贫血对重要脏器的影响。必要时可输注红细胞、全血或血浆、血小板，迅速恢复血容量并纠正贫血，改善体内缺氧状态。

2. 病因治疗　通常情况下，贫血只是一个症状，不是一个单一疾病，因此，需要先确定背后的病因，才能进行有效治疗。营养性贫血，可以通过补充缺乏的营养物质进行治疗，如缺铁性贫血补铁及治疗导致缺铁的原发病；巨幼细胞贫血补充叶酸或维生素 B_{12}。自身免疫性溶血性贫血采用糖皮质激素等免疫抑制剂治疗为主。慢性再生障碍性贫血则以环孢素联合雄激素为主。

第二节　缺铁性贫血

扫码"学一学"

当人体对铁的需求与供给失衡，导致体内贮存铁耗尽（ID），继之红细胞内铁缺乏（IDE），最终导致缺铁性贫血（IDA）。IDA 是铁缺乏的最终阶段，由于缺铁影响血红素生成，表现为小细胞低色素性贫血及其他异常。

IDA 是我国最常见的贫血。其发病率在发展中国家、经济不发达地区、婴幼儿、育龄妇女明显增高。

一、病因

根据病因可将其分为铁摄入不足、需求量增加、吸收不良、转运障碍、丢失过多及利用障碍等类型。

1. 需铁量增加而铁摄入不足　多见于婴幼儿、青少年、妊娠和哺乳期妇女。婴幼儿需铁量较加，若不补充蛋类、肉类等含铁量较高的辅食，易造成缺铁。青少年易因偏食易缺铁。女性月经增多、妊娠或哺乳，需铁量增加，若高铁食物补充不及时，易造成 IDA。

> **拓展阅读**
>
> **含铁丰富的食物有哪些**
>
> 富含铁的食物有瘦肉、猪肝，猪血等，其次是蛋黄、鸡、鱼、虾和豆类。绿叶蔬菜中含铁较多的有菠菜、芹菜、油菜、苋菜、荠菜、黄花菜、番茄等。水果中如杏、桃、李含铁量较多。但实践表明，动物类食物铁质吸收较好，植物性食物吸收稍差。

2. 铁吸收障碍 常见于胃大部切除术后，胃酸分泌不足且食物快速进入空肠，绕过铁的主要吸收部位，铁吸收减少。其他如多种原因造成的胃肠道功能紊乱，如长期不明原因腹泻、慢性肠炎等均可因铁吸收障碍而发生 IDA。

3. 铁丢失过多 最常见原因为慢性失血。如慢性胃肠道失血（如胃十二指肠溃疡、食管裂孔疝、消化道息肉、胃肠道肿瘤、寄生虫感染、食管/胃底静脉曲张破裂、痔疮等）、月经量过多（子宫肌瘤及月经失调等妇科疾病）。

二、临床表现

1. 缺铁原发病表现 如妇女月经量多、消化道溃疡、肿瘤、痔疮等。

2. 贫血表现 乏力、易倦、头晕、头痛、眼花、耳鸣、心悸、气短、纳差、苍白、心率增快等。

3. 组织缺铁表现 精神行为异常，如烦躁、易怒、注意力不集中、异食癖；体力、耐力下降，易感染；儿童生长发育迟缓、智力低下；口腔炎、舌炎、舌乳头萎缩、口角皲裂、吞咽困难；毛发干枯、脱落；皮肤干燥、皱缩；指（趾）甲缺乏光泽、脆薄易裂，重者指（趾）甲变平，甚至凹下呈勺状（反甲）。

三、辅助检查

1. 血常规 呈小细胞低色素性贫血。平均红细胞体积（MCV）<80fl，平均红细胞血红蛋白含量（MCH）<26pg，平均红细胞血红蛋白浓度（MCHC）<32%。血涂片可见红细胞体小、中心浅染区扩大。网织红细胞计数多正常或轻度增高。白细胞和血小板计数可正常或减低。

2. 骨髓象 增生活跃或明显活跃；以红系增生为主，粒系、巨核系无明显异常；红系中以中、晚幼红细胞为主，其体积小、核染色质致密、胞浆少、边缘不整齐，有血红蛋白形成不良表现（"核老浆幼"）。

3. 铁代谢 骨髓铁染色骨髓小粒可染铁消失，铁粒幼细胞少于<15%；血清铁蛋白降低（<12μg/L）；血清铁降低（<8.95μmol/L），总铁结合力升高（>64.44μmol/L），转铁蛋白饱和度降低（<15%）。

四、诊断

IDA 是长期负铁平衡的最终结果，在其渐进的发病过程中，根据缺铁的程度可分为三个阶段。

1. ID

（1）血清铁蛋白 <12μg/L。

（2）骨髓铁染色显示骨髓小粒可染铁消失，铁粒幼细胞 <15%。

（3）血红蛋白及血清铁等指标尚正常。

2. IDE

（1）ID 的（1）+（2）。

（2）转铁蛋白饱和度 <15%。

（3）游离原卟啉/血红蛋白 >4.5μg/gHb。

（4）血红蛋白尚正常。

3. IDA

（1）IDE 的（1）+（2）+（3）。

（2）小细胞低色素性贫血：男性 Hb <120g/L，女性 Hb <110g/L，孕妇 Hb <100g/L；MCV <80fl，MCH <27pg，MCHC <32%。

4. 应强调病因诊断　只有明确病因，IDA 才可能根治；如胃肠道慢性失血所致 IDA，应多次检查粪潜血，必要时行胃肠道内镜检查；对月经期妇女，应检查有无妇科疾病，必要时行妇科 B 超等检查。

五、治疗

1. 治疗原则　①根治病因。②补足贮铁。

2. 病因治疗　根除病因才能从根本上治疗贫血。婴幼儿、青少年和妊娠妇女营养不足引起的 IDA，应改善饮食。月经多引起的 IDA 应调理月经。上消化道溃疡引起者应抑酸治疗等。

3. 补铁治疗　治疗性铁剂有无机铁和有机铁两类。无机铁以硫酸亚铁为代表，有机铁则包括右旋糖酐铁、葡萄糖酸亚铁、山梨醇铁、富马酸亚铁和多糖铁复合物等。无机铁剂的不良反应较有机铁剂明显。

首选口服铁剂，如硫酸亚铁或右旋糖酐铁。餐后服用胃肠道反应小且易耐受。进食谷类、乳类和茶抑制铁剂吸收，鱼、肉类、维生素 C 可加强铁剂吸收。口服铁剂有效的表现先是外周血网织红细胞增多，高峰在开始服药后 5～10 天，2 周后血红蛋白浓度上升，一般 2 个月左右恢复正常。铁剂治疗应在血红蛋白恢复正常后持续至少 4～6 个月，待铁蛋白正常后停药。

若口服铁剂不能耐受或胃肠道正常解剖部位发生改变而影响铁的吸收，可用铁剂肌内注射，如右旋糖酐铁。

六、预防

重点放在婴幼儿、青少年和妇女的营养保健。对婴幼儿，应及早添加富含铁的食品，如蛋类、肝、菠菜等；对青少年，应纠正偏食，定期治疗寄生虫感染；对孕妇、哺乳期妇女可补充铁剂；对月经期妇女应防治月经过多。

扫码"学一学"

第三节　巨幼细胞贫血

巨幼细胞贫血，主要指体内缺乏维生素 B_{12}、叶酸或其他因素影响导致脱氧核糖核酸合成障碍所引起的贫血。本病特点是呈大红细胞性贫血。

一、病因

巨幼细胞贫血的发病原因主要是由于叶酸或（及）维生素 B_{12} 缺乏。

（一）叶酸缺乏的病因

1. 摄入不足　叶酸每天的需要量为 $200 \sim 400 \mu g$。人体内叶酸的储存量仅够 4 个月之需。食物中缺少新鲜蔬菜、过度烹煮或腌制均可使叶酸丢失。乙醇可干扰叶酸的代谢，酗酒者常会有叶酸缺乏。小肠（特别是空肠段）炎症、肿瘤、手术切除及腹泻均可导致叶酸的吸收不足。

2. 需要增加　妊娠期妇女每天叶酸的需要量为 $400 \sim 600 \mu g$。生长发育的儿童及青少年以及慢性反复溶血、白血病、肿瘤、甲状腺功能亢进及长期慢性肾衰竭用血液透析治疗的患者，叶酸的需要都会增加，如补充不足就可发生叶酸缺乏。

3. 药物影响　如甲氨蝶呤、苯妥英钠、苯巴比妥、柳氮磺胺吡啶均可影响叶酸的生成。

（二）维生素 B_{12} 缺乏的病因

1. 摄入减少　人体内维生素 B_{12} 的储存量为 $2 \sim 5 mg$，每天的需要量仅为 $0.5 \sim 1 \mu g$。正常时，每天有 $5 \sim 10 \mu g$ 的维生素 B_{12} 随胆汁进入肠腔，胃壁分泌的内因子可足够地帮助重吸收胆汁中的维生素 B_{12}。故素食者一般需 $10 \sim 15$ 年才会发展为维生素 B_{12} 缺乏。老年人和胃切除患者胃酸分泌减少，常会有维生素 B_{12} 缺乏。

2. 内因子缺乏　主要见于萎缩性胃炎、全胃切除术后和恶性贫血患者。

3. 其他　如严重的胰腺外分泌不足导致维生素 B_{12} 的吸收不良；细菌和寄生虫可影响维生素 B_{12} 的吸收。

二、临床表现

1. 贫血　贫血起病隐匿，临床上一般表现为中度至重度贫血，除贫血的症状如乏力、头晕、活动后气短、心悸外，严重贫血者可有轻度黄疸，可同时有白细胞数和血小板减少，患者偶有感染及出血倾向。

2. 胃肠道症状　可表现为口腔炎、舌炎和舌体疼痛，全舌呈"鲜牛肉状"，舌乳头萎缩而光滑；胃肠道黏膜可萎缩出现食欲缺乏及腹胀、腹泻等。

3. 神经系统症状　维生素 B_{12} 缺乏特别是恶性贫血的患者常有神经系统症状，表现为乏力、手足对称性麻木、感觉障碍、下肢步态不稳、行走困难。小儿及老年人常表现脑神经受损的精神异常、抑郁、嗜睡或精神错乱。部分巨幼细胞贫血患者的神经系统症状可发生于贫血之前。

上述三组症状在巨幼细胞贫血患者中可同时存在也可单独发生，同时存在时其严重程度也可不一致。

三、辅助检查

1. 血常规　MCV、MCH 均增高，MCHC 正常，呈大细胞性贫血，重者往往呈现全血细胞减少。血片中可见大小不等的红细胞，中央淡染区消失。网织红细胞计数正常或轻度增高。

2. 骨髓象　骨髓呈增生活跃，红系细胞增生明显，各系细胞均有巨幼变，以红系细胞最为显著。红系各阶段细胞均较正常大，胞质比胞核发育成熟（核质发育不平衡，"核幼浆老"）。

3. 生化检查　血清叶酸和（或）维生素 B_{12} 水平低于正常。血清维生素 B_{12} 低于 74pmol/L，血清叶酸低于 6.8nmol/L。

四、诊断

1. 有叶酸、维生素 B_{12} 缺乏的病因及临床表现。

2. 外周血呈大细胞性贫血（MCV > 100fl），中性粒细胞核分叶过多。

3. 骨髓呈现典型的巨幼型改变，无其他病态造血表现。

4. 血清叶酸水平降低 < 6.8nmol/L、红细胞叶酸水平 < 227nmol/L、维生素 B_{12} 水平降低 < 74pmol/L。

5. 诊断性治疗有效。

五、治疗

（一）一般治疗

治疗基础疾病，去除病因。加强营养知识教育，纠正偏食及不良的烹调习惯。

（二）补充叶酸或维生素 B_{12}

1. 叶酸缺乏　口服叶酸，胃肠道不能吸收者可肌内注射四氢叶酸钙，直至贫血表现完全消失，若无相关原发病，一般不需维持治疗。

2. 维生素 B_{12} 缺乏　肌内注射维生素 B_{12}，直至血红蛋白恢复正常。恶性贫血或胃全部切除者需终生采用维持治疗。维生素 B_{12} 缺乏伴有神经症状者对治疗的反应不一，有时需大剂量、长时间（半年以上）的治疗。

3. 严重的巨幼细胞贫血　患者在补充治疗后要警惕低血钾症的发生。因为在贫血恢复的过程中，大量血钾进入新生成的细胞内，会突然出现低钾血症，对老年患者和有心血管疾病、纳差者应特别注意及时补充钾盐。

六、预防

纠正偏食及不良烹饪习惯，对高危人群可以适当干预措施，如婴幼儿应及时添加辅食，青少年、妊娠妇女补充新鲜蔬菜，可小剂量口服叶酸或维生素 B_{12} 预防。

📊 **岗位对接**

　　本章节内容是药学专业学生必须掌握的内容，为成为合格的药学服务人员奠定坚实的基础。学生对应岗位包括药品生产、药品检验、药品调剂、静脉配液、药品管理等相关工种。上述相关岗位的从业人员均需掌握血液系统常见疾病尤其是贫血的判断、处置以及常见疾病的药物治疗和合理用药方案优化，熟悉血液系统疾病药学支持、疾病健康教育和宣传等综合知识与技能。

📊 **重点小结**

　　1. 贫血是指人体外周血红细胞容量减少。临床表现主要影响神经、皮肤黏膜、消化、呼吸等多系统。症状的轻重取决于贫血的速度、贫血的程度和机体的代偿能力。

2. 缺铁性贫血病因主要与婴幼儿辅食添加不足、青少年偏食、妇女月经量过多、多次妊娠、哺乳及某些病理因素相关。临床表现主要有缺铁原发病表现、贫血表现及组织缺铁表现。

3. 巨幼细胞贫血发病原因主要是由于叶酸或（和）维生素 B_{12} 缺乏。临床表现主要为贫血表现、胃肠道症状及缺乏叶酸和维生素 B_{12} 的神经系统症状。治疗上需针对病因并减轻症状。

目标检测

扫码"练一练"

一、单项选择题

1. 贫血是外周血单位体积中
   A. 红细胞数低于正常　　　　　　B. 血细胞容积低于正常
   C. 红细胞数及血红蛋白量低于正常
   D. 红细胞数、血红蛋白量和血细胞容积低于正常
   E. 循环血量较正常者减少

2. 根据国内标准，血红蛋白测定值为下列哪项时可诊断为贫血
   A. 成年男生低于 130g/L　　　　B. 成年女性低于 110g/L
   C. 妊娠期低于 105g/L　　　　　D. 哺乳期低于 115g/L
   E. 初生儿至 3 个月低于 150g/L

3. 根据病因及发病机制贫血可分为
   A. 红细胞生成减少、造血功能不良两类
   B. 红细胞生成减少、造血功能不良及红细胞破坏过多三类
   C. 红细胞生成减少、红细胞破坏过多及失血三类
   D. 红细胞生成减少、溶血、失血，再障及缺铁五类
   E. 红细胞生成减少、红细胞过度破坏、失血及造血功能不良四类

4. 贫血最常见的类型是
   A. 巨幼细胞贫血　　　　B. 缺铁性贫血　　　　C. 再生障碍性贫血
   D. 溶血性贫血　　　　　E. 失血性贫血

5. 正常人消化道内铁吸收率最高的是
   A. 胃　　　　　　　　　B. 十二指肠及空肠上部　　　C. 空肠
   D. 回肠　　　　　　　　E. 回盲部

6. 缺铁性贫血红细胞形态学改变为
   A. 小细胞正色素性贫血　　　B. 小细胞低色素性贫血
   C. 正常细胞性贫血　　　　　D. 大细胞性贫血
   E. 以上均不是

7. 关于缺铁性贫血患者的表现，下列哪项不正确
   A. 感染发生率较高　　　　　B. 口角炎、舌炎、舌乳头萎缩较常见
   C. 胃酸缺乏及胃肠功能障碍　　D. 毛发无光泽、易断、易脱
   E. 指甲扁平，甚至反甲

8. 下列哪项对诊断缺铁性贫血最有意义

    A. 红细胞平均体积降低　　　　B. 红细胞平均血红蛋白浓度降低

    C. 红细胞平均直径变小　　　　D. 血清铁降低

    E. 骨髓象幼红细胞增生活跃

9. 治疗缺铁性贫血的主要目的是

    A. 血红蛋白恢复正常　　　　　B. 血清铁水平恢复正常

    C. 补足贮存铁　　　　　　　　D. 红细胞水平恢复正常

    E. 血清铁和总铁结合力恢复正常

10. 若缺铁性贫血铁剂治疗有效，其疗效指标最早出现的是

    A. 血红蛋白上升　　　　B. 红细胞数上升　　　　C. 白细胞数上升

    D. 红细胞体积增大　　　E. 网织红细胞数上升

11. 下列哪项不符合缺铁性贫血

    A. 血清铁蛋白降低　　　　B. 血清铁降低

    C. 总铁结合力降低　　　　D. 运铁蛋白饱和度减低

    E. 骨髓有核红细胞内铁减低

12. 缺铁性贫血患者治疗首选

    A. 饮食治疗　　　　　　B. 口服硫酸亚铁　　　　C. 注射铁剂

    D. 中医中药　　　　　　E. 以上都不对

13. 巨幼细胞贫血特有的表现是

    A. 神经精神症状　　　　B. 心率增快　　　　C. 疲乏无力

    D. 食欲缺乏　　　　　　E. 红细胞减少

14. 患者，女，26 岁。月经过多 7 月，现感头晕、乏力、心悸、心慌、纳差、腹胀。查体：皮肤黏膜苍白，匙状甲。其最可能的诊断是

    A. 再生障碍性贫血　　　　B. 巨幼细胞贫血　　　　C. 缺铁性贫血

    D. 白血病　　　　　　　　E. 自身免疫性溶血性贫血

15. 患者，男，60 岁。2 年前因患胃癌行胃大部切除术，半年后面色苍白、头晕、乏力、心悸、四肢感觉异常，出现舌炎，舌呈牛肉样。该患者最可能的诊断是

    A. 再生障碍性贫血　　　　B. 稀释性贫血　　　　C. 缺铁性贫血

    D. 白血病　　　　　　　　E. 巨幼细胞贫血

（16～19 题共用选项）

A. 小细胞低色素贫血

B. 正细胞性贫血

C. 大细胞性贫血

D. 小细胞正色素贫血

16. 巨幼细胞贫血属于

17. 缺铁性贫血属于

18. 急性失血所致贫血属于

19. 慢性肾衰竭所致贫血属于

（20～21 题共用选项）

    A. 缺乏叶酸和维生素 B_{12}

  B. 慢性失血

20. 巨幼细胞贫血是由于

21. 成人出现缺铁性贫血最常见的原因是

二、简答题

试述缺铁性贫血和巨幼细胞贫血的区别。

（刘　亚）

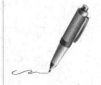

第十一章

神经系统疾病

学习目标

知识要求　**1. 掌握**　脑血管疾病、癫痫的临床表现、治疗原则。
　　　　　2. 熟悉　脑血管疾病、癫痫的诊断。
　　　　　3. 了解　脑血管疾病、癫痫的病因。
技能要求　1. 能运用正确的临床思维方法对神经系统疾病进行诊断。
　　　　　2. 具有人文关怀意识。

案例导入

案例：患者，女，54 岁。因反复头晕、步态不稳 2 月入院。该患者 2 月前无明显诱因出现头晕，走路不稳，伴口角麻木，无恶心呕吐、肢体瘫痪、视物模糊等，曾多次就诊于当地医院治疗。既往高脂血症 5 年。

讨论：1. 该患者的考虑何诊断？
　　　2. 该患者的治疗原则是什么？

第一节　脑血管疾病总论

扫码"学一学"

　　脑血管疾病（cerebralvascular diseases，CVD）是脑血管病变导致脑功能障碍的一类疾病的总称。分为急、慢性脑血管疾病。急性脑血管疾病又称为脑卒中、脑血管意外、脑中风。本病致死率及致残率均高，是人类三大死亡原因之一，存活者半数遗留肢体瘫痪等残疾。

一、病因

　　根据脑血管病的解剖结构和发病机制不同，可将脑血管疾病的病因归纳以下几种。

　　1. 血管壁病变　其中以高血压性动脉硬化和动脉粥样硬化所致的血管损害最为常见，其次为结核、梅毒、结缔组织疾病，再次为先天性血管病和各种原因所致的血管损伤。

　　2. 心脏病和血流动力学改变　如高血压、低血压或血压波动，以及心脏功能传导阻滞、风湿性或非风湿性心脏瓣膜疾病等。

　　3. 血液成分和血流流变学改变　包括各种原因所致的血液凝固性增加和出血倾向，如脱水、红细胞增多、高纤维蛋白血症等。

4. 其他病因 包括空气、脂肪、癌细胞、寄生虫等栓子，脑血管受压、外伤、痉挛等。

二、危险因素

1. 性别 脑血管疾病发病中男性高于女性。

2. 年龄 随着年龄增长脑卒中的危险性持续增加。

3. 种族 黑人脑卒中发病率最高，危险性最强，白人次之，黄种人相对较低。

4. 遗传 有卒中和 TIA 病史或家族史患者发病率明显升高。

5. 高血压 脑血管疾病的发生与收缩压、舒张压和血压波动有明显的关系，高血压是公认的脑血管疾病最重要的独立危险因素。

6. 糖尿病 糖尿病是脑血管疾病明确的危险因素，糖尿病患者发生脑血管疾病的危险性明显高于一般人群。

7. 心脏病 各类心脏病与脑血管疾病密切相关，心脏病患者危险性是一般人 2 倍以上。

8. 高脂血症 血脂增高是脑血管疾病的重要危险因素，控制血脂可明显降低脑血管的发病率。

9. 其他 口服避孕药、缺乏锻炼、吸烟、饮酒是公认的缺血性脑血管疾病发生的危险因素。

在治疗疾病的同时，积极治疗并干预危险因素，可降低脑血管疾病的复发率、死亡率、发病率。

三、分类

目前我国主要根据脑血管病的病因、发病机制、病变血管、病变部位及临床表现等因素将脑血管病主要分为缺血性脑血管病和出血性脑血管病。其中前者包括短暂性脑缺血发作、脑梗死（包括脑血栓形成、脑栓塞和脑梗死）、脑动脉盗血综合征、慢性脑缺血；后者包括蛛网膜下腔出血、脑出血、其他颅内出血。本章主要讨论脑梗死中最常见的脑血栓形成和脑出血。

第二节 短暂性脑缺血发作

短暂性脑缺血发作（TIA）是由于局部脑、脊髓或视网膜缺血引起的短暂性神经功能缺损，临床症状一般不超过 1 小时，最长不超过 24 小时，且无责任病灶证据。

> **拓展阅读**
>
> ### TIA 定义
>
> 新的 TIA 定义指由于局部脑、脊髓或视网膜缺血引起的短暂性神经功能缺损，临床症状最多不超过 1 小时，且无责任病灶证据。而神经影像学检查有神经功能缺损对应的明确病灶者不宜称为 TIA。传统 TIA 的定义，只要临床症状在 24 小时内消失，且不遗留神经系统体征而不管是否存在责任病灶。新的 TIA 强调无责任病灶，加速了对短暂性脑缺血的诊断及治疗。

一、病因

TIA 的发病与动脉粥样硬化、动脉狭窄、心脏病、血液成分改变及血流动力学变化等多种因素有关。从发病机制上分为：①血流动力学型 TIA：是在各种原因如动脉硬化或动脉炎基础上，颈内动脉系统和椎 - 基底动脉系统的动脉严重狭窄，血管低灌注，血压波动，脑区发生一过性缺血。此型发作时间短暂，一般不超过 10 分钟，临床症状比较刻板。②微栓塞型 TIA：微栓子主要源于动脉粥样硬化的不稳定斑块或附壁血栓的破碎脱落，瓣膜性或非瓣膜性心源性栓子及胆固醇结晶等。此类 TIA 临床症状多变，发作频率稀疏，每次发作持续时间较长。

二、临床表现

1. 一般特点 ①TIA 好发于中老年人，男性多于女性，多伴随高血压、动脉粥样硬化、糖尿病、高血脂等脑血管病危险因素。②发病较为突然，局部脑或视网膜功能障碍历时短暂，症状和体征数分钟达到高峰并持续数分钟或数十分钟，最长时间不超过 24 小时，临床表现可完全消失，不遗留后遗症。③微栓塞型 TIA 每次发作受累血管和部位有所不同，故而临床表现多变。血流动力学改变导致的 TIA 因每次发作缺血部位基本相同而临床表现相似或刻板。

2. 颈内动脉系统 TIA 临床表现与受累血管分布有关。①大脑中动脉供血区 TIA 可出现缺血对侧肢体单瘫，轻偏瘫，面舌瘫，可伴偏身感觉障碍和对侧同向偏盲。②大脑前动脉供血区缺血可出现人格和情感障碍，对侧下肢无力等。③颈内动脉的眼支供血区缺血表现为眼前灰暗感、云雾状或视物模糊，甚至单眼一过性黑矇、失明。④颈内动脉主干供血区缺血可表现为眼动脉交叉瘫、Horner 交叉瘫。优势半球受累可出现失语和失用。

3. 椎 - 基底动脉 TIA 最常表现是眩晕、平衡障碍、眼球运动异常和复视，可有单侧或双侧面部口周麻木，单独出现或伴有对侧肢体瘫痪，感觉障碍，呈现典型或不典型脑干缺血综合征。

三、辅助检查

1. 头颅 CT 发病 1 周内建议患者就诊，行急诊脑 CT 平扫或磁共振可排除其他可能存在的脑部病变，是最重要的初始诊断性检查。脑 CT 平扫或普通 MRI 检查大多正常，弥散加权 MRI 或可发现一过性小片状缺血灶。

2. 实验室检查 为全面评估者病情，患病后初始检查内容还包括血常规、凝血功能、血脂、血电解质、肝肾功能、心电图、超声心动图、脑 CT 或 MRI，一般要求在最晚 48 小时内完成以上内容。

四、诊断

大多数 TIA 患者就诊时发作多已过去，临床症状已消失，故诊断主要依靠病史。中老年患者突然出现局灶性脑功能损害症状，符合颈内动脉或椎 - 基底动脉系统及其分支缺血表现，并在短时间内症状完全恢复，不超过 1 小时，应高度怀疑 TIA。如果神经影像学检查没有发现神经功能缺损对应的病灶，临床即可诊断。

TIA 的诊断还应明确是否脑缺血由低灌注等血流动力学改变所致，并寻找微栓子的来源和病因。

五、鉴别诊断

本病还需与脑梗死、癫痫、心脏疾病和梅尼埃病等相鉴别。

六、治疗

1. 治疗原则　治疗原发疾病，控制危险因素，去除病因、诱因，预防复发及并发症，保护大脑。TIA 发病后 2～7 天内为卒中的高风险期，对患者进行紧急评估与干预不可少，预防 TIA 转变为脑梗死。

2. 药物治疗

（1）抗血小板治疗　非心源性栓塞性 TIA 推荐抗血小板治疗，常用药物有阿司匹林、氯吡格雷、双嘧达莫。

（2）抗凝治疗　心源性栓塞性 TIA 一般推荐抗凝治疗，可在神经影像学检查排除脑出血后尽早开始实施，主要包括肝素、低分子肝素、华法林。

（3）扩容治疗　纠正低灌注，适用于血流动力学型 TIA。

七、预后

TIA 患者早期发生卒中的风险很高，发病 7 天内脑梗死的发生率为 4%～10%，发病 90 天内发生率为 11%。发作间隔时间缩短、发作时间延长、临床症状逐渐加重的进展性 TIA 是即将发展为脑梗死的强烈预警信号。颈动脉狭窄 2 年内发生卒中的概率为 40%。椎基底动脉系统 TIA 预后较好。

第三节　脑梗死

脑梗死，又称缺血性脑卒中，是指各种脑血管病变所致大脑血液供应障碍，导致局部脑组织缺血、缺氧性坏死而迅速出现相应神经功能缺损的一类临床综合征。依据局部脑组织发生缺血、坏死的机制可将脑梗死分为三种主要病理生理学类型：脑血栓形成、脑栓塞和脑梗死。

脑血栓形成和脑栓塞均是由于脑供血动脉急性闭塞或严重狭窄所致，占全部急性脑梗死的 80%～90%。而脑血栓形成是因为局部血管本身存在病变而继发血栓导致急性闭塞或严重狭窄，故称脑血栓形成，最常见的原因为动脉粥样硬化。

脑栓塞是脑血管本身没有明显病变或原有病无明显改变，是由于各种栓子阻塞动脉导致急性闭塞或严重狭窄，故称脑栓塞。

血流动力学机制所致的脑梗死，其供血动脉没有发生急性闭塞或严重狭窄，是由于近端大血管严重狭窄，加上血压下降，导致脑组织局部灌注不足而出现缺血坏死。

一、脑血栓形成

脑血栓形成是脑梗死最常见的类型。是脑动脉主干或皮质支动脉粥样硬化导致血管增厚、管腔狭窄闭塞和血栓形成，引起脑局部血流减少或供血中断，脑组织缺血缺氧、软化坏死出现神经系统症状和体征。

（一）病因

脑动脉粥样硬化是本病最主要的病因，常伴高血压病、糖尿病和高脂血症，可加速动脉粥样硬化的进程。脑动脉粥样硬化，血管壁损伤，管壁粗糙增厚，管腔狭窄，血液黏稠度增高，血流缓慢，血压下降，心功能不全，促使血小板、纤维等血液当中有形成分粘附于血管壁形成血栓，堵住血管造成缺血。

（二）临床表现

本病多见于 50 岁以上伴有脑动脉硬化、糖尿病、高血压、冠心病的中老年，男性多于女性。部分病例有短暂性脑缺血发作（TIA）前驱症状，多在安静或睡眠中发病。临床表现与病变部位和范围而定。

1. 颈内动脉血栓形成 严重程度差异较大，症状性闭塞可表现为大脑中动脉和大脑前动脉缺血症状。当颈内动脉缺血，可出现单眼一过性黑蒙，偶见永久性失明（视网膜动脉缺血）或 Horner 征。颈部触诊可发现颈动脉搏动减弱或消失，听诊时可闻及血管杂音。

2. 大脑中动脉主干血栓形成 导致三偏症状即病灶对侧偏瘫（包括中枢性面舌瘫和肢体瘫痪），偏身感觉障碍及偏盲，双眼向病灶侧凝视，优势半球受累可出现失语，非优势半球受累可出现体象障碍并出现意识障碍。大面积脑梗死继发严重水肿时可致脑疝甚至死亡。

3. 大脑前动脉血栓形成 分出前交通动脉前主干闭塞可出现双侧大脑半球前、内侧梗死，导致下肢瘫痪、二便失禁、意志缺失、运动性失语和额叶人格改变等。分出前交通动脉后大脑前动脉远端血栓形成，表现对侧足和下肢感觉运动障碍，而上肢和肩部瘫痪轻，面部手部不受累，可有辨别觉丧失。

4. 大脑后动脉血栓形成 因血管变异多和侧支循环差异大，故症状复杂多样。主干闭塞可出现典型临床表现是对侧同向性偏盲、偏身感觉障碍，不伴有偏瘫。

5. 椎基底动脉系统血栓形成 主要是脑干和小脑受累，以眩晕最多见，可伴恶心呕吐、复视、眼球震颤、共济失调、吞咽困难、构音障碍、声音嘶哑、交叉性瘫痪等。脑桥病变出现针尖样瞳孔。

（三）辅助检查

头部 CT 多数病例发病 24～48 小时后头部 CT 逐渐显示低密度梗死灶。头部 MRI 可显示早期缺血性脑梗死。功能性 MRI 弥散加权成像（DWI）可早期诊断缺血性卒中。经颅多普勒（TCD）可发现颈动脉及颈内动脉狭窄、动脉粥样硬化斑或血栓形成。

（四）诊断

1. 诊断依据 中年以上有高血压及动脉硬化病史或者家族史，突然发病，一至数天内出现脑局灶性损害的症状、体征，临床应考虑急性脑梗死可能。

2. CT 或 MRI 检查 患病后 24～48 小时 CT 发现梗死灶可以确诊。

（五）治疗

治疗原则：尽快恢复缺血脑组织的供血，减少梗死范围，加强脑保护，尽早进行神经功能锻炼，促进康复，降低复发率和病残率。

1. 药物治疗

（1）溶栓治疗 发病在 6 小时以内，严格把握适应证和禁忌证后可进行溶栓治疗，常用药物有尿激酶、重组组织型纤溶酶原激活物等。

（2）抗凝治疗 短期应用可防止血栓进展，常用药物有肝素、低分子肝素。一般情况急性期溶栓 24 小时内不推荐使用，以免增加出血风险。

（3）抗血小板治疗 可降低死亡率和复发率，但不推荐溶栓 24 小时内使用，常用药阿司匹林、氯吡格雷。

（4）降纤治疗 降解血中纤维蛋白原，抑制血栓继续形成，常用药巴曲酶、降纤酶，但疗效尚不确切。

（5）**脑保护治疗** 建议使用自由基清除剂、钙通道阻滞剂等降低脑代谢，减轻缺血性脑损伤，同时应用冰帽降温。

（6）**控制血压** 急性脑梗死患者要慎用降压药，以免减少脑血流量灌注加重脑梗死。但溶栓治疗患者血压过高（应控制在收缩压＜180mmHg，舒张压＜100mmHg）、发病72小时内血压过高、收缩压≥200mmHg或舒张压≥110mmHg应给予降压药物治疗。可用药物如拉贝洛尔、尼卡地平等。

（7）**控制脑水肿** 常用20%甘露醇快速静滴。

2. 康复治疗 遵循早期、个体化原则，分阶段针对性进行体能和技能训练，降低致残率，增进神经功能恢复，提高生活质量。

二、脑栓塞

脑栓塞是指体内各种栓子（如血栓、羊水、脂肪、空气等）进入脑动脉，使血管腔急性闭塞，引起相应供血区脑组织缺血缺氧坏死及脑功能障碍。

（一）病因

脑栓塞根据栓子来源不同，病因可分为以下两类。

1. 心源性 脑栓塞最常见的原因，其中最主要的原因为心房颤动，常见病因有风湿性心脏病、细菌学心内膜炎、心肌梗死、先心病等。

2. 非心源性 如主动脉弓和其他大血管粥样硬化斑块脱落。少数栓子来源不明。

（二）临床表现

1. 一般特点 ①本病任何年龄组均可发病，但以青壮年居多。②多在活动或情绪激动时突然发病。③发病前多无前驱表现，症状多在数秒至数分钟发展到高峰，是所有脑血管病中发展最快的一类。④半数患者起病时就有短暂的程度不同的意识障碍，严重时可出现昏迷。⑤某些患者可同时并发肺栓塞、肾栓塞、肠系膜栓塞和皮肤栓塞等表现。⑥大多数患者伴有原发病的病史和临床表现，原发疾病的表现多种多样，随不同疾病而不同。

2. 脑血管表现 与脑血栓形成相差不大，但两者相比，脑栓塞易发生多发性梗死，容易复发和出血。

（三）辅助检查

1. CT 可明确梗死部位及范围，一般于发病24~48小时可见低密度梗死区。

2. 心电图 若疑为心源性栓子来源则可作为常规检查，必要时可做超声心动图明确心脏情况。

3. 脑血管检查 疑有颈部血管病变斑块脱落者可行血管造影和颈动脉超声检查。

（四）诊断

1. 病史 既往有栓子来源基础疾病，比如风湿性心脏病、动脉粥样硬化、骨折等。

2. 临床表现 根据活动中骤然起病，数秒至数分钟达高峰，出现偏瘫等局灶性神经功能障碍可怀疑本病。

3. 辅助检查 CT或MRI可确定脑栓塞的部位、数量以及是否并发脑出血，有助于明确诊断，还可以与其他疾病进行鉴别。

（五）治疗

1. 脑栓塞的治疗 急性期和恢复期治疗原则与脑血栓形成基本相同，主张抗凝和抗血小板聚集治疗，但急性脑出血者应禁用，并控制血压，防止脑水肿，

2. 原发病治疗 因不同基础疾病而有所差异，目的在于去除栓子来源，防止病情复发。

三、腔隙性脑梗死

腔隙性脑梗死主要指小动脉闭塞型脑梗死，为大脑半球或脑干深部的小穿通动脉在长期高血压等危险因素作用下，血管壁发生病变，最终管腔闭塞，导致动脉供血区脑组织发生缺血性坏死，从而出现急性神经功能损害的一类临床综合征。累及的部位包括脑部白质基底核、丘脑和脑桥。许多病例由于病变很小，无明确神经功能缺损证据，CT 或 MRI 等神经影像学为本病临床诊断提供可靠依据。

（一）病因

目前认为小动脉硬化形成微粥样硬化斑导致小穿通动脉闭塞或狭窄是其最主要病因。此外高龄、高血压、糖尿病、吸烟和家族史是本病发病的主要危险因素。

（二）临床表现

1. 一般特点 ①多见于中老年患者，男性多于女性。本病首次发病的平均年龄为 65 岁，随年龄增长发病逐渐增多。②半数以上患者有高血压病史，于活动中突然起病或缓慢逐渐起病。③出现偏瘫或偏身感觉障碍等局灶症状。④通常症状较轻，体征单一，预后较好，一般无头痛、颅内压增高和意识障碍等症状，后期可完全或接近完全恢复。

2. 临床常见类型

（1）纯运动性轻偏瘫 是最常见类型，约占 60%，病变多位于内囊、放射冠或脑桥，表现为对侧面部及上下肢大体相同程度轻偏瘫，无感觉障碍、视觉障碍和皮质功能障碍，多不出现眩晕、耳鸣、复视和小脑性共济失调等。常常突然发病，数小时内进展，许多患者遗留病变肢体的笨拙或运动缓慢。

（2）纯感觉性卒中 较常见，特点是偏身感觉缺失，可伴感觉异常如麻木、烧灼或沉重感、刺痛、僵硬感。病变主要位于对侧丘脑腹后外侧核。

（3）共济失调性轻偏瘫 病变对侧轻偏瘫，伴小脑性共济失调，偏瘫下肢重于上肢，面部最轻，病变位于脑桥基底部内囊或皮质下白质。

（4）构音障碍 – 手笨拙综合征 约占 20%，突然起病，表现为构音障碍，吞咽困难，病变对侧中枢性面舌瘫，面瘫侧手无力和精细动作笨拙，指鼻试验不准，轻度平衡障碍，病变位于脑桥基底部、内囊前支或膝部。

（5）感觉运动性卒中 以偏身感觉障碍起病，再出现轻偏瘫，病灶位于丘脑腹后核及邻近内囊后肢，是丘脑膝状体动脉分支或脉络膜后动脉丘脑支闭塞所致。

（三）辅助检查

神经影像学检查是确诊的主要依据，CT 可见内囊基底核区、皮质下白质单个或多个圆形、卵圆形或长方形低密度灶。

（四）诊断

1. 中老年发病，有长期高血压、糖尿病等危险因素病史，急性起病。

2. 出现局灶性神经功能缺损症状，临床表现为腔隙综合征可初步诊断。

3. CT 或 MRI 检查证实与神经功能缺失一致的脑部腔隙病灶，直径小于 1.5 ~ 2.0cm，且梗死灶主要累及脑深部白质、基底核、丘脑和脑桥等区域，符合大脑半球或脑干深部的小穿通动脉病变，即可明确诊断。

（五）治疗

1. 病因治疗 腔隙性脑梗死多可自行恢复，急性期按脑梗死治疗，主要针对病因进行有效防治。

2. 抗血小板聚集，减少复发 可长期服用抗血小板聚集药如阿司匹林和活血化瘀药物如丹参制剂，可运用钙离子拮抗剂，如尼莫地平、氟桂利嗪等减少血管痉挛，减少复发。

3. 溶栓治疗 近来研究表明对于神经系统症状轻微或快速自发缓解的急性脑梗死患者，溶栓治疗也有较好疗效。

4. 控制血压 高血压是小动脉闭塞性脑梗死最重要的危险因素，降压治疗能有效预防卒中复发和认知功能衰退，因此尤其要强调积极控制高血压。

第四节　脑出血

扫码"学一学"

脑出血（cerebral hemorrhage）是指非外伤性脑实质内血管破裂引起的出血，可由颅内动脉、静脉或毛细血管破裂引起。占全部脑血管疾病的 20%～30%，急性期病死率为 30%～40%。存活者中多数留有不同程度的运动障碍、认知障碍、言语吞咽障碍等后遗症。

一、病因

最常见病因是高血压合并细小动脉硬化，其他包括脑血管畸形、脑膜动静脉畸形、淀粉样脑血管病、囊性血管瘤等。脑出血好发部位为大脑基底节区，因此处豆纹动脉自大脑中动脉近端呈直角分出，血流冲击较大，最易破裂出血。

二、临床表现

脑出血常发生于 50 岁以上中老年患者，多伴高血压病史，男性略多，冬春季易发，通常在活动和情绪激动时发病，少数安静发病。出血前多无预兆，临床症状常在数分钟至数小时达到高峰。可表现为突然头痛、肢体瘫痪、呕吐、意识障碍，出血后血压明显升高。临床症状及体征因出血部位及出血量不同而异。

1. 基底节区出血 最常见为壳核出血。典型可见三偏征，即病灶对侧偏瘫、偏身感觉障碍和同向偏盲。

2. 脑叶出血 常根据出血部位不同可伴不同出血表现。可出现肢体瘫痪、失语、视野缺损、精神症状等。

3. 脑桥出血 小量出血，无意识障碍，表现为眩晕、交叉性瘫痪、两眼向病灶侧凝视；大量出血表现为昏迷、四肢瘫痪、双侧针尖样瞳孔及中枢性呼吸障碍等。

4. 小脑出血 起病突然，常有头痛、眩晕、呕吐、共济失调，但无肢体瘫痪。大量出血可陷入昏迷并出现脑干受压表现如双侧针尖样瞳孔、呼吸不规则等。

5. 原发性脑室出血 可见头痛、呕吐，严重者出现意识障碍及脑膜刺激征、针尖样瞳孔、四肢迟缓性瘫痪、去脑强直发作等。

三、辅助检查

首选 CT 检查，可显示出血部位、出血量大小、血肿形态、是否破入脑室以及血肿周围有无低密度水肿带和占位效应等。病灶多呈圆形或卵圆形均匀高密度区，边界清楚。

四、诊断

中老年患者在活动中或情绪激动时突然发病，迅速出现局灶性神经功能缺损症状以及头痛、呕吐等颅内高压症状应考虑脑出血的可能，结合头颅 CT 检查，可以迅速明确诊断。

五、治疗

治疗原则：降颅压、调整血压、防止继续出血、防治并发症。

1. 一般治疗 应卧床休息 2 ~ 4 周，保持安静，避免情绪激动和血压升高。严密观察体温、脉搏、呼吸和血压等生命体征，注意瞳孔变化和意识改变。

2. 加强护理，保持呼吸道通畅 清理呼吸道分泌物或吸入物，必要时及时行气管插管或切开术；明显头痛、过度烦躁不安者，可酌情适当给予镇静镇痛剂；便秘者可选用缓泻剂。

3. 降低颅内压 脑水肿可使颅内压增高，并致脑疝形成，是影响脑出血死亡率及功能恢复的主要因素。积极控制脑水肿、降低颅内压是脑出血急性期治疗的重要环节。常用 20% 甘露醇、利尿药等。

4. 调整血压 脑出血后血压升高是颅内压增高时脑血管的自动调节反应，随颅内压降低而下降。但若血压过高，会增加再出血风险，故需控制血压。需注意降压不宜过快，应加强监测。脑出血恢复期应积极控制高血压，尽量将血压控制在正常范围内。

5. 康复治疗 脑出血后，若患者生命体征平稳、病情不再进展，宜尽早进行康复治疗。早期分阶段综合康复治疗对恢复患者的神经功能、提高生活质量有益。

第五节　蛛网膜下腔出血

蛛网膜下腔出血指颅内血管破裂，血液流入蛛网膜下腔。分为外伤性和自发性两种情况。自发性分为原发性和继发性蛛网膜下腔出血两种类型。原发性蛛网膜下腔出血为脑底或脑表面血管病变（如先天性动脉瘤、脑血管畸形、高血压脑动脉硬化所致动脉瘤）破裂，血液流入蛛网膜下腔，占急性脑卒中的 10% 左右。本节重点介绍先天性动脉瘤破裂所致原发性蛛网膜下腔出血。

一、病因

颅内动脉瘤是最常见病因，占 70% ~ 80%，其中囊性动脉瘤占绝大多数，还可见高血压动脉粥样硬化所致梭形动脉瘤、夹层动脉瘤及感染所致的真菌性动脉瘤；其次为血管畸形，其中动静脉畸形最为常见；其他如颅内肿瘤、垂体卒中等；还有约 10% 患者病因不明。

二、临床表现

1. 一般特点 蛛网膜下腔出血临床表现差异较大，轻者可没有明显临床症状或体征，重者可突然昏迷，甚至死亡，以中青年发病居多，起病突然，数秒或数分钟内发生。多数患者发病前有明显诱因，如剧烈运动、过度疲劳、用力排便、情绪激动等。

2. 主要症状

（1）头痛　主要表现为突发异常剧烈全头痛，头痛不能缓解或呈进行性加重，多伴一过性意识障碍或恶心、呕吐。若表现为局部头痛，常可提示动脉瘤破裂部位。

（2）脑膜刺激征　出现颈项强直、克尼格征和布鲁津斯基等脑膜刺激征，以颈强直最多见，脑膜刺激征常于发病后数小时出现，3～4周后消失。

（3）眼部症状　20%患者眼底可见玻璃体下片状出血，发病1小时即可出现，是急性颅内压增高和眼静脉回流受阻所致，对诊断具有提示性意义。若眼球活动障碍也可提示动脉瘤所在部位。

（4）精神症状　约25%患者可出现精神症状，如欣快、谵妄、幻觉等。其他如脑心综合征、消化道出血、急性肺水肿等症状。

3. 常见并发症

（1）再出血　是蛛网膜下腔出血主要的急性并发症，指病情稳定后再次发生剧烈头痛、呕吐、痫性发作、昏迷，甚至去脑强直发作、颈强直、克尼格征，是蛛网膜下腔出血致命的并发症。

（2）脑血管痉挛　可导致部分患者脑实质缺血，临床症状取决于发生痉挛的血管，常表现为波动性轻偏瘫或失语，是死亡和致残重要原因，TCD或DSA可帮助确诊。

（3）急性或亚急性脑积水　起病1周内15%～20%患者发生急性脑积水，主要是由于血液进入脑室系统或蛛网膜下腔形成血凝块阻碍脑脊液循环通路所致，轻者思维缓慢、短时记忆受损，严重者可造成颅内高压，甚至脑疝，其他5%～10%患者可癫痫发作或低钠血症。

三、辅助检查

1. 头颅 CT　临床怀疑蛛网膜下腔出血者首选头颅 CT 平扫，早期敏感性高，可检出90%以上的患者，显示相应部位高密度出血征象。若出血量较少时，CT 也可显示不清。

2. 头颅 MRI　若蛛网膜下腔出血发病后数天，CT 检查敏感性降低，可选用头颅 MRI。

3. 脑脊液检查　如果患者症状明显，但 CT 扫描结果阴性，可做腰椎穿刺行脑脊液检查，脑脊液均匀血性是蛛网膜下腔出血的特征性表现。

四、诊断

突然发生的持续性剧烈头痛、呕吐、脑膜刺激征阳性，伴或不伴意识障碍，检查无局灶性神经系统体征应高度怀疑蛛网膜下腔出血，同时 CT 证实脑池和蛛网膜下腔高密度征象或腰穿检查示压力增高和血性脑脊液临床可确诊。

五、治疗

（一）急性期治疗

1. 治疗原则　防止再出血，降低颅内压，减少并发症，治疗原发病和预防复发。

2. 一般处理

（1）保持生命体征稳定，可收入重症监护室密切监测生命体征，保持呼吸道通畅，维持呼吸、循环功能。

（2）降低高颅内压，主要使用脱水剂，如甘露醇、呋塞米、甘油果糖，也可酌情选用清蛋白。

（3）避免用力和情绪激动，保持大便通畅，烦躁者给予镇静药，头痛者予以镇痛药。

（4）其他对症支持治疗，包括维持水电解质平衡，给予高纤维、高能量饮食，加强护理，注意预防尿路感染和吸入性肺炎。

（二）预防再出血

1. 绝对卧床休息 4~6 周。

2. 控制血压，防止血压过高导致再出血，注意维持脑灌注压。药物选择可用尼卡地平、拉贝洛尔等降压药。一般将收缩压控制在 160mmHg 以下。

3. 抗纤溶药物，如氨基己酸、氨甲苯酸和酚磺乙氨。

4. 破裂动脉瘤可进行外科和血管内治疗，动脉瘤夹闭或血管内治疗是预防蛛网膜下腔再出血最有效的治疗方法。

（三）脑血管痉挛防治

口服尼莫地平可减少蛛网膜下腔出血引发的不良结局，早期使用尼莫地平可改善患者预后。

六、预防

控制危险因素，包括高血压、吸烟、酗酒、吸毒等。筛查和处理高危人群。

七、预后

尚未破裂的动脉瘤预后较差，动脉瘤性蛛网膜下腔出血死亡率高，部分患者到达医院前已经死亡。存活者一半遗留永久性残疾，主要是认知功能障碍。其预后与病因、出血部位、出血量、有无并发症、是否得到适当治疗有很大关系。

第六节　癫痫

癫痫（epilepsy）是多种原因导致的脑部神经元高度同步化异常放电所致的临床综合症。临床表现具有发作性、短暂性、重复性和刻板性的特点，可表现为感觉、运动、意识、精神、行为、自主神经功能障碍或兼有之。临床上每次发作或每种发作的过程称为痫性发作。一个患者可有一种或数种形式的痫性发作，在痫性发作中一组具有相似症状和体征特征所组成的特定癫痫现象，统称为癫痫综合征。癫痫是神经系统常见疾病，流行病学资料显示发病率为（50~70）/10 万，患病率为 5‰，目前我国约有 900 万以上癫痫患者。

一、分类及病因

癫痫不是独立的疾病，而是一组疾病或综合征。引起癫痫的病因非常复杂，根据病因学不同，癫痫可分为三大类。

1. 症状性癫痫　由各种明确的中枢神经系统结构损伤或功能异常所致，如脑外伤、脑血管病、脑肿瘤、中枢神经系统感染、寄生虫、毒物药物等。

2. 特发性癫痫　病因不明，未发现脑部有足以引起癫痫发作的结构性损伤或功能异常，可能与遗传因素有关。

3. 隐源性癫痫　临床表现提示为症状性癫痫，但现有的检查手段不能发现明确的病因，占全部癫痫的 60%~70%。

二、临床表现

本病临床表现丰富多样，但都具有以下共同特征：①发作性：症状突然发生，持续一段时间后迅速恢复，间歇期正常。②短暂性：发作持续时间非常短，通常为数秒或数分钟，除癫痫持续状态外，很少超过半小时。③重复性：第一次发作后经过不同间隔时间会有第二次或更多次的发作。④刻板性：每次发作的临床表现几乎一致。

临床发作类型分为部分性发作和全面性发作。

（一）部分性发作

是指源于大脑半球局部神经元的异常放电，包括单纯部分性、复杂部分性、部分性继发全面性发作三类，前者为局限性发放，无意识障碍；后两者放电从局部扩展到双侧，脑部出现意识障碍。

1. 单纯部分性发作　发作时间短，一般不超过一分钟，发作起始与结束较为突然，无意识障碍。但会有动作性的症状，如局部肌肉或肢体的抽动或皮肤、嗅觉、视觉等出现异常，伴有全身潮红、多汗、心率加快，血压变化、大小便异常等自主神经症状，可能会出现记忆障碍，精神情绪方面可能会有无名失落感、欣快、恐惧等症状。

2. 部分复杂性发作　占成人癫痫发作的50%以上，也称为精神运动性发作。病灶多在颞叶。特点是发作时出现各种精神症状或特殊感觉症状，随后发生意识障碍，有时开始发作即为意识障碍，部分可伴有自动症（患者在意识不清醒的情况下，做一些无意识、无目的、无意义的行为或语言，如比手画脚、手舞足蹈、奔跑、踢打、重复的咀嚼、喊叫等，清醒后患者对此发作无记忆）。

3. 部分性发作继发全面性发作　单纯部分性发作可发展为复杂部分性发作，单纯或复杂部分性发作均可泛化为全面性强直阵挛发作。

（二）全面性发作

最初的症状学和脑电图提示发作起源于双侧脑部，多在发作初期就有意识丧失。

1. 失神发作　临床特点是突然短暂的（5~10秒）意识丧失，活动突然停止，呼之不应，双眼茫然凝视，呼之不应，可伴简单性动作，如擦鼻、咀嚼、吞咽，发作后立即清醒，无明显不适，不能回忆发作时动作。

2. 强直阵挛性发作　意识丧失、双侧强直后出现阵挛是此型发作的主要临床特征，可由部分性发作演变而来，也可在疾病开始即表现为全面强直阵挛发作，早期出现意识丧失、跌倒，随后先后进入强直期（表现为全身骨骼肌持续性收缩）、阵挛期（肌肉交替性收缩与松弛），发作后期。过程中可出现牙关紧闭，发生舌咬伤或伤人，伴口吐白沫、全身僵硬，继而出现间歇性抽搐而使全身抖动不止，可伴大小便失禁。

三、辅助检查

1. 脑电图、动态脑电图监测　脑电图是诊断癫痫最重要的辅助检查方法，有助于明确癫痫的诊断及分型。

2. 神经影像学检查　包括 CT 或 MRI，可确定脑结构异常或病变，对癫痫及癫痫综合征诊断和分类有帮助。

四、诊断

癫痫是多种病因所致的疾病，其诊断需遵循3个原则。

1. 确定是否为癫痫　详细询问患者本人及其亲属或同事等目击者，尽可能获取详细而完整的发作史，是准确诊断癫痫的关键。脑电图检查是诊断癫痫发作和癫痫的最重要的手段，并且有助于癫痫发作和癫痫的分类。临床怀疑癫痫的病例均应进行脑电图检查。

2. 癫痫发作的类型 主要依据详细的病史资料、规范化的脑电图检查，必要时行录像脑电图检测等进行判断。

3. 癫痫的病因 在癫痫诊断确定之后，应设法查明病因。在病史中应询问有无家族史、出生及生长发育情况，有无脑炎、脑膜炎、脑外伤等病史。查体中有无神经系统体征、全身性疾病等。然后选择有关检查，如头颅磁共振（MRI）、CT、血糖、血钙、脑脊液检查等，以进一步查明病因。

五、治疗

（一）病因治疗

对于病因明确的癫痫，除有效的控制发作外还需积极治疗原发病。

（二）药物治疗

目前癫痫治疗仍以药物治疗为主，药物治疗应达到三个目的：控制发作或最大程度减少发作次数；长期治疗无明显不良反应；使患者保持或恢复其原有的生理心理和社会功能状态。

1. 一般原则 ①确定是否用药：一般半年内发作两次以上者，一经诊断明确，就应用药。②正确选择药物：根据癫痫发作类型、癫痫及癫痫综合征类型选择用药。③需严密监测不良反应：大多数抗癫痫药物都有不同程度的不良反应，应用抗癫痫药物前需检查肝肾功能和血尿常规，用药后还需常规监测肝肾功，至少持续半年。④尽可能单药治疗，合理联合治疗：70%~80%的癫痫患者，可以通过单药治疗控制发作。尽管单药治疗有明显的治疗优势，但是20%的患者在两种单药治疗后仍不能控制发作，此时应考虑联合治疗。⑤抗癫痫治疗需持续用药，不应轻易换药、停药。

2. 传统抗癫痫药物

（1）苯妥英钠 对全面强直阵挛发作和部分性发作有效，可加重失神和肌阵挛发作。

（2）卡马西平 是部分性发作的首选药物，对复杂部分性发作疗效优于其他抗癫痫药物，对继发性全面强直阵挛发作亦有较好的疗效，但可加重失神和肌阵挛发作。

（3）丙戊酸钠 是一种广谱抗癫痫药，是全面性发作，尤其是全面强直阵挛发作合并典型失神发作的首选药物，也可用于部分性发作。

（4）苯巴比妥 常作为小儿癫痫的首选药物，较广谱，起效快，对全面强直阵挛发作疗效较好，也用于单纯及复杂部分性发作，对发热惊厥有预防作用，可用于急性脑损伤合并癫痫或癫痫持续状态。

（5）地西泮 可与其他抗癫痫药合用，治疗癫痫大发作或小发作，控制癫痫持续状态时应静脉注射。

3. 具体治疗 根据癫痫类型，选择安全有效，价廉和便利的药物：①强直阵挛发作，如苯巴比妥、苯戊酸钠、卡马西平。②复杂部分性发作，苯妥英钠、卡马西平。③失神发作，氯硝地西泮、地西泮。④癫痫持续状态，首选地西泮。

（三）手术治疗

患者经过长时间正规单药治疗或先后两种抗癫痫药物达到最大耐受剂量，以及经过一次正规的联合治疗仍不见效，可考虑手术。

岗位对接

本章节内容是药学专业学生必须掌握的内容，为成为合格的药学服务人员奠定坚实的基础。学生对应岗位包括药品生产、药品检验、药品调剂、静脉配液、药品管理等相关工种。上述相关岗位的从业人员均需掌握神经系统常见疾病尤其是当中脑出血的判断、处置，熟悉神经系统疾病药学支持以及疾病健康教育和宣传等综合知识与技能。

重点小结

1. 短暂性脑缺血发作好发于中老年人。发病突然，24 小时内临床表现可完全消失，不遗留后遗症。

2. 脑梗死可分为脑血栓形成、脑栓塞和腔隙性脑梗死。①脑血栓形成最主要的病因是脑动脉粥样硬化。治疗上溶栓、抗凝、抗血小板聚集等。②脑栓塞最常见的原因为心房颤动。

3. 脑出血最常见病因是高血压合并细小动脉硬化，临床表现为突然头痛、肢体瘫痪、呕吐、意识障碍，出血后血压明显升高。

4. 癫痫是多种原因导致的脑部神经元高度同步化异常放电所致的临床综合征。临床表现具有发作性、短暂性、重复性和刻板性的特点，脑电图是诊断癫痫最重要的辅助检查方法。

目标检测

扫码"练一练"

一、单项选择题

1. 脑血栓形成的最常见病因是
　　A. 高血压　　　　　　　　B. 脑动脉粥样硬化　　　　C. 各种脑动脉炎
　　D. 血压偏低　　　　　　　E. 红细胞增多症

2. 脑栓塞的临床表现中，下述哪项是不正确的
　　A. 起病多急骤　　　　　　B. 年龄多较轻　　　　　　C. 多有脑膜刺激征
　　D. 常见局限性抽搐、偏瘫、失语　E. 多有风湿性心脏病

3. 脑出血的临床表现中，下述哪项是正确的
　　A. 均出现偏瘫　　　　　　B. 年龄多较轻　　　　　　C. 脑脊液多为血性
　　D. 均可出现脑膜刺激征　　E. 头部 CT 可见基底节区高密度病灶

4. 脑出血最常见的原因是
　　A. 脑动脉炎　　　　　　　B. 高血压和脑动脉硬化　　C. 血液病
　　D. 脑动脉瘤　　　　　　　E. 脑血管畸形

5. 脑栓塞最常见的病因是

    A. 心房颤动   B. 心肌梗死   C. 先心病

    D. 心内膜炎   E. 二尖瓣脱垂

6. 脑出血最重要的内科治疗是

    A. 降颅内压   B. 止血剂   C. 迅速降血压

    D. 抗生素治疗   E. 吸氧

7. 高血压脑出血的好发部位是

    A. 皮质下白质   B. 脑桥   C. 小脑

    D. 基底节区   E. 脑室

8. 脑栓塞治疗的正确目标是

    A. 控制脑水肿和预防脑疝   B. 卧床休息

    C. 控制脑水肿，并治疗原发病   D. 外科手术摘除栓子

    E. 应用抗生素，防止并发症

9. 椎－基底动脉系统短暂性脑缺血发作最常见的症状是

    A. 眩晕   B. 耳鸣和耳聋   C. 跌倒发作

    D. 吞咽困难   E. 复视

10. 脑梗死不应出现的症状、体征是

    A. 意识不清   B. 肢体瘫痪   C. 头痛

    D. 癫痫发作   E. 脑膜刺激征

11. 椎－基底动脉血栓形成以下哪个症状最不可能看见

    A. 眩晕   B. 眼球运动障碍   C. 吞咽困难

    D. 失语   E. 交叉性瘫痪

12. 对于急性脑梗死患者，下列哪种情况不适于溶栓治疗

    A. 发病 6 小时以内   B. CT 证实无出血

    C. 患者无出血素质   D. 出凝血时间正常

    E. 头部 CT 出现低密度灶

13. 患者发病后出现偏瘫、偏身感觉障碍及偏盲，最可能为下述哪条血管闭塞

    A. 大脑前动脉主干   B. 大脑中动脉主干

    C. 大脑后动脉主干   D. 内听动脉

    E. 椎－基底动脉

14. 诊断脑血管疾病最重要的检查是

    A. 可靠的病史   B. 神经系统检查   C. 脑脊液检查

    D. 脑电图检查   E. CT

15. 下列脑血栓形成时症状哪项表述是不正确的

    A. 可在安静时发病

    B. 血压可正常

    C. 有时可有 TIA 发作的前驱症状

    D. 必定会发生偏瘫

    E. 发病 24 小时内头颅 CT 可为正常

16. 下列关于短暂性脑缺血发作的临床表现，错误的是

    A. 发作性局灶性神经功能缺失

    B. 临床表现可多变

    C. 每次发作多持续数分钟或数十分钟

    D. 发作可持续 24 小时以上

    E. 发作后不遗留神经系统异常体征

17. 脑血栓形成的治疗不包括

    A. 早期溶栓治疗   B. 抗凝治疗

    C. 溶栓同时抗血小板治疗   D. 降纤治疗

    E. 脑保护治疗

18. 诊断蛛网膜下腔出血具有决定性意义的是

    A. 一侧肢体瘫痪   B. 意识障碍   C. 脑膜刺激征

    D. 眼底出血   E. 均匀一致的血性脑脊液

19. 蛛网膜下腔出血最常见的病因是

    A. 高血压病   B. 血液病

    C. 脑动脉粥样硬化   D. 先天性颅内动脉瘤   E. 脑血管畸形

20. 脑梗死不应出现的症状体征是

    A. 意识不清   B. 肢体瘫痪   C. 头痛

    D. 癫痫发作   E. 脑膜刺激征

21. 癫痫主要发病机制是

    A. 循环血量不足导致血压急剧下降

    B. 心律失常或急性心排血量锐减

    C. 严重脑血管闭塞性病变引起全脑供血不足

    D. 严重贫血

    E. 大脑神经元过度异常放电引起的短暂神经功能障碍

22. 以下均为癫痫发作的共同特征，除了

    A. 发作性   B. 短暂性   C. 重复性

    D. 刻板性   E. 间歇性

23. 诊断癫痫最重要的检查是

    A. 可靠的病史   B. 神经系统检查   C. 脑脊液检查

    D. 脑电图检查   E. CT

24. 癫痫持续状态首选药物是

    A. 地西泮   B. 水合氯醛   C. 利多卡因

    D. 丙戊酸钠   E. 苯巴比妥

25. 关于癫痫的描述，哪项不符合

    A. 按照病因可分为特发性癫痫和症状性癫痫

    B. 遗传因素和环境因素均可影响癫痫发作

    C. 每一位癫痫患者只有一种发作类型

    D. 女性患者通常在月经期和排卵期发作频繁

    E. 癫痫临床表现可分为全面性发作和部分性发作

26. 癫痫持续状态指

    A. 全面强直阵挛发作频繁发生，持续 24 小时

    B. 连续的失神发作

    C. 局部抽搐持续数小时或数日

    D. 发作自一处开始，大脑皮质运动区逐渐扩展

    E. 全面强直阵挛发作频繁发生伴意识障碍

27. 癫痫患者服药最不应

    A. 服药量太少   B. 两药同时服用   C. 在夜间服用

    D. 服药次数太多   E. 突然停药

28. 患者，男，39 岁。突发右侧肢体不灵活 1 小时，既往有房颤病史 5 年。查体：神清，右侧偏瘫，感觉减退。该患者可能的诊断是

    A. 癫痫   B. 脑膜炎   C. 脑出血

    D. 脑梗死   E. 脑栓塞

29. 患者，女，73 岁，既往有冠心病多年。于夜间突发神志不清、呼之不应入院。查体：血压 170/90mmHg，昏迷。该患者可能的诊断是

    A. 癫痫   B. 脑膜炎   C. 脑出血

    D. 脑梗死   E. 低血糖

30. 患者，男，52 岁。突发脑出血，头痛、呕吐、昏迷，血压 220/120mmHg。应迅速采取的治疗是

    A. 止血   B. 降血压   C. 降颅压

    D. 维持生命体征   E. 防治血管痉挛

二、思考题

1. 试述脑血栓形成和脑出血的区别。

2. 试述脑梗死和脑栓塞的区别。

3. 简述抗癫痫药物的基本原则。

4. 简述脑出血急性期的治疗原则。

（刘　亚）

第十二章

妇科疾病

学习目标

知识要求　**1. 掌握**　阴道炎分类及临床表现，痛经的临床表现。
　　　　　　2. 熟悉　阴道炎和痛经的病因、治疗原则。
　　　　　　3. 了解　阴道炎和痛经的诊断。
技能要求　1. 能运用正确的临床思维方法对妇科疾病进行诊断。
　　　　　　2. 具有人文关怀意识。

案例导入

案例：患者，女性，19 岁。因行经腹痛 5 小时，加重半小时就诊。该患者于 5 小时前因行经期出现下腹部坠胀疼痛，尚且能忍，伴恶心、呕吐、面色苍白。半小时前因腹部疼痛加重呈剧烈刀绞样疼痛，伴心慌、出汗，继而晕厥，被同寝室同学发现急诊入院。据患者同学描述，患者每于行经期均会出现类似程度的疼痛。

讨论：1. 该患者诊断考虑什么？
　　　　2. 该患者的治疗原则是什么？

第一节　阴道炎

扫码"学一学"

　　正常情况下，雌激素、阴道局部 pH、乳酸杆菌及阴道黏膜免疫系统在维持阴道微生态平衡中起重要作用。而绝经后妇女及婴幼儿雌激素水平低，局部抵抗力下降，易发生感染。外阴阴道与尿道、肛门相邻，局部潮湿，易受污染，加之生育期妇女性活动较频繁，且外阴阴道是分娩及宫腔操作的必经之道，容易受到外界损伤及外界病原体感染。当阴道分泌物酸碱度发生改变，局部微生态平衡紊乱或特殊病原体侵入即可引起炎症反应。

　　阴道炎症是妇科最常见的一组疾病，各年龄组均可发病。

拓展阅读

阴道微生态平衡

正常阴道微生物种类繁多，包括：①革兰阳性需氧菌和兼性厌氧菌：乳酸杆菌，棒状杆菌，非溶血性链球菌，肠球菌及表皮葡萄球菌。②革兰阴性需氧菌和兼性厌氧菌：加德纳菌，大肠埃希菌及摩根菌。③专性厌氧菌：消化球菌，消化链球菌，类杆菌，动弯杆菌，梭杆菌，普雷沃菌。④其他：包括支原体、假丝酵母菌等。正常阴道内虽然有多种微生物存在，但这些微生物与宿主阴道之间相互制约、相互依赖，达到动态平衡并不致病。

正常情况下，阴道微生物群中以乳酸杆菌为优势菌。乳酸杆菌除维持阴道的酸性环境外，还可抑制或杀灭致病微生物。若阴道微生态平衡被打破，则可能导致阴道感染的发生。

一、滴虫性阴道炎

滴虫性阴道炎是由阴道毛滴虫引起的常见阴道炎症，也是一种常见的性传播疾病。

（一）病因

滴虫性阴道炎是由阴道毛滴虫引起，其生存能力强，适宜在温度 25 ~ 40℃，pH 5.2 ~ 6.6的潮湿环境中生长，因月经期前后阴道 pH 变化，隐藏在腺体及阴道皱襞中的滴虫得以繁殖，故本病常于月经前后发生。经性交直接传播是其主要传播方式。也可经过公共浴池、游泳池、坐便器、衣物、污染的器械及敷料等间接进行传播。

（二）临床表现

1. 潜伏期 平均为 4 ~ 28 日，25% ~ 50% 感染初期无症状。

2. 症状 外阴及阴道瘙痒，或可出现灼热、疼痛、性交痛、不孕，若合并尿道感染，可出现尿频、尿急、尿痛的症状，有时可有血尿。

3. 体征 妇科检查见阴道黏膜充血，严重者散在出血点，甚至宫颈可见出血点。部分无症状感染者阴道黏膜无异常改变。

4. 阴道分泌物 典型特点为分泌物增多、呈稀薄脓性泡沫状，有异味。含有大量白细胞可使阴道分泌物呈灰黄色，黄白色成脓性，合并其他感染则成黄绿色。

（三）辅助检查

阴道分泌物湿片法是查滴虫最简便的方法，阳性率60% ~ 70%。取分泌物前 24 ~ 48 小时避免性交、阴道灌洗或局部用药，分泌物取出后应立即送检。

（四）诊断

根据典型临床表现，阴道分泌物中找到滴虫即可确诊。但本病可合并其他性传播疾病，诊断时需特别注意。

（五）治疗

滴虫阴道炎患者可同时存在外阴、尿道等部位滴虫感染，治疗时避免阴道冲洗，全身用药效果较好。

1. 全身用药 其主要治疗药物为硝基咪唑类药物。初次治疗可选择甲硝唑、替硝唑单次口服。口服治愈率达90%。滴虫阴道炎属性传播疾病，性伴侣应同时进行治疗。且治疗期间应避免性行为。

2. 随访 由于滴虫性阴道炎患者重复感染率较高，最初感染3个月内需要追踪、复查。若治疗失败，甲硝唑、替硝唑可重复使用，但须延长治疗疗程。为避免重复感染，对局部密切接触的用品需高温消毒。

二、外阴阴道假丝酵母菌病

外阴阴道假丝酵母菌病是由假丝酵母菌引起的常见外阴阴道炎症。

（一）病因

80%～90%的外阴阴道假丝酵母菌病病原体为白假丝酵母菌，适宜在酸性环境中生长，其阴道pH通常小于4.5。通常为条件致病菌，正常情况下，女性阴道中可有少量假丝酵母菌寄生，并不致病，但在宿主全身及阴道局部免疫能力下降时，假丝酵母菌大量繁殖、生长，侵袭组织引起炎症反应。发病的常见诱因有长期应用广谱抗生素、妊娠糖尿病、大量应用免疫抑制剂及接受大量雌激素治疗等。

（二）临床表现

1. 症状 主要表现为外阴阴道瘙痒，症状明显，持续时间长，严重者坐立不安，以夜晚更加明显。部分患者可伴外阴灼热痛、性交痛以及排尿痛。

2. 体征 妇科检查可见外阴红斑、水肿，可伴抓痕，严重者皮肤皲裂，表皮脱落。阴道黏膜红肿，小阴唇内侧及阴道黏膜附有白色块状物，擦除后露出红肿面，急性期还可见糜烂及浅表溃疡。

3. 阴道分泌物 特征为白色稠厚呈凝乳状或豆腐渣样阴道分泌物。

（三）辅助检查

可用湿片法或革兰染色，在阴道分泌物中找假丝酵母菌。

（四）诊断

对有阴道炎症状或体征的妇女，若在阴道分泌物中找到假丝酵母菌即可确诊。

（五）治疗

根据患者情况选择局部或全身抗真菌药物，以局部用药为主。

1. 消除诱因 及时停用广谱抗生素、激素等，积极治疗相关疾病，注意局部卫生。

2. 药物治疗 常采用唑类抗真菌药物。局部用药放置于阴道深部，如克霉唑制剂、米糠唑制剂、制霉菌素制剂；对不宜采用局部用药者可全身用药，如口服氟康唑。

3. 随访 在治疗结束的7～14日内，建议追踪复查，若症状持续存在或治疗后复发，可做真菌培养同时做药敏试验指导治疗。

三、细菌性阴道病

细菌性阴道病是阴道内正常菌群失调所致，阴道分泌物增多、稀薄，带有鱼腥臭味为主要表现的混合感染。

（一）病因

正常阴道菌群为乳酸杆菌占优势，若阴道微生态失衡，其他微生物大量繁殖，可导致细菌性阴道病。菌群变化原因可能与频繁性交、反复阴道灌洗等因素有关。

（二）临床表现

1. 症状 可伴有轻度外阴瘙痒或烧灼感，性交后加重，10%～40%患者无临床症状。

2. 体征　妇科检查见阴道黏膜无明显充血等炎症反应，分泌物成灰白色、均匀一致、稀薄状，黏附于阴道壁，但容易从阴道壁拭去。

3. 阴道分泌物　为带有鱼腥臭味的稀薄阴道分泌物。

（三）辅助检查

1. 阴道分泌物线索细胞检查　取少许阴道分泌物，加 0.9% 氯化钠溶液，混合于高倍显微镜下寻找线索细胞。镜下线索细胞数量占鳞状上皮细胞比例大于 20%，可以诊断细菌性阴道病。

2. 胺试验　取阴道分泌物加入 10% 氢氧化钾溶液 1 滴，产生烂鱼肉样腥臭气味为阳性。

（四）诊断

采用 Amsel 临床诊断标准，下列四项中具备三项即可诊断。

（1）细菌性阴道病线索细胞阳性。

（2）阴道出现均匀质稀薄、灰白色分泌物，黏附于阴道壁。

（3）阴道分泌物 pH 值大于 4.5。

（4）胺试验阳性。

（五）鉴别诊断

需与下列疾病鉴别，见表 12 - 1。

表 12 - 1　三种阴道炎鉴别

	滴虫性阴道炎	外阴阴道假丝酵母菌病	细菌性阴道病
症状	外阴瘙痒，灼痛	外阴严重瘙痒、灼痛	外阴轻度瘙痒
阴道黏膜	散在出血点	红肿或溃疡	无炎症改变
分泌物	泡沫状稀薄分泌物	白色豆渣样	白色匀质，鱼腥味
显微镜检查	阴道毛滴虫	假丝酵母菌孢子或假菌丝	线索细胞

（六）治疗

治疗上一般选用抗厌氧菌药物。

1. 全身用药　抗厌氧菌药物主要有甲硝唑、替硝唑、克林霉素。首选甲硝唑口服，其次替硝唑、克林霉素。

2. 阴道局部用药　如甲硝唑制剂纳入阴道，或克林霉素软膏阴道涂抹。哺乳期以局部用药为宜。

四、萎缩性阴道炎

萎缩性阴道炎因患者体内雌激素水平降低、阴道黏膜萎缩变薄、阴道局部抵抗力下降引起，以需氧菌感染为主要表现的阴道炎症。常见于自然绝经或人工绝经后卵巢功能衰退的妇女。

（一）病因

绝经后妇女因卵巢功能衰退或缺失，雌激素水平降低，阴道壁萎缩变薄，上皮细胞内糖原减少，阴道内 pH 升高，局部抵抗力降低，致病菌尤其以需氧菌为主的其他致病菌过度繁殖，从而引起阴道炎症。

（二）临床表现

1. 症状 主要为外阴灼热不适伴瘙痒，可伴有性交痛。

2. 体征 妇科检查可见阴道皱襞萎缩菲薄，阴道黏膜充血，有散在出血点或点状出血斑，有时可见浅表溃疡。

3. 阴道分泌物 阴道分泌物增多、稀薄呈淡黄色，严重者可呈脓血性，伴臭味。

（三）诊断

1. 有卵巢功能减退病史 绝经、卵巢手术史、盆腔放射治疗史及临床表现，排除其他疾病可以诊断。

2. 阴道分泌物镜检 见大量白细胞，而未见滴虫及假丝酵母菌等致病菌。

（四）鉴别诊断

有血性阴道分泌物患者，需常规与生殖道恶性肿瘤进行鉴别。对出现阴道壁肉芽组织及溃疡情况者需行局部活组织检查与阴道癌鉴别。

（五）治疗

1. 治疗原则 补充雌激素，增强阴道抵抗力，抑制细菌生长。

2. 药物治疗

（1）补充雌激素 增加阴道抵抗力，针对病因治疗。雌激素制剂可局部给药如局部涂抹雌三醇软膏或倍美力软膏，或全身用药如口服替勃龙或尼尔雌醇。但合并子宫内膜癌及乳腺癌患者需慎用或禁用雌激素治疗。

（2）抑制细菌生长 阴道局部应用抗生素，如诺氟沙星、甲硝唑。

五、婴幼儿外阴阴道炎

婴幼儿外阴阴道炎是因婴幼儿外阴皮肤黏膜较薄，雌激素水平低下，阴道发育欠完善或异物等所致的外阴阴道继发感染，常见于 5 岁以下婴幼儿，多与外阴炎并存。

（一）病因

1. 婴幼儿外阴尚未完全发育好，细菌容易侵入。

2. 婴幼儿阴道环境与成人不同，乳酸杆菌尚未成为优势杆菌，阴道抵抗力差，易受其他细菌感染。

3. 婴幼儿局部卫生不良，尿液、粪便污染，外阴损伤等均可引起炎症。

4. 阴道内误入异物造成继发感染。

总之由于以上婴幼儿阴道解剖及生理特点，其外阴阴道容易发生炎症。常见病原体有大肠埃希菌、葡萄球菌及链球菌等。

（二）临床表现

1. 主要症状 外阴痒痛致患儿哭闹，烦躁不安或用手搔抓外阴，可同时出现尿道感染如尿频、尿急、尿痛。

2. 体征 可见外阴、阴蒂、尿道口、阴道口黏膜充血、水肿。有时可见脓性分泌物自阴道口流出，病情严重者外阴表面可见溃疡，小阴唇发生粘连。

3. 阴道分泌物 阴道分泌物增多呈脓性。

（三）诊断

1. 病史 婴幼儿表达能力差，需询问家长或监护人采集病史，结合症状、体征和查体所见，通常可做出初步诊断。

2. 辅助检查　可用细棉拭子或吸管取阴道分泌物，做病原学检查以明确病原体，必要时做真菌或细菌培养及肛诊排除阴道异物及肿瘤。

（四）治疗

1. 保持外阴局部卫生，清洁干燥，减少局部摩擦。
2. 针对病原体选择相应抗生素口服治疗，或用吸管将抗生素溶液滴入阴道治疗。
3. 特殊处理，如因阴道异物所致者，应及时取出。

扫码"学一学"

第二节　痛经

痛经为行经期或行经期前后出现下腹部疼痛、坠胀伴有腰酸或其他不适。为最常见的妇科症状之一。病情严重者，将严重影响生活或工作，分为原发性和继发性痛经两类。原发性痛经指生殖器官无器质性病变而痛经，占痛经90%以上。继发性痛经指由盆腔器官器质性疾病引起的痛经。本节仅叙述原发性痛经。

一、病因

原发性痛经与月经来潮时子宫内膜前列腺素（PG）含量增高有关，是造成痛经的主要原因。可引起子宫平滑肌过强收缩、血管挛缩，造成子宫缺血、缺氧状态而出现痛经。此外痛经还受精神、神经因素影响，疼痛的主观感受也与个体痛阈有关。

二、临床表现

1. 发病年龄　原发性痛经常在青春期多见，初潮后1~2年内发病较多。

2. 疼痛时间及特点　多于月经来潮后开始，最早出现在经前12小时，以行经第1日疼痛最为剧烈，持续2~3日后疼痛缓解，疼痛常成痉挛性。

3. 疼痛部位　通常位于下腹部耻骨上，可放射至腰骶部和大腿内侧。

4. 伴随症状　可伴恶心、呕吐、腹泻、头晕、乏力等，严重时面色发白、出冷汗。

5. 妇科检查　原发性痛经常多无异常发现。

三、诊断

根据月经期下腹坠痛病史，妇科检查无阳性体征，临床即可确诊。

四、鉴别诊断

诊断时需与子宫内膜异位症、子宫腺肌病、盆腔炎性疾病等引起的继发性痛经相鉴别。

五、治疗

1. 一般治疗　加强心理疏导，消除紧张和顾虑，缓解疼痛。保持足够的休息和睡眠，规律而适度的锻炼，戒除不良的生活方式均对缓解疼痛有一定的帮助，疼痛不能忍受时辅以药物治疗。

2. 药物治疗

（1）前列腺素合成酶抑制剂　通过减少前列腺素产生，防止过强子宫收缩和痉挛，从而缓解疼痛，有效率可达80%。常用药物如布洛芬、酮洛芬、甲氯芬那酸、双氯芬酸等，月经来潮即服用药物效果明显。

（2）口服避孕药　通过抑制排卵，减少月经血中前列腺素浓度，适用于要求避孕的痛经妇女，疗效达 90% 以上。

岗位对接

　　本章节内容是药学专业学生必须掌握的内容，为成为合格的药学服务人员奠定坚实的基础。学生对应岗位包括药品生产、药品检验、药品调剂、静脉配液、药品管理等相关工种。上述相关岗位的从业人员均需掌握妇科常见疾病尤其是当中阴道炎的临床表现、治疗原则以及常见疾病的药物治疗和合理用药方案优化，熟悉妇科疾病药学支持以及疾病健康教育和宣传等综合知识与技能。

重点小结

　　1. 滴虫性阴道炎，病原体为阴道毛滴虫，以性接触为主要传播方式，也可间接传播。主要症状为阴道分泌物异常及外阴瘙痒，分泌物典型特点为稀薄脓性泡沫状有异味。

　　2. 外阴阴道假丝酵母菌病，病原体为假丝酵母菌，属机会致病菌，主要为内源性传染，主要症状为外阴阴道瘙痒、灼热痛，阴道分泌物呈豆渣样或凝乳状。

　　3. 细菌性阴道病，为阴道内乳酸杆菌减少及其他细菌增加所致的内源性混合感染。临床特点为鱼腥臭味的稀薄阴道分泌物增加，阴道分泌物中见大量线索细胞。主要治疗是针对厌氧菌，首选甲硝唑。

　　4. 痛经，原发性痛经占痛经 90% 以上，发生主要与月经来潮时子宫内膜前列腺素含量增高有关。

目标检测

扫码"练一练"

一、单项选择题

1. 需夫妻双方同时治疗的妇科炎症是
 A. 外阴炎　　　　　　　　　B. 慢性宫颈炎
 C. 外阴阴道假丝酵母菌病　　D. 滴虫阴道炎
 E. 前庭大腺炎

2. 滴虫性阴道炎分泌物的典型特点是
 A. 干酪样　　　　　　B. 豆渣样　　　　　　C. 稀薄泡沫状
 D. 血性　　　　　　　E. 脓性

3. 外阴阴道假丝酵母菌病患者，外阴阴道可见
 A. 散在红色斑点　　　B. 边缘有不规则凸起的溃疡　　C. 白色膜状物
 D. 黄色水样分泌物　　E. 小阴唇及阴道粘连

4. 外阴阴道假丝酵母菌病的白带特点是

A. 泡沫状   B. 血性白带   C. 豆渣样

D. 脓性白带   E. 黄色水样

5. 细菌性阴道病诊断标准不包括

A. 匀质稀薄白带   B. 阴道 pH >4.5   C. 氨臭味试验阳性

D. 线索细胞阳性   E. 挖空细胞阳性

6. 原发性痛经的临床表现，错误的是

A. 疼痛以第一日最剧烈   B. 持续 2 ~ 3 天缓解

C. 阵发性下腹绞痛、坠痛、胀痛

D. 有恶心、呕吐、面色苍白、腹泻

E. 子宫增大

7. 继发性痛经伴月经失调患者常发生于

A. 卵巢囊肿   B. 子宫肌瘤   C. 子宫内膜异位症

D. 功血   E. 多囊卵巢综合征

8. 患者，女，29 岁，孕 1 产 0。因外阴瘙痒伴尿频、尿痛、性交痛就诊。妇科检查：外阴阴道黏膜红肿，并有白色膜状物黏附，后穹隆处见白色豆渣样分泌物少许。该患者最可能的诊断是

A. 外阴炎   B. 慢性宫颈炎

C. 外阴阴道假丝酵母菌病   D. 滴虫阴道炎

E. 前庭大腺炎

9. 患者，女，27 岁，已婚。白带增多，外阴瘙痒伴灼痛 1 周。妇科检查：阴道内多量灰白泡沫状分泌物，阴道壁散在红斑点。有助于诊断的检查是

A. 阴道分泌物涂片检查   B. 宫颈刮片   C. 盆腔 B 超

D. 诊断性刮宫   E. 阴道镜检查

10. 绝经后妇女，55 岁。近半个月来阴道流黄水样分泌物，有时带血，经检查排除恶性肿瘤。最可能的诊断是

A. 滴虫性阴道炎   B. 萎缩性阴道炎   C. 输卵管炎

C. 宫颈息肉   E. 子宫内膜炎

(11 ~ 15 题共用选项)

A. 阴道分泌物呈稀薄、脓性、泡沫状、有异味

B. 阴道分泌物呈豆渣样或凝乳状

C. 阴道分泌物为带鱼腥臭味的稀薄状

D. 阴道分泌物增多可带血

E. 阴道分泌物呈脓性

11. 滴虫性阴道炎阴道分泌物特点为

12. 外阴阴道假丝酵母菌病阴道分泌物特点为

13. 婴幼儿外阴阴道炎阴道分泌物特点为

14. 细菌性阴道病阴道分泌物特点为

15. 萎缩性阴道炎阴道分泌物特点为

(16 ~ 20 题共用选项)

A. 针对病原体选择抗生素

B. 抗滴虫药物，性伴侣同时治疗

C. 局部和全身抗真菌药物治疗

D. 补充雌激素

E. 是针对厌氧菌，首选甲硝唑

16. 滴虫性阴道炎治疗要点为

17. 外阴阴道假丝酵母菌病治疗要点为

18. 婴幼儿外阴阴道炎治疗要点为

19. 细菌性阴道病治疗要点为

20. 萎缩性阴道炎治疗要点为

二、思考题

1. 简述滴虫性阴道炎与外阴阴道假丝酵母菌病的诊断要点。

2. 简述细菌性阴道病与萎缩性阴道炎的诊断要点。

（刘　亚）

第十三章

精神系统疾病

学习目标

知识要求　**1. 掌握**　精神系统疾病的临床表现、诊断要点与治疗原则。
　　　　　　2. 熟悉　精神系统疾病的概念和病因。
　　　　　　3. 了解　精神系统疾病的发病机制、病理改变。
技能要求　1. 能运用正确的临床思维方法对精神系统疾病进行诊断，制订合理治疗
　　　　　　　方案。
　　　　　　2. 具有人文关怀意识。

扫码"学一学"

第一节　抑郁症

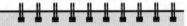

案例导入

案例：患者，女，47 岁，退休工人。因失眠、情绪低落 2 个月，伴有自杀念头 3 天就诊。2 个月前患者退休后逐渐出现失眠，情绪低落，对任何事都没兴趣，疲倦乏力，动作迟缓，记忆力逐渐减退。此后越想越觉得自己没用，因而产生了自杀念头。检查未见明显异常。

辅助检查：脑电图正常，血常规、肝肾功能、电解质、血脂、血糖等常规化验检查均正常。

讨论：1. 该患者的初步诊断是什么？
　　　2. 该患者的治疗原则是什么？

　　抑郁症又称抑郁障碍，以显著而持久的心境低落为主要临床特征，常伴有相应的认知和行为改变，严重者可出现自杀念头和行为。是心境障碍的主要类型。多数病例有反复发作的倾向，每次发作大多数可缓解，部分可有残留症状或转为慢性。

一、病因与发病机制

　　迄今为止，抑郁症的病因与发病机制尚不明确。可能是生物、心理与社会环境诸多方面因素相互作用的结果。

　　1. 遗传因素　抑郁症具有遗传倾向。遗传流行病学调查显示，与患者血缘关系愈近，患病率越高。一级亲属患病率远高于其他亲属。本病的遗传方式尚未获证实，目前多倾向多基因遗传模式。

2. 生物化学因素 多项研究显示本病的发生可能与大脑突触间隙神经递质 5 - 羟色胺、去甲肾上腺素及多巴胺功能活动下降有关。此外，大量资料证明神经内分泌功能改变亦与抑郁症的发病密切相关。

3. 心理 - 社会因素 社会学研究表明，各种重大生活事件突然发生，或长期持续存在会引起强烈和（或）持久的不愉快的情感体验，是导致抑郁症的重要原因。

二、临床表现

1. 主要症状

（1）心境低落 主要表现为显著而持久的心境低落，抑郁悲观，无愉快感。自我评价低，常产生无用感、无望感、无助感和无价值感。典型病例的抑郁心境具有晨重夕轻的节律特点。

（2）思维缓慢 患者思维联想速度缓慢，反应迟钝，主动言语减少，语速明显减慢，声音低沉，思考问题困难，工作和学习能力下降。

（3）意志活动减退 表现为行动缓慢，生活被动、疏懒，不想做事，不愿和周围人接触交往，常整日独坐或卧床，不愿参加平常喜欢的活动，常闭门独居、疏远亲友、回避社交。严重时可出现抑郁性木僵。

（4）严重抑郁症的患者常伴有消极自杀的观念或行为，消极悲观的思想及自责自罪可萌发绝望的念头，并会促进计划自杀，发展成自杀行为。

2. 伴随的心理症状

（1）焦虑或激越 颇为常见。主要表现为紧张、恐惧、害怕、烦躁不安、易激惹。严重时表现坐立不安、手指抓握、搓手顿足或踱来踱去等。

（2）精神病性症状 主要是幻觉和妄想。内容常为与抑郁心境相协调的罪恶妄想、无价值妄想，或谴责性的幻听等；少数患者有与抑郁心境不和谐的被害妄想、没有情感色彩的幻听，但内容不荒谬。

3. 伴随的躯体症状 很常见，主要有睡眠障碍、食欲缺乏、体重下降、便秘、性欲减退、阳痿、闭经、身体各部位的疼痛、乏力等。躯体不适主诉可涉及各脏器。自主神经功能失调的症状也较常见。睡眠障碍主要表现为早醒，一般比平日早醒 2 ~ 3 小时，醒后不能再入睡，这对抑郁症诊断具有特征性意义。有的表现为入睡困难，睡眠不深；少数患者表现为睡眠过多、食欲增强、体重增加。

4. 其他 抑郁发作时也可出现人格解体、现实解体及强迫症状。

三、诊断

主要依据病史和精神检查，必要时进行人格、智能等心理测验、脑 CT 或磁共振、脑电图或脑地形图等检查，以排除器质性精神障碍、精神活性物质和非成瘾物质所致抑郁。

1. 临床上以持久的心境低落为主，主要表现思维缓慢、言语和动作减少；病程至少已持续 2 周；伴有社会功能受损，或给本人造成痛苦或不良后果。

2. 部分病例可有生物学特征性症状，如食欲缺乏、体重下降、性欲减退、早醒，以及心境低落呈晨重夕轻的节律改变。

3. 反复出现想死的念头或有自杀、自伤行为。

4. 可存在某些精神病性症状，但不符合精神分裂症的诊断。若同时符合精神分裂症的症状标准，在精神病性症状缓解后，满足抑郁发作标准至少 2 周。

5. 抑郁症的病程特点大多都具有发作性病程，而在发作间歇期精神状态可恢复病前水平。既往有类似的发作，或家族中有抑郁症遗传史，对诊断均有帮助。

6. 老年抑郁症除有抑郁心境外，多数患者有明显的焦虑、烦躁情绪，也可表现为易激惹和敌意。精神运动性迟缓和躯体不适主诉较年轻患者更为明显。

7. 地塞米松抑制试验、促甲状腺素激发试验和睡眠脑电图检查等，有时也有助于诊断。

四、治疗

1. 抗抑郁药物治疗　倡导全程治疗，应保证足量、足疗程，包括急性治疗、巩固治疗和维持治疗三期。急性期治疗 6~8 周、巩固期治疗 4~6 个月，维持治疗时间因人而异，第一次发作主张维持治疗 6~12 个月，第二次发作 3~5 年，第三次发作应长期维持治疗。

（1）5-羟色胺再摄取抑制剂（SSRIs）　目前临床常用药物有氟西汀、帕罗西汀、舍曲林、氟伏沙明、西酞普兰。适用于不同严重程度的抑郁症、非典型抑郁，三环类抗抑郁剂（TCAs）无效或不能耐受 TCAs 不良反应的老年人或伴躯体疾病的抑郁患者。有效治疗剂量氟西汀 20~60mg/d、帕罗西汀 20~60mg/d、舍曲林 50~200mg/d、氟伏沙明 100~250mg/d、西酞普兰 20~60mg/d。由于 SSRIs 的半衰期较长，一般每日服药一次。其抗胆碱能及对心血管等脏器的不良反应均显著少于 TCAs。常见的不良反应有恶心、厌食、腹泻、头痛、失眠、皮疹和性功能障碍。对药物过敏者禁用。有严重肝、肾疾病者及孕妇慎用。

（2）去甲肾上腺素（NE）和 5-HT 双重再摄取抑制剂（SNRIs）　有明显的抗抑郁及抗焦虑作用。对难治性病例亦有效。主要有文拉法辛和度洛西汀，文拉法辛的有效治疗剂量为 75~300mg/d，一般为 150~200mg/d，速释剂分 2~3 次服，缓释剂日服 1 次。常见不良反应有恶心、口干、出汗、乏力、焦虑、震颤、阳痿和射精障碍。大剂量时部分患者血压可能轻度升高。无特殊禁忌证，但严重肝肾疾病、高血压、癫痫患者应慎用。

（3）NE 和特异性 5-HT 能抗抑郁药（NaSSAs）　米氮平是代表药，有良好的抗抑郁、抗焦虑及改善睡眠作用，口服吸收快，起效快，抗胆碱能作用小，有镇静作用，对性功能几乎没有影响。起始剂量 30mg/d，必要时可增至 45mg/d，晚上顿服。常见不良反应有镇静、嗜睡、头晕、疲乏、食欲和体重增加。

（4）三环类抗抑郁药（TCAs）　主要有丙咪嗪、阿米替林、氯米帕明、多塞平等。从小剂量开始，逐渐增加。常用剂量为 50~250mg/d，分 2 次服用，也可以睡前一次服用。TCAs 疗效确定，但不良反应较多，尤其是过度镇静、抗胆碱能作用和心血管反应。常见不良反应有口干、便秘、视物模糊、排尿困难、心动过速、直立性低血压、肝功能异常等。青光眼、急性心肌梗死、前列腺肥大、严重心肝肾病患者禁用，低血压患者及孕妇慎用。老年患者应适当减量。

（5）其他抗抑郁药物　主要有吗氯贝胺、曲唑酮和噻奈普汀等。吗氯贝胺属于单胺氧化酶抑制剂，通过可逆性抑制脑内 A 型单胺氧化酶，抑制突触前膜囊泡内或突触间隙中儿茶酚胺降解，从而提高脑内去甲肾上腺素、多巴胺和 5-HT 的水平，起到抗抑郁的作用，适用于各类抑郁发作的治疗，具有作用快，停药后单胺氧化酶活性恢复快的特点。有效治疗剂量为 300~600mg/d，主要不良反应有头痛、头晕、出汗、心悸、失眠、直立性低血压、体重增加等。注意本药禁止与其他抗抑郁药合用，以免引起血清素综合征。曲唑酮适用于伴焦虑、激越、失眠的抑郁症患者，以及有性功能障碍的抑郁症患者，宜逐渐增量，常用剂量150~300mg/d，分2~3次服用。常见不良反应有头痛、镇静、直体性低血压、口干、恶心、呕吐、乏力，阴茎异常勃起等。噻奈普汀对老年抑郁症具有较好的疗效，能改善抑郁症伴发的焦虑症状。常用剂量为37.5mg/d，分3次服用。肾功能损害者及老年人应适当减少剂量。常见的不良反应有口干、便秘、失眠、多梦、头晕、体重增加、易激惹、紧张等。

2. 电抽搐治疗（ECT） 对于有严重消极自杀言行或拒食、紧张性木僵的患者，ECT应是首选治疗；对使用抗抑郁药治疗无效的抑郁症患者亦可采用电抽搐治疗。ECT见效快，疗效好。6~10次为一疗程。电抽搐治疗后仍需用药物维持治疗。改良电抽搐治疗适用范围较广，除可用于有严重消极自杀及紧张性木僵等患者外，还可用于患有躯体疾病又不能用抗抑郁药的患者。

3. 心理治疗 对伴有明显心理社会因素的抑郁症患者，在药物治疗的同时常需心理治疗。通过支持性心理治疗、认知治疗、行为治疗、人际心理治疗、婚姻及家庭治疗等心理治疗技术的运用，可减轻和缓解患者的抑郁症状；提高正在接受抗抑郁药治疗患者的服药的依从性；改善患者人际交往能力和心理适应功能，纠正其不良人格，最大限度地使患者达到心理社会功能和职业功能的康复。

拓展阅读

5-羟色胺（5-HT）最早是从血清中发现的，故5-羟色胺综合征又名血清素综合征。5-HT综合征是选择性5-HT再摄取抑制剂、三环类抗抑郁药、单胺氧化酶抑制剂和其他5-HT能药物等过度刺激5-HT受体引起的一组临床综合征。主要表现为认知功能和行为改变（精神错乱、激越、兴奋、躁狂等）、神经肌肉异常（震颤、肌阵挛、腱反射亢进等）、自主神经功能（发热、出汗、腹泻等）不稳定三联征，严重时可危及生命。

第二节 焦虑症

焦虑症是以发作性或持续性焦虑、紧张、恐惧的情绪障碍为主要表现的神经症，常伴有自主神经紊乱和运动不安等明显的躯体症状。患者的焦虑并非由实际威胁或危险所引起，或其程度与现实情况不相称。临床上分为慢性焦虑症（又称为广泛性焦虑症）和急性焦虑症（又称为惊恐发作）。

扫码"学一学"

一、病因与发病机制

焦虑症的病因与发病机制目前尚未明确，不同学派的研究意见不一，有以下4个方面：

1. 躯体疾病 患者处于焦虑状态时，其大脑内的去甲肾上腺素和5-羟色胺的水平急剧变化，与某些躯体疾病或生物功能障碍相符，但未确定这些变化是焦虑症状的原因还是结果。

2. 认知过程 具有内向、羞怯、固执、过于神经质的性格特点的人及抑郁症患者更倾向于把模棱两可的，甚至是良性的事件解释成危机的先兆，更倾向于认为坏事情会落到自己头上、失败在等待着自己，更倾向于低估自己对消极事件的控制能力。

3. 应激事件 激烈竞争、超负荷工作、长期脑力劳动、经济拮据、人际关系紧张等情况下，更有可能出现焦虑症；而甲状腺素、去甲肾上腺素这些和紧张情绪有关的激素的分泌紊乱则对以上过程有放大作用。

4. 神经回路学说 "皮质 – 纹状体 – 丘脑 – 皮质回路"出现信息传导不畅是强迫、焦虑和压抑的生理机制，也是焦虑症的病理原因。

二、临床表现

（一）慢性焦虑症

1. 精神焦虑 表现为对客观上并不存在的威胁、危险或不幸事件总是担心、紧张和害怕，明知不必要，但不能自控而苦恼。常伴有注意力不集中、记忆力下降等症状。

2. 躯体症状 以自主神经功能亢进为主，如口干、气促、心悸、胸痛、上腹部不适、腹胀、腹泻、尿频、尿急等。

3. 运动症状 紧张性头痛，常表现为顶、枕区的紧压感；肌肉不舒服的紧张感，严重时有肌肉酸痛，特别在胸部、颈部及肩背部肌肉；有的患者表现舌、唇、指肌的震颤或肢体震颤，精神紧张时更为明显。

4. 觉醒度提高 表现为过分的警觉，对外界刺激敏感，常有易激惹、对声音过敏、不安宁、易疲乏、易惊吓、睡眠障碍，常表现为难以入睡和睡中易惊醒、醒后恐惧不安。

（二）急性焦虑症

患者突然出现强烈的恐惧同时伴心悸、胸闷、胸痛、呼吸困难和感觉异常、发抖、出汗等自主神经紊乱的症状，好像觉得死亡将至、灾难降至，因而惊叫、奔走、大声呼救。起病急骤，终止也迅速，一般持续数分钟或数小时，自行缓解，或适当治疗后症状缓解或消失。

三、辅助检查

辅助检查对于焦虑症无特异性，仅用于焦虑症与其他疾病鉴别诊断时。如心电图、心脏超声、冠状动脉造影检查、CT 检查等用于鉴别心血管疾病；消化道造影、消化道内镜等检查用以鉴别消化系统疾病。

四、诊断

1. 慢性焦虑症的诊断 主要根据：①过分的焦虑持续时间在半年以上，并伴有运动性不安、自主神经紊乱的症状。②经常或持续的无明确对象和固定内容的恐惧或提心吊胆等症状。③焦虑并非器质性疾病引起。

2. 急性焦虑症的诊断 主要根据：①1 个月内至少有惊恐发作 3 次，每次发作不超过 2 小时，且明显影响日常活动。②发作时表现强烈的恐惧、焦虑及明显的自主神经症状，并伴有人格解体、现实解体、濒死恐惧或失控感等痛苦体验。③发作突然，迅速达到高峰，发作时意识清晰，事后能回忆。④这种发作并非由躯体疾病所致，也不伴有精神分裂症、情感障碍或其他神经症性疾病。

五、鉴别诊断

1. 躯体疾病 急性心肌梗死、甲状腺功能亢进症、阵发性心动过速、二尖瓣脱垂、嗜铬细胞瘤等疾病，发作时易出现焦虑症，应详细询问病史、认真体格检查，结合甲状腺功能、心电图等相关辅助检查以鉴别。

2. 脑部疾病　部分脑血管病、癫痫等也易出现焦虑障碍，应仔细询问病史，体检和脑电图、脑 CT 等检查。

3. 药源性焦虑　部分患者使用激素类药物，可卡因、大麻、海洛因的服用或戒断，镇静催眠药及苯二氮䓬类的抗焦虑药突然停药均可出现焦虑、烦躁、不安等反应。注意询问药史，明确有无滥用药物史或突然停药史。

4. 其他精神疾病　如抑郁症、精神分裂症、强迫症、恐惧症、神经衰弱等多种精神疾病均可出现焦虑、不安等表现，但非这类疾病的主要临床表现。

六、治疗

1. 心理治疗　解释法即耐心地向患者说明疾病的性质，有助于减轻患者的心理负担，主动配合治疗。放松疗法对慢性焦虑有良好的治疗效果。催眠治疗可用于治疗慢性焦虑症，有利于改善患者的焦虑情绪和睡眠。对于因焦虑或惊恐发作而回避社交的患者，可应用系统脱敏治疗。

2. 药物治疗

（1）苯二氮䓬类药物　最常用的抗焦虑药，常用地西泮、艾司唑仑、劳拉西泮等。短期应用，避免产生耐受性和依赖性。

（2）抗抑郁药　如丙咪嗪、阿米替林等对慢性焦虑有较好的疗效。选择性 SSRIs 类如氟西汀、帕罗西汀等抗抑郁药也兼有抗焦虑作用，因不良反应较少，目前临床应用较广。

（3）其他　β 受体拮抗剂如普萘洛尔可减轻焦虑症患者自主神经功能亢进引起的心悸、心动过速、多汗、震颤等躯体症状。$5-HT_{1A}$ 受体激动剂丁螺环酮和坦度螺酮亦有较好的抗焦虑作用，且较少产生镇静、肌肉松弛和耐药性问题。

第三节　帕金森病

帕金森病，又称震颤麻痹，是一种好发于中老年的神经系统退行性疾病，临床上以静止性震颤、运动迟缓、肌强直和姿势平衡障碍为主要特征。我国 65 岁以上人群的患病率为 1700/10 万，随年龄增长其患病率逐渐升高，男性较女性多见。

扫码"学一学"

一、病因与发病机制

帕金森病的主要病变是纹状体黑质变性。目前引起黑质变性的病因与发病机制尚未完全明了，可能与下列因素有关。

1. 神经系统老化　本病常见于中老年人，40 岁前发病相对少见，提示神经系统老化与发病有关。

2. 遗传因素　绝大多数帕金森病患者为散发性，约 10% 帕金森病患者有家族史，呈不完全外显的常染色体显性遗传或隐性遗传，因此，遗传因素可能促使患病易感性增加。

3. 环境因素　流行病学调查显示，长期接触杀虫剂、除草剂或某些工业化学品等可能是帕金森病的危险因素。

目前认为帕金森病是黑质多巴胺能神经元变性所致。正常情况下，黑质多巴胺能神经元与胆碱能神经元的功能是一个动态的平衡，维持着人体运动协调和肌张力等功能的正常发挥。但是，在上述多种因素长期共同作用下，使黑质多巴胺能神经元受损，甚至变性坏死，导致多巴胺分泌不足，胆碱能神经元的功能相对增强，从而发生了黑质多巴胺能神经元和胆碱能神经元的功能失衡，即出现帕金森病的临床表现。

此外，某些疾病，如脑炎、颅脑损伤、脑动脉硬化、药物、氰化物及一氧化碳中毒等，均可产生类似帕金森病的临床表现，称为帕金森综合征。

二、病理

主要病理改变是黑质致密区多巴胺能神经元及其他含色素的神经元大量变性丢失，常伴有不同程度的神经胶质增生，出现临床症状时多巴胺能神经元丢失至少达 50% 以上。出现类似改变的还有苍白球、纹状体及蓝斑等。

三、临床表现

多于 60 岁以后发病，男性多于女性，起病隐匿，缓慢进展，逐渐加剧。

1. 静止性震颤 常为本病的初发症状，多从一侧上肢手指开始，呈"搓丸样"动作，节律为每秒 4~6 次，逐渐扩展到同侧下肢、对侧肢体，最后波及下颌、口唇、舌及头部。安静时出现，情绪紧张或激动时加重，活动和睡眠后消失。

2. 肌强直 亦从一侧开始，逐渐发展至对侧和全身。表现为屈肌群和伸肌群肌张力均增高，因震颤的因素，常出现铅管样强直或齿轮样强直。颈肌和躯干四肢肌强直，形成特有的屈曲体态：头向前倾，躯干俯屈，前臂内收，肘关节屈曲，腕关节和指间关节伸直，拇指对掌，髋及膝关节略屈曲。

3. 运动迟缓 表现动作缓慢，始动困难，随意运动减少。手指精细动作障碍（如解扣、系鞋带困难、写字过小症等），吞咽困难，饮水呛咳，语音单调、低沉。面肌运动减少，双眼常凝视，瞬目减少，酷似"面具脸"。

4. 姿势步态异常 早期走路拖拉，随病变进展，站立时躯体前倾，行走时起步困难，迈出一步后即以小步态向前冲，不能随意停步或转弯，上肢摆动减少或缺失，称为"慌张步态"。

扫码"看一看"

5. 其他症状 常见自主神经障碍，表现皮脂腺分泌增多、多汗、顽固性便秘、流涎、直立性低血压。部分患者可出现抑郁、幻觉、精神错乱或痴呆等精神症状。

四、辅助检查

1. 生化检查 脑脊液和尿中高香草酸（多巴胺的代谢产物）含量降低。血常规、尿常规及脑脊液常规检查正常。

2. 基因检测 少数有家族倾向的帕金森病患者，有可能发现基因突变。

3. 影像学检查 CT 和 MRI 无特征性改变。PET 或 SPECT 与特定的放射性核素检测，在疾病早期可显示帕金森病患者脑内多巴胺转运体功能明显降低，多巴胺递质合成减少，对帕金森病早期诊断、鉴别诊断及病情监测有一定价值。

五、诊断

根据患者病史及典型的临床症状，可做出诊断。

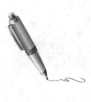

六、鉴别诊断

诊断时应注意与帕金森综合征、特发性震颤和抑郁症相鉴别。

七、治疗

1. 药物治疗 本病目前仍以药物治疗为主，但药物治疗仅能改善症状，不能阻止病情发展。

（1）复方左旋多巴 是治疗本病最基本、最有效的药物。对肌强直、运动障碍等症状均有较好疗效。目前临床最常用的是苄丝肼左旋多巴（美多芭）。从小剂量开始，每次1/4片，每日2~3次，根据病情而渐增剂量，每隔3~7天增加1/4片，最多不超过1片，每日3~4次，维持治疗。常见的副作用有恶心、呕吐、低血压、心律失常、精神错乱等，远期并发症可有症状波动、运动障碍等。

（2）抗胆碱能药 主要适用年轻、震颤突出的患者。常用药物有：①苯海索1~2mg口服，每日3次。②丙环定2.5mg口服，每日3次，逐渐增至20mg/d。常见副作用有口干、头晕、视力减退、尿潴留、顽固性便秘等。前列腺肥大、青光眼患者禁用。此类药长期应用可能会导致认知功能下降，老年患者应慎用。

（3）金刚烷胺 可促进多巴胺在突触前合成与释放，对少动、强直、震颤均有改善作用。用法50~100mg，每日2~3次口服。副作用有不宁、神志模糊、踝部水肿等。肾功能不全、癫痫、肝病患者慎用，哺乳期妇女禁用。

（4）多巴胺受体激动剂 溴隐亭可直接激活多巴胺受体，药效强，作用时间长，常与左旋多巴合用。小剂量开始服用，初始计量0.625mg/d，每日1~2次，每隔3~7天增加0.625mg，治疗剂量7.5~15mg/d，每日剂量不超过25mg。常见副作用有头痛、失眠、鼻塞、复视、呕吐、腹泻等。

（5）单胺氧化酶β抑制剂 其能阻止脑内多巴胺的降解，增加多巴胺浓度。常用药物有司来吉兰片2.5~5.0mg，每日2次，早、中午口服。副作用有失眠、口干、食欲缺乏、直立性低血压等，胃溃疡者慎用。

2. 手术治疗 目前主要的手术方法有神经核毁损术和脑深部电刺激术。主要适用于药物治疗无效、不能耐受药物治疗的患者，应严格选择病例。需强调的是手术治疗仅能改善症状，不能根治疾病，术后仍需药物治疗。

3. 康复治疗 如按摩、理疗、肢体功能锻炼等，有助于明显改善症状及生活质量。

第四节 痴呆

扫码"学一学"

痴呆是一种以认知功能缺损为核心症状的获得性智能损害综合征，临床特征为记忆、理解、判断、推理、计算和抽象思维多种认知功能减退。可伴有幻想、妄想、行为紊乱和人格改变。严重影响患者的工作、生活和社交能力。痴呆可在脑炎、脑血管病、脑外伤后急性发病，但多数起病隐匿，进展缓慢，也可呈阶梯形式发展，或在一段时期内相对静止。

痴呆的发病率和患病率随年龄增高而增加，随着全球人口的老龄化，痴呆的患病率还将快速上升，给患者的家庭和社会都会带来巨大的负担和影响。通常引起痴呆的原因包括变性病性痴呆和非变性病性痴呆，前者主要包括阿尔茨海默病（Alzheimer's disease，AD）、路易体痴呆、Pick病和额颞痴呆等；后者包括血管性痴呆、感染性痴呆、代谢性或中毒性脑病等。

一、阿尔茨海默病

阿尔茨海默病（Alzheimer's disease，AD）是一种发生于老年期（65岁以后）和老年前期（65岁以前）、以进行性认知功能障碍和行为损害为特征的中枢神经系统退行性病变。临床上表现为记忆障碍、失语、失认、失用、视空间能力损害、抽象思维和计算力损害、人格和行为改变等。AD是老年期最常见的痴呆类型，起病隐匿，病程缓慢且不可逆。

（一）病因与发病机制

AD的病因与发病机制十分复杂，目前尚未阐明。一般认为可能与遗传和环境因素有关。

1. 遗传因素 AD可分为家族性AD和散发性AD。目前已发现21号染色体的淀粉样前体蛋白（amyloid precursor protein，APP）基因、14号染色体的早老素1（presenilin 1，PS1）基因及1号染色体的早老素2（presenilin 2，PS2）基因突变是家族性AD呈常染色体显性遗传的主要风险基因。而对于占90%以上的散发性AD，目前肯定有关的仅19号染色体的载脂蛋白E（apolipoprotien E，APOE）基因，并且研究发现APOEε4等位基因携带者是散发性AD最为明确的高危人群。

2. 环境因素 大量流行病学研究结果显示，AD的发生亦受环境因素的影响，低教育程度、膳食因素、吸烟、女性雌激素水平降低、高血糖、高胆固醇、脑外伤、重金属接触史等被认为是本病患病的危险因素。

（二）临床表现

AD通常起病隐匿，持续进行性发展，主要表现为认知功能减退和非认知性神经精神症状。根据认知损害的程度可分为轻、中、重三度。

1. 轻度痴呆期 主要表现为记忆障碍。起初是近事记忆减退，常遗忘日常所做的事和常用物品。之后可出现远期记忆减退，即遗忘发生已久的人物和事情。部分患者出现视空间障碍，外出后找不到回家的路。面对生疏和复杂的事物易出现疲乏、焦虑和消极情绪，还会有人格障碍的表现，如不爱清洁、不修边幅、易怒、自私多疑等。

2. 中度痴呆期 除记忆障碍继续加重外，工作、学习和社交能力减退，特别是原来已经掌握的知识和技巧出现明显的衰退。出现逻辑思维、综合分析能力减退、言语功能障碍、计算力下降，明显的视空间障碍，如在家中找不到自己的房间，失语、失用、失认等。此时患者的精神和行为障碍也比较突出，性格内向的患者变得言语增多、兴奋欣快、易激动，而原来性格外向的患者则可变得沉默寡言，对任何事情没有兴趣，行为紊乱，甚至做出如随地大小便、当众裸体的丧失羞耻感的行为。

3. 重度痴呆期 此期患者出现严重记忆丧失，仅存片段的记忆；情感淡漠、言语能力丧失，活动逐渐减少，以致不能完成日常简单的生活事项如穿衣、进食，甚至不能站立，最终只能终日卧床不语，大小便失禁。四肢呈现强直或屈曲瘫痪，出现原始性反射如强握、吸吮等。

（三）辅助检查

1. 血液学检查 主要用于发现本病潜在的危险因素、伴随的并发症、排除其他病因所致的痴呆。包括血常规、肝肾功能、电解质、血糖、血脂、维生素B_1、叶酸水平、甲状腺功能等指标。

2. 脑脊液检测 血管炎、感染或脱髓鞘疾病疑似者应进行脑脊液常规及生化检测。快速进展的痴呆患者应进行 14 - 3 - 3 蛋白检查，有助于朊蛋白病诊断。

3. 脑电图 AD 的早期脑电图改变主要是波幅降低和 α 节律减慢。随病情进展，可逐渐出现较广泛的 θ 活动，以额、顶叶明显。晚期则表现为弥漫性慢波。

4. 影像学检查 CT 检查见脑萎缩、脑室扩大；头颅 MRI 检查显示双侧颞叶、海马萎缩。SPECT、PET 可见额、颞、顶叶脑区代谢或脑血流减低，尤其中重度患者。

5. 神经心理学测验 对痴呆的诊断及鉴别诊断起重要作用。简易精神状态量表（MMSE）是目前临床上测查本病智力损害最常见的量表，内容简练，易被老人接受；日常生活能力评估表（ADL）可用于评定患者日常生活功能损害程度；阿尔茨海默病行为病理评定量表（BEHAVE - AD）、神经精神症状问卷（NPI）等主要是评估患者行为和精神症状。

6. 基因检查 有明确家族史的患者可进行 APP、PS1、PS2 基因检测，致病突变的发现有助于确诊。APOEε4 等位基因检测可作为散发性 AD 的参考依据。

（四）诊断

AD 的诊断主要根据患者详细的病史、临床资料，结合有关辅助检查。目前 AD 诊断标准分为很可能和可能两种。

（1）很可能的 AD

1）核心临床标准 ①存在痴呆。②起病隐匿，症状在数月至数年中逐渐出现；③有明确的认知损害表现。④表现为遗忘综合征（学习和近记忆下降，伴 1 个或 1 个以上其他认知域损害）或者非遗忘综合征（语言、视空间或执行功能三者之一损害，伴 1 个或 1 个以上其他认知域损害）。

2）排除标准 ①伴有与认知障碍发生或恶化相关的卒中史，或存在多发或广泛脑梗死，或存在严重的白质病变。②有其他疾病如路易体痴呆、额颞叶痴呆等引起的痴呆特征。③有原发性进行性失语的显著性特征。④有其他引起进行性记忆和认知功能损害的神经系统疾病，或非神经系统疾病，或药物过量或滥用证据。

3）支持标准 在以知情人提供和正规神经心理测验得到的信息为基础的评估中，发现进行性认知下降的证据；找到致病基因突变的证据。

（2）可能的 AD 有以下任一情况时，即可诊断。

1）非典型过程 符合很可能的 AD 痴呆诊断标准中的第 1 条和第 4 条，但认知障碍突然发生，或病史不详，或认知进行性下降的客观证据不足。

2）满足 AD 痴呆的所有核心临床标准，但又具有 AD 痴呆排除标准。

（五）鉴别诊断

AD 应注意与血管性痴呆、维生素 B_1 缺乏、脑肿瘤、路易体痴呆、额颞叶痴呆和帕金森病等疾病相鉴别。

（六）治疗

目前尚无特效治疗方法，综合治疗和护理有可能减轻病情和延缓发展。

1. 生活护理 包括使用某些特定的器械等。有效的护理能延长患者的生命及改善患者的生活质量，并能防止摔伤、外出不归等意外的发生。

2. 非药物治疗 包括职业训练、认知康复治疗、音乐治疗等。

3. 药物治疗

（1）改善认知功能　①胆碱酯酶抑制剂：目前用于改善轻中度 AD 患者认知功能的主要药物，包括多奈哌齐、卡巴拉汀、石杉碱甲等。②N－甲基－D－门冬氨酸（NMDA）受体拮抗剂：代表药为美金刚，美金刚是一种 NMDA 受体非竞争性拮抗剂，具有调节谷氨酸活性的作用，现已用于中晚期 AD 患者的治疗。③临床上有时还使用脑代谢赋活剂如吡拉西坦、奥拉西坦和茴拉西坦等。

（2）控制精神症状　针对出现精神症状如幻觉、妄想、抑郁、焦虑等的患者，可给予抗抑郁药物和抗精神病药物，前者常用选择性 5－HT 再摄取抑制剂，如氟西汀、帕罗西汀、西酞普兰、舍曲林等；后者常用不典型抗精神病药，如利培酮、奥氮平、喹硫平等。注意这些药物使用原则：①小剂量起始；②缓慢增量；③增量间隔时间稍长；④尽量使用最小有效剂量；⑤治疗个体化；⑥注意药物间的相互作用。

4. 支持治疗　重度患者自我生活能力严重减退，常可引起营养不良、肺部感染、泌尿系感染、压疮等并发症，应加强支持治疗和对症治疗。

二、额颞叶痴呆

额颞叶痴呆（frontotemporal dementia，FTD）是一组与额颞叶变性有关的非阿尔茨海默病痴呆综合征。其通常包括行为异常型 FTD 和原发性进行性失语两大类，前者是以人格和行为改变为主要特征，后者是以语言功能隐匿性下降为主要特征。

（一）病因与发病机制

FTD 的病因与发病机制尚不清楚。近年研究显示，大约 40% 的 FTD 患者有遗传家族史，为常染色体显性遗传，目前有 5 个基因的突变与 FTD 发病明确相关，其中最常见的是微管相关蛋白 tau 基因（MAPT）、颗粒体蛋白基因（PGRN）和 9 号染色体第 72 开放阅读框基因（C9orf72），另两种突变基因较少见，分别是 VCP 和 CHMP2B。上述资料均显示本病的发生与遗传因素关系密切。

（二）临床表现

本病起病隐匿，进展缓慢，绝大多数患者在 65 岁以前发病，无明显性别差异。

1. 行为异常型 FTD　是最常见的 FTD 亚型。人格、情感和行为改变出现早且突出，常表现为固执、易激惹或情感淡漠，之后逐渐出现行为异常、举止不当、对外界冷漠、无同情心以及冲动行为。随着病情进展，患者会出现认知障碍，不同于 AD 认知障碍的是 FTD 患者的记忆障碍较轻，但行为、判断和语言障碍明显。晚期患者可出现妄想、感知障碍等精神症状，部分患者可出现锥体系或锥体外系损害的表现。

2. 原发性进行性失语　包括进行性非流行性失语和语义性痴呆两种类型。前者主要表现为语言表达障碍，对话能力下降，找词困难，语音和语法错误，不愿交谈，最后缄默不语，阅读写作困难，但理解力相对保留，日常生活能力保留，行为和性格改变极为罕见。后者以语义记忆损害出现最早且最严重，患者语言流利、语法正确，但不能理解单词含义，语言不能被他人理解，伴有不同程度面孔失认，命名性失语是特异性表现。晚期可出现行为异常，但视空间、注意力和记忆力相对保留。

（三）辅助检查

1. 实验室检查　血尿常规、血生化检查正常。目前缺乏特异性识别早期 FTD 的标志物。

2. 影像学检查　疾病早期，CT 或 MRI 可有特征性的额叶和（或）前颞叶萎缩，脑回变窄、脑沟增宽，侧脑室额角扩大，额叶皮质和前颞叶皮质变薄，而顶枕叶很少受累。上述改变双侧多不对称。SPECT 多表现为不对称性额颞叶血流减少；PET 多显示不对称性额颞叶代谢减低，有利于本病的早期诊断。

3. 神经心理学检查 神经精神量表、剑桥行为量表或额叶行为量表有助于评价行为异常。

（四）诊断

目前临床上尚无统一的诊断标准。中老年（通常 50~60 岁）缓慢出现语言障碍、人格改变和情感变化，逐渐出现行为异常，至晚期才出现智力、记忆力、计算力等认知功能损害，上述改变不能用其他神经系统疾病、躯体疾病、精神疾病（如抑郁症）或药物依赖等解释，均应考虑本病的可能。CT 和 MRI 检查发现局灶性额颞叶不对称萎缩，SPECT 或 PET 发现额颞叶血流或代谢率减低，在排除其他可致痴呆疾病后，临床可诊断为额颞叶痴呆。

（五）鉴别诊断

本病主要应与 AD 鉴别。二者有许多共同的临床特点，最具鉴别价值的临床特征是，症状在病程中出现的时间次序。AD 通常早期出现遗忘、视空间定向力和计算力受损，智能障碍、社交技能和个人礼节相对保留；而本病早期表现明显的人格改变、语言障碍和行为障碍，空间定向力和记忆力保存较好。CT、MRI 有助于两者的鉴别，影像学显示本病为额颞叶不对称性萎缩，而 AD 为广泛脑萎缩。除此之外，本病亦应与血管性痴呆、帕金森病痴呆等疾病进行鉴别。

（六）治疗

本病目前尚无有效治疗方法，主要以对症治疗为主。胆碱酯酶抑制剂和 NMDA 受体拮抗剂通常无效。对于有攻击行为、易激惹等行为障碍的患者可给予选择性 5 - HT 再摄取抑制剂、小剂量安定等。病程晚期主要是防止呼吸道感染、泌尿系统感染以及压疮等。有条件者可以由经过培训的看护者给予适当的生活及行为指导和对症处理。

岗位对接

近年，随着人们社会压力的增大和生活节奏的加快，神经精神系统疾病的发病率逐年升高。作为合格的药学服务人员，必须掌握神经精神系统常见疾病的临床表现及诊疗原则，为将来从事药品生产、药品检验、药品调剂、临床药师等工种奠定坚实的基础。

重点小结

1. 痴呆是一种常见于老年人，以认知功能障碍为主要表现的综合征，可伴有精神障碍、行为紊乱和人格改变。

2. 阿尔茨海默病是老年期最常见的痴呆类型，主要表现为记忆障碍、失语、失认、失用、视空间能力损害、抽象思维和计算力损害、人格和行为改变等。无特效治疗方法，多采用综合治疗及加强护理延缓疾病的发展。

扫码"练一练"

目标检测

一、单项选择题

1. 下列不属于帕金森病临床表现的是
   A. 运动减少　　B. 静止性震颤　C. 写字过大症　D. 肌强直　　　E. 慌张步态

2. 焦虑症是一种具有紧张、恐惧的情感障碍，常伴有
   A. 意识模糊　　　　　　　B. 哭泣　　　　　　　　C. 自主神经紊乱
   D. 自杀观念　　　　　　　E. 疑病妄想

3. 抑郁症的主要症状是
   A. 心境低落　　　　　　　B. 焦虑　　　　　　　　C. 睡眠障碍
   D. 强迫症状　　　　　　　E. 以上都是

4. 治疗焦虑症最常用的抗焦虑药是
   A. 地西泮　　　　　　　　B. 氟西汀　　　　　　　C. 普萘洛尔
   D. 丁螺环酮　　　　　　　E. 以上都不是

5. 帕金森病最常见的首发症状是
   A. 静止性震颤　　　　　　B. 铅管样强直　　　　　C. 齿轮样强直
   D. 慌张步态　　　　　　　E. 小步态

6. 最常见的痴呆是
   A. 帕金森病痴呆　　　　　B. 阿尔茨海默病　　　　C. 额颞叶痴呆
   D. 血管性痴呆　　　　　　E. 以上都不是

7. 改善轻中度阿尔茨海默病患者认知功能最主要的药物是
   A. 美金刚　　　　　　　　B. 氟西汀　　　　　　　C. 多奈哌齐
   D. 奥拉西坦　　　　　　　E. 利培酮

8. 下列属于轻度阿尔茨海默病轻度痴呆表现的是
   A. 视空间障碍　　　　　　B. 行为障碍　　　　　　C. 失语
   D. 记忆障碍　　　　　　　E. 大小便失禁

9. 行为异常型额颞叶痴呆最早出现的临床表现是
   A. 语言表达障碍　　　　　B. 人格和行为改变　　　C. 语义记忆损害
   D. 精神症状　　　　　　　E. 以上都不是

10. 额颞叶痴呆和阿尔茨海默病最具鉴别价值的临床特征是
    A. 有无认知障碍　　　　　B. 有无语言障碍　　　　C. 影像改变
    D. 症状在病程中出现的次序　E. 有无人格和行为的改变

11. 目前治疗帕金森病最有效的药物
    A. 苯海索　　　　　　　　B. 美多芭　　　　　　　C. 司来吉兰
    D. 金刚烷胺　　　　　　　E. 以上都不是

12. 有关帕金森病说法错误的是
    A. 多在中老年期发病　　　B. 主要表现静止性震颤、运动迟缓、肌强直
    C. 常规辅助检查无特异性　D. 早期发现、早期治疗可治愈

  E. 左旋多巴治疗有效

13. 阿尔茨海默病最常见的早期表现为

  A. 近记忆下降   B. 远记忆下降   C. 认知障碍

  D. 精神障碍   E. 癫痫发作

14. 诊断阿尔茨海默病的主要依据是

  A. 临床表现   B. 神经电生理检查

  C. 神经影像学检查   D. 脑电图检查

  E. 以上都不是

15. 治疗阿尔茨海默病首选下列哪种药物

  A. 改善脑循环和脑代谢的药物   B. 胆碱酯酶抑制剂

  C. 抗胆碱能药物   D. 神经生长因子

  E. 兴奋性氨基酸受体拮抗剂

16. 抑郁症患者最常出现的睡眠障碍是

  A. 早醒   B. 入睡困难   C. 多梦易醒   D. 睡眠增多   E. 以上都是

17. 帕金森病的主要病变部位在

  A. 中央前回   B. 黑质－纹状体   C. 枕叶

  D. 颞叶   E. 锥体外系

18. 下列哪项是三环类抗抑郁药

  A. 丙咪嗪   B. 吗氯贝胺   C. 氟西汀

  D. 文拉法辛   E. 以上都不是

19. 下列属于抑郁症心理症状的是

  A. 妄想   B. 心境低落   C. 食欲增加

  D. 睡眠障碍   E. 自杀

20. 急性焦虑症患者 1 个月内至少有几次惊恐发作

  A. 1   B. 2   C. 3   D. 4   E. 5

二、多项选择题

1. 下列不属于抑郁症伴随症状的有

  A. 心境低落   B. 思维缓慢   C. 幻觉

  D. 食欲缺乏   E. 自杀观念

2. 下列属于慢性焦虑症表现的有

  A. 紧张性头痛   B. 过分警觉   C. 惊恐发作

  D. 紧张焦虑   E. 以上都是

3. 痴呆的临床特征主要有

  A. 记忆力减退   B. 思维能力下降   C. 理解力下降

  D. 计算力下降   E. 判断力下降

4. 阿尔茨海默病抗精神病药物的使用原则有

  A. 小剂量起始   B. 个体化治疗   C. 缓慢增量

  D. 注意药物间相互作用   E. 增量间隔时间稍长

5. 下列有关帕金森病震颤特点说法错误的有

  A. 多从一侧开始   B. 安静时出现   C. 情绪紧张时减轻

D. 活动后加重　　　　　　　E. 睡眠后加重

6. 治疗焦虑症常用的心理治疗方法有

A. 解释法　　　　　　　B. 放松法　　　　　　　C. 系统脱敏法

D. 催眠法　　　　　　　E. 以上都不是

7. 下列能改善阿尔茨海默病认知功能的药物有

A. 胆碱酯酶抑制剂　　　B. NMDA 受体拮抗剂　　C. 抗抑郁药

D. 脑代谢赋活剂　　　　E. 以上都是

8. 下列关于抑郁症说法正确的有

A. 主要以显著持久的心境低落为主要特征

B. 严重者可出现自杀念头或行为

C. 是心境障碍的主要类型

D. 多数可反复发作

E. 多数可缓解

9. 下列与抑郁症发病相关的有

A. 遗传　　　　　　　　　B. 重大生活事件的突然发生

C. 不愉快的情感体验　　　D. 生物化学因素

E. 以上都不是

10. 三环类抗抑郁药的常见不良反应有

A. 口干　　　　　　　　　B. 便秘　　　　　　　　C. 肝功能异常

D. 直立性低血压　　　　　E. 排尿困难

三、思考题

1. 患者，男，54 岁。患者 2 年来出现四肢颤抖，且逐渐加重。先是左侧肢体，之后逐渐波及到右侧肢体，伴行走困难。近 1 个月头部出现不自主晃动，说话声音变小，饮食呛咳，吞咽费力，写字困难，行动迟缓，时有走路跌倒。既往无高血压、糖尿病及脑血管病史，无脑炎、外伤、中毒等病史。入院后查体：T 36.5 ℃，P 75 次/分，R 18 次/分，BP 125/75mmHg。神志清楚，构音障碍，表情呆板，瞬目减少。屈曲体态，起步缓慢，行走呈碎步。脑神经检查未见明显异常。头部见不自主晃动，四肢肌力正常，肌张力增高，双手震颤呈"搓药丸"样。"小写症"阳性。四肢深浅感觉无障碍，各腱反射均未见异常，病理征阴性。

问题：

(1) 该患者可能的诊断是什么？诊断依据是什么？

(2) 该患者的治疗要点有哪些？

2. 患者，女，48 岁。情绪低落 1 年。患者 1 年前因丈夫去世后逐渐出现情绪低落，不爱讲话，闭门不出，伴有失眠、食欲缺乏、头晕、疲乏无力，时常有轻生的念头。既往体健。无家族精神病史。查体未见明显异常。

问题：

(1) 该患者可能的诊断是什么？诊断依据是什么？

(2) 该患者的治疗要点有哪些？

（田　娜）

第十四章

中毒性疾病

学习目标

知识要求　**1. 掌握**　中毒性疾病的临床表现、诊断要点与治疗原则。

　　　　　　2. 熟悉　中毒性疾病的概念和病因。

　　　　　　3. 了解　中毒性疾病的发病机制。

技能要求　1. 能运用正确的临床思维方法对中毒性疾病进行诊断，制订合理的治疗方案。

　　　　　　2. 具有人文关怀意识。

第一节　有机磷杀虫药中毒

扫码"学一学"

案例导入

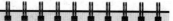

案例：患者，男，35 岁，个体经营者。主因昏迷 1 小时急诊入院。患者 1 小时前因与家人发生矛盾自服敌敌畏约 200ml，家人发现时已意识不清，大小便失禁，急送来诊。既往体健。入院后查体：T 36.2℃，P 65 次/分，R 16 次/分，BP 100/65mmHg。神志不清，压眶上有反应，皮肤湿冷，肌肉颤动，巩膜无黄染，双侧瞳孔缩小呈针尖样，对光反射迟钝，口角流涎。双肺叩诊呈清音，可闻及散在干湿啰音，心浊音界不大，心率 65 次/分，心律规整，各瓣膜听诊区未闻及杂音，腹平软，肝脾未触及，双下肢无水肿。四肢肌肉强直性痉挛，巴宾斯基征阳性。入院后查血胆碱酯酶活力 20%。

讨论：1. 该患者可能的诊断是什么？

　　　　　2. 该患者的治疗原则是什么？

　　有机磷杀虫药属有机磷酸酯或硫代磷酸酯类化合物。因其杀虫效果好，成本低，对植物毒害小等特点，目前广泛应用于防治植物病虫害。但它对人畜的毒害很大，如防护不当或误服可引起中毒，甚至危及生命。

　　有机磷杀虫药多为油状液体，呈淡黄色至棕色，稍有挥发性，具有大蒜臭味。除敌百虫外，一般难溶于水，在多种有机溶剂中不易溶解，在碱性环境中易分解失效。各种有机磷杀虫药毒性相差很大，根据毒性大小分为四类：①剧毒类包括甲拌磷（3911）、内吸磷（1059）、对硫磷（1605）等；②高毒类包括甲基对硫磷、甲胺磷、敌敌畏等；③中度毒类包括乐果、倍硫磷、敌百虫等；④低毒类包括马拉硫磷、辛硫磷、甲基乙酯磷等。

一、病因与发病机制

1. 中毒原因　有机磷杀虫药可经皮肤、胃肠道和呼吸道黏膜吸收中毒。生产中毒见生产、包装、保管、运输或使用过程中操作错误或防护不当；生活中毒见于摄入污染蔬菜、水源或食物、误服或服毒自杀，灭蚤灭虱时有机磷杀虫药液浸湿衣服、被褥皮肤接触也可发生中毒。

2. 发病机制　有机磷杀虫药吸收后迅速分布于全身器官，肝脏含量最高，肾、肺和脾次之，肌肉和脑组织含量最少，也可通过胎盘屏障进入胎体。主要经肝脏进行转化或水解。有的有机磷杀虫药氧化后产物毒性增强，如对硫磷氧化成对氧磷后毒性更强，后者对胆碱酯酶抑制作用较前者强300倍；内吸磷氧化形成亚砜，其胆碱酯酶抑制力增强5倍。有机磷杀虫药代谢产物24小时内经尿排出，小量经肺代谢，体内无蓄积。

体内胆碱酯酶分真性胆碱酯酶（又称乙酰胆碱酯酶）和假性胆碱酯酶（又称丁酰胆碱酯酶）。前者主要存在于脑灰质、红细胞、交感神经节和运动终板中，对乙酰胆碱特异性高，水解作用强；后者广泛存在于神经胶质细胞、血浆、肝、肾和肠黏膜下层和一些腺体中，能水解丁酰胆碱等，对乙酰胆碱特异性低，严重肝脏损伤时活力降低。有机磷杀虫药中毒后与胆碱酯酶酯解部位结合形成稳定的磷酰化胆碱酯酶，使胆碱酯酶分解乙酰胆碱的功能丧失，体内乙酰胆碱大量蓄积引起胆碱能神经传导功能障碍，出现中毒症状。磷酰化胆碱酯酶转归有三种：自活化、老化和重活化。有机磷杀虫药和胆碱酯酶结合24~48小时后成不可逆状态，称胆碱酯酶老化。胆碱酯酶老化后呈不可逆性，胆碱酯酶复活剂无效。有机磷杀虫药抑制胆碱酯酶后，神经末梢胆碱酯酶功能第二天部分恢复；红细胞内胆碱酯酶抑制后一般不能自行恢复，新生红细胞胆碱酯酶才有活力。假性胆碱酯酶抑制后恢复较快。

二、临床表现

（一）急性中毒

急性中毒发病时间和临床表现与毒物的品种、剂量和侵入途径密切相关。口服中毒者在10分钟至2小时内发病；吸入者约30分钟发病；经皮肤吸收者在接触2~6小时后发病。因乙酰胆碱分布及作用广泛，有机磷杀虫药中毒表现多样化，轻者以毒蕈碱样症状为主，中度者表现毒蕈碱样症状和烟碱样症状，重度者同时出现毒蕈碱样症状、烟碱样症状和中枢神经系统症状。

1. 毒蕈碱样症状　又称M样症状。中毒后最早出现。主要因副交感神经末梢兴奋引起平滑肌痉挛、外分泌腺分泌增强所致，表现为多汗、流涎、口吐白沫；恶心、呕吐、腹痛、腹泻、大小便失禁；流泪、流涕、视物模糊、瞳孔缩小；心率减慢；咳嗽、气促、呼吸困难，两肺干、湿性啰音，严重者发生肺水肿或呼吸衰竭死亡。

2. 烟碱样症状　又称N样症状。在横纹肌神经–肌肉接头处乙酰胆碱蓄积出现肌纤维束颤动，先从小肌群开始，发展为全身肌肉纤颤或强制性痉挛，后出现肌力降低或瘫痪，呼吸肌麻痹致呼吸衰竭。心动过速和血压增高或降低。

3. 中枢神经系统症状　主要是中枢神经受乙酰胆碱刺激引起头晕、头痛、烦躁不安、谵妄、共济失调、惊厥或昏迷。

4. 局部症状　部分患者可出现接触性皮炎和中毒性心肌损害等。

扫码"看一看"

（二）中间综合征

5%~10%急性有机磷杀虫药中毒患者恢复后1~4天发病，表现颈屈肌、脑神经支配的肌肉、肢体近侧肌和呼吸肌瘫痪，通常4~18天缓解，严重者呼吸衰竭死亡。其发生机制与乙酰胆碱长期受抑制，影响神经肌肉接头处突触后功能有关。

（三）迟发性多发神经病

迟发性多发神经病是有机磷杀虫药中毒后严重并发症。多在急性中毒症状消失后2~3周发病，主要累及运动神经纤维，表现为下肢肌肉瘫痪和四肢肌肉萎缩等。目前认为此病变可能是由于有机磷杀虫药抑制神经靶酯酶，使其老化所致。

三、辅助检查

1. 胆碱酯酶活力测定（ChE） 是诊断有机磷杀虫药中毒的特异性指标，能提示中毒严重程度、观察疗效及判断预后。正常人血胆碱酯酶活力值为100%，急性有机磷杀虫药中毒时，胆碱酯酶活力值在70%~50%为轻度中毒，50%~30%为中度中毒，30%以下为重度中毒。对长期接触有机磷杀虫药者，血胆碱酯酶活力值可作为生化监测指标。

2. 尿中代谢产物测定 在体内，对硫磷和甲基对硫磷分解为对硝基酚，敌百虫代谢为三氯乙醇。尿中测出对硝基酚或三氯乙醇有助于诊断上述毒物中毒。

四、诊断

可根据有机磷杀虫药接触史、呼出气有大蒜味、瞳孔针尖样缩小、大汗淋漓、腺体分泌增多、肌纤维颤动和意识障碍等中毒表现，一般可做出诊断；如有血胆碱酯酶活力降低，可确诊。

五、鉴别诊断

毒蕈碱有机磷杀虫药中毒应与中暑、急性胃肠炎或脑炎等鉴别，尚需与拟除虫菊酯类中毒及甲脒类中毒鉴别。

六、治疗

1. 紧急复苏 呼吸抑制者迅速进行气管内插管、清除气道内分泌物、保持气道通畅和给氧。呼吸衰竭者，应用机械通气。有机磷杀虫药中毒引起的肺水肿，静脉阿托品治疗，不能应用氨茶碱和吗啡。心脏停搏时立即进行体外心肺复苏。

2. 迅速清除毒物 立即脱离中毒现场，脱去污染的衣服，用肥皂水（美曲膦酯中毒时禁用）彻底清洗污染的皮肤和毛发等，终止毒物吸收。口服中毒1小时内者应用清水、生理盐水、2%碳酸氢钠溶液（禁用于美曲膦酯中毒）或1:5000高锰酸钾溶液（对硫磷中毒者禁用）反复洗胃，直至洗出液清凉为止。然后给予硫酸钠导泻。眼部污染可用生理盐水或2%碳酸氢钠溶液冲洗。

3. 解毒药

（1）抗胆碱药 阿托品能阻断乙酰胆碱对副交感神经和中枢神经系统毒蕈碱受体的作用，缓解毒蕈碱样症状、兴奋呼吸中枢，对烟碱样症状、恢复胆碱酯酶活力及呼吸肌麻痹无效。中毒患者应及时、足量和反复应用阿托品，严重心动过速和高热者慎用。静脉阿托品待毒蕈碱样症状消除或出现"阿托品化"时减少用量和延长给药间隔时间。阿托品化表现皮肤黏膜干燥、颜面发红、瞳孔扩大（对光反射存在）、心率增快和肺湿性啰音消失。患者出现瞳孔明显扩大、神志模糊、烦躁、谵语、惊厥、昏迷和尿潴留等症状，提示阿托品中毒，立即停用阿托品。在阿托品应用过程中应密切观察患者全身反应和瞳孔变化，并随时调整剂量。

（2）胆碱能复活药 轻度中毒可仅用阿托品，中、重度者应加用胆碱酯酶复活药，它可恢复胆碱酯酶活性，但对病程较久、已经"老化"的磷酰化胆碱酯酶无复活作用。目前常用的药有碘解磷定、氯解磷定和双复磷。胆碱酯酶复活药对解除烟碱样毒作用较明显，但对各种有机磷杀虫药中毒的疗效并不完全相同，碘解磷定和氯解磷定对内吸磷、对硫磷、甲胺磷等中毒的疗效好，双复磷对敌敌畏和美曲膦酯中毒效果好。胆碱能复活药的不良反应有短暂眩晕、视物模糊、血压升高等，用量过大能引起癫痫样发作和抑制胆碱酯酶活力。

4. 对症治疗 重度中毒患者常伴有多种并发症，如酸中毒、低钾血症、严重心律失常、脑水肿等，应严密观察，随时处理。为了防止病情复发，重度中毒者中毒症状缓解后应逐渐减少解毒药用量，待症状消失，血胆碱酯酶活力升至正常的 50% ~60% 后停药观察，一般至少观察 3 ~7 天。

扫码"学一学"

第二节 急性一氧化碳中毒

含碳物质不完全燃烧可产生一氧化碳（CO）。CO 是无色、无味气体，比重 0.967。空气中 CO 浓度达到 12.5% 时，有爆炸危险。吸入过量 CO 引起的中毒称急性一氧化碳中毒，俗称煤气中毒。急性一氧化碳中毒在生活及生产中较为常见。

一、病因与发病机制

1. 病因

（1）职业性中毒 炼钢、炼焦和烧窑的生产过程中，如炉门、窑门关闭不严、煤气管道漏气或煤矿瓦斯爆炸产生大量 CO，会导致吸入中毒。失火现场空气中 CO 浓度高达 10%，也可引起现场人员中毒。

（2）日常生活性中毒 家庭中用煤炉取暖及煤气泄漏常是 CO 中毒最常见的原因。煤炉产生的气体含 CO 量高达 6% ~30%，不注意防护可发生中毒。连续大量吸烟也可致 CO 中毒。

2. 发病机制 CO 中毒主要引起组织缺氧。CO 吸入人体后，约 85% 立即与血液红细胞的血红蛋白（Hb）结合，形成稳定的碳氧血红蛋白（COHb）。CO 与 Hb 的亲和力比氧与 Hb 的亲和力大 240 倍，而其解离速度比氧合血红蛋白慢 3600 倍。COHb 无携氧的功能，并使血红蛋白氧解离曲线左移，血氧不易释放给组织，造成细胞缺氧。其次高浓度的 CO 还可损害线粒体功能，抑制细胞色素氧化酶的活性，阻碍细胞对氧的利用。

CO 中毒时，大脑和心脏最易遭受损害，重症者可发生脑疝，危及生命。CO 可透过胎盘屏障对胎儿产生毒害作用。

二、临床表现

CO 中毒对人体的危害主要取决于空气中 CO 浓度及接触时间，与 COHb 水平呈正相关，同时还与患者中毒前的健康情况，如有无心脑血管疾病，以及中毒时体力活动等情况有关。

（一）急性中毒
按中毒程度可分为三级。

1. 轻度中毒 血液 COHb 浓度达 10% ~20%。表现为剧烈头痛、头晕、四肢无力、恶心、呕吐、心悸、嗜睡等。原有冠心病的患者可出现心绞痛。脱离中毒环境及时吸入新鲜空气或氧疗后症状很快消失。

2. 中度中毒 血液 COHb 浓度达 30% ~40%。表现为呼吸困难、谵妄、幻觉、抽搐、浅昏迷。口唇黏膜呈樱桃红色。呼吸、血压和脉搏可有改变。若抢救及时，经氧疗可完全康复。

3. 重度中毒 血液 COHb 浓度达 40% ~60%。迅速出现昏迷、呼吸抑制、肺水肿、心律失常或心力衰竭，患者可呈去皮质综合征状态，部分患者合并吸入性肺炎，受压部位皮肤可出现红肿和水疱。眼底检查可见视盘水肿。不及时抢救可致死，幸存者可有不同程度的神经系统后遗症。

（二）急性 CO 中毒迟发脑病

急性 CO 中毒患者在意识障碍恢复后，经过 2 ~60 天的"假愈期"，可出现下列临床表现之一：①精神意识障碍，呈现痴呆状态、谵妄状态或去大脑皮质状态。②锥体外系神经障碍，出现震颤麻痹综合征。③锥体系神经损害，如偏瘫、病理反射阳性或小便失禁等。④大脑皮质局灶性功能障碍，如失语、失明等。

三、辅助检查

1. 血液 COHb 测定 有助于确诊及评估中毒程度和预后。可采用简易测定方法。① 加碱法：取患者血液 1 ~2 滴，用蒸馏水 3 ~4 ml 稀释后，加 10% 氢氧化钠溶液 1 ~2 滴，混匀。血液中 COHb 增多时，加碱后血液仍保持淡红色不变，正常血液则呈绿色。本试验在 COHb 浓度高达 50% 时才呈阳性反应。② 分光镜检查法：取血数滴，加入蒸馏水 10 ml，用分光镜检查可见特殊吸收带。

2. 脑电图检查 可见弥漫性低波幅慢波，与缺氧性脑病进展相平行。

3. 头部 CT 检查 脑水肿时可见脑部有病理性密度减低区。

四、诊断

根据 CO 的接触史，黏膜呈特征樱桃红色，中枢神经损害的症状，结合血液 COHb 浓度测定的结果，可做出急性 CO 中毒诊断。

五、鉴定诊断

应与脑血管意外、脑膜炎、糖尿病酮症酸中毒以及其他中毒引起的昏迷相鉴别。

六、治疗

1. 迅速脱离中毒现场 将患者移至空气流通的地方，松解衣扣，注意保暖，清除呼吸道分泌物，保持呼吸道通畅。

2. 积极纠正缺氧 吸入氧气可加速 COHb 解离，增加 CO 排出。吸入新鲜空气时，CO 由 COHb 释放出半量约需 4 小时；吸入纯氧时可缩短至 30 ~40 分钟，吸入 3 个大气压的纯氧可缩短至 20 分钟。高压氧舱治疗能增加血液中溶解氧，提高动脉血氧分压，使毛细血管内的氧容易向细胞内弥散，可迅速纠正组织缺氧。但高压氧治疗应早期应用，最好在中毒后 4 小时内进行，超过 36 小时再用高压氧治疗效果不大。

3. 机械通气 呼吸停止时，应及早进行人工呼吸，或用呼吸机维持呼吸。危重患者可考虑血浆置换。

4. 防治脑水肿 严重中毒，脑水肿可在 24 ~48 小时发展至高峰，目前脱水治疗最常用的是 20% 甘露醇，静脉快速滴注，待 2 ~ 3 天后颅内压增高现象好转可减量。也可注射呋塞米脱水治疗。腺苷三磷酸、肾上腺皮质激素如地塞米松也有助于缓解脑水肿。

5. 对症治疗 有频繁抽搐者，首选地西泮，10 ~ 20 mg 静脉注射，抽搐停止后再静滴苯妥英钠 0.5 ~ 1 g，可重复应用。有感染者，应做咽拭子、血、尿培养，选择广谱抗生素。高热者可采用物理降温方法，如冰帽、冰袋和冬眠药物等进行降温治疗，降低脑神经细胞代谢，增强脑组织对缺氧的耐受性。为了促进脑组织功能的恢复，可应用能量合剂，常用药物有三磷酸腺苷、辅酶 A、细胞色素 C 和大量维生素 C 等。

6. 防治并发症和后遗症 昏迷期间护理工作非常重要，保持呼吸道通畅，必要时行气管切开；防治肺部感染，定时翻身以防发生压疮；注意营养，必要时鼻饲。苏醒后，应尽可能休息观察 2 周，以防神经系统后发症的发生。

第三节 急性乙醇中毒

扫码"学一学"

乙醇又称酒精，是无色、易挥发和易燃液体，能与大多数有机溶剂混溶，更易溶于水和体液。一次饮入过量乙醇或乙醇饮料后所引起的中枢神经系统兴奋继而抑制的状态称为急性乙醇中毒。

一、病因与发病机制

1. 病因 乙醇广泛用于酒类饮料和工业、医药、日常化学制品，许多产品乙醇含量达 50% ~ 99%。日常乙醇中毒常为含乙醇高的烈性酒（含乙醇 40% ~ 60%）引起，多发生于节假日、庆典或心情不佳时。此外，误服或误用也可引起急性乙醇中毒。急性乙醇中毒可与其他食物、毒物中毒同时发生。

2. 发病机制 乙醇自消化道吸收后，随血液循环进入各内脏和组织，尤其是作用于中枢神经系统，能抑制大脑皮质的功能，出现一系列精神及神经系统表现。对延脑呼吸中枢和心血管运动中枢有直接抑制作用，重者呼吸浅而不规则，也可发生虚脱和昏迷。乙醇还能使周围小血管扩张，容易散发机体的热量。由于乙醇吸收量及个体耐受不同，中毒程度差异很大，通常引起中毒症状的乙醇饮用量为 75 ~ 80 g，而致死量则为 250 ~ 500 g。

二、临床表现

急性中毒临床分为三期。

1. 兴奋期 头痛、欣快、兴奋、健谈、饶舌、情绪不稳定、自负、易激怒，可有粗鲁行为或攻击行为，也可能沉默、孤僻等，驾车易发生车祸。

2. 共济失调期 肌肉运动不协调、行动笨拙、言语含糊不清、眼球震颤、视物模糊、复视、步态不稳、恶心、呕吐、困倦等。

3. 昏迷期 昏睡、瞳孔散大、体温降低、心率加快、呼吸慢而有鼾声、血压下降，可出现呼吸、循环麻痹至深昏迷危及生命。

此外，重症患者可并发意外损伤、水电解质紊乱、酸碱失衡、肺炎、低血糖，甚至出现急性肾衰竭。

三、辅助检查

1. 血乙醇浓度测定 由于乙醇耐受现象，血乙醇浓度与中毒程度关系不大。无乙醇成瘾者，血乙醇浓度 4000 ~ 5000mg/L，可抑制呼吸致死；嗜酒者，血乙醇浓度 4000mg/L 仅有轻度中毒。

2. 血生化检查 可见低血糖、低钾血症、低镁血症、低钙血症；可有肝功能异常。

3. 动脉血气 可出现不同程度代谢性酸中毒。

四、诊断

根据过量饮酒史，结合呼气有明显酒味，不同程度神志障碍和血乙醇浓度测定做出诊断。

五、鉴别诊断

急性乙醇中毒应与伴有意识障碍或昏迷的其他疾病鉴别，如镇静催眠药或类阿片中毒、一氧化碳中毒、低血糖、肝性脑病、中枢神经系统感染、颅脑外伤和脑血管意外等。

六、治疗

轻者无须特殊处理。有共济失调者应做好安全防护，以免发生意外。昏迷者应迅速治疗，大多数患者在数小时内缓解。

1. 维持呼吸功能 保证气道通畅、供氧，必要时行气管插管或机械通气辅助呼吸。

2. 维持循环功能 监测血压、心率（律）和心功能状态，静脉输注 5% 葡萄糖生理盐水溶液维持有效循环容量。

3. 支持治疗 注意保暖；给予足够热量、复合维生素 B 等，以防肝脏损害。昏迷者，静脉给予 50% 葡萄糖 100ml，维生素 B_1 和维生素 B_6 各 100mg 肌内注射以加速乙醇在体内氧化，维持体内水、电解质和酸碱平衡。烦躁不安、过度兴奋者，可给予小剂量地西泮，避免应用吗啡、氯丙嗪、苯巴比妥镇静药。

4. 血液透析 严重急性中毒时可用血液透析促使体内乙醇排出。透析指征有血乙醇含量 >5000mg/L，伴酸中毒或同时服用甲醇或其他可疑药物。

5. 防治并发症 尤其防治低血糖，应密切监测血糖水平。

第四节 镇静催眠药中毒

镇静催眠药是一种消除躁动情绪、促进生理睡眠的中枢神经系统抑制药，具有镇静、催眠作用，过多剂量可麻醉全身，包括延脑中枢。一次服用大剂量可引起急性中毒；长期滥用催眠药可引起耐药性和依赖性而导致慢性中毒；突然停药或减量可引起戒断综合征。

扫码"学一学"

一、病因与发病机制

（一）常用的镇静催眠药

1. 苯二氮䓬类

（1）长效类 半衰期 >30 小时，如氯氮䓬（利眠宁）、地西泮、氟西泮。

（2）中效类 半衰期 6 ~ 30 小时，如阿普唑仑、奥沙西泮、替马西泮。

（3）短效类 半衰期 <6 小时，如三唑仑。

2. 巴比妥类

（1）长效类 如巴比妥、苯巴比妥（鲁米那），作用时间 6 ~ 8 小时。

（2）**中效类** 如戊巴比妥、异戊巴比妥（阿米妥），作用时间 3~6 小时。

（3）**短效类** 如司可巴比妥（速可眠）、硫喷妥钠，作用时间 2~3 小时。

3. 非巴比妥非苯二氮䓬类（中效、短效） 如水合氯醛、格鲁米特（导眠能）、甲喹酮（安眠酮）、甲丙氨酯（眠尔通）。

4. 吩噻嗪类（抗精神病药） 为强安定药或神经阻断剂。分为 3 类。

（1）**脂肪族** 如氯丙嗪（冬眠灵）。

（2）**哌啶类** 如硫利达嗪（甲硫达嗪）。

（3）**哌嗪类** 如奋乃静、氟奋乃静、三氟拉嗪。

（二）发病机制

1. 药代动力学 镇静催眠药均具有脂溶性，其吸收、分布、蛋白结合、代谢以及起效时间和作用时间，都与药物的脂溶性有关。脂溶性强的药物易跨越血脑屏障，作用于中枢神经系统，起效快，作用时间短，称为短效药。

2. 中毒机制

（1）苯二氮䓬类的中枢神经抑制作用与增强 γ-氨基丁酸（GABA）能神经的功能有关。苯二氮䓬类与苯二氮䓬受体结合后，可加强 GABA 与 GABA 受体结合的亲和力，使与 GABA 受体偶联的氯离子通道开放而增强 GABA 对突触后的抑制功能。

（2）巴比妥类对 GABA 能神经的作用与苯二氮䓬类相似，但由于两者在中枢神经系统的分布有所不同，作用也有所不同。苯二氮䓬类主要选择性作用于边缘系统，影响情绪和记忆力。巴比妥类分布广泛，但主要作用于网状结构上行激活系统而引起意识障碍，巴比妥类对中枢神经系统的抑制有剂量-效应关系，随着剂量的增加，由镇静、催眠到麻醉，以至延髓麻醉。非巴比妥非苯二氮䓬类镇静催眠药物对中枢神经系统有与巴比妥类相似的作用。

（3）吩噻嗪类主要作用为抑制中枢神经系统多巴胺受体。作用于网状结构，能减轻焦虑紧张、幻觉妄想和病理性思维等精神症状，是一种强安定剂。

3. 耐受性、依赖性和戒断综合征 各种镇静催眠药均可产生耐受性、依赖性，因而都可引起戒断综合征，发生机制未完全阐明。长期服用苯二氮䓬类使苯二氮䓬受体减少（下调），是发生耐受的原因之一。长期服用苯二氮䓬类突然停药时，发生苯二氮䓬受体浓度上调而出现戒断综合征。巴比妥类、非巴比妥类以及乙醇发生耐受性、依赖性和戒断综合征的情况更为严重，发生依赖性的证据是停药后发生戒断综合征，戒断综合征的特点是出现与药理相反的症状，如停用巴比妥类出现躁动和癫痫样发作，停用苯二氮䓬类出现焦虑和睡眠障碍。镇静催眠药可有交叉耐受，致死量不因产生耐受性而改变。

二、临床表现

（一）急性中毒

1. 苯二氮䓬类中毒 中枢神经系统抑制较轻，主要症状是嗜睡、头晕、言语含糊不清、意识模糊、共济失调，很少出现严重的症状如长时间昏迷和呼吸抑制等。

2. 巴比妥类中毒

（1）**轻度中毒** 嗜睡、情绪不稳定、言语不清、注意力不集中、记忆力减退、共济失调、步态不稳和眼球震颤。

（2）**重度中毒** 进行性中枢神经系统抑制，由嗜睡到深昏迷；呼吸抑制由呼吸浅而慢到呼吸停止；心血管功能由低血压到休克，体温下降常见；肌张力松弛，腱反射消失；胃肠蠕动减慢；皮肤可起大疱；可并发肺炎、肺水肿、脑水肿、肾衰竭而威胁生命。

3. 非巴比妥非苯二氮䓬类中毒　症状与巴比妥类中毒相似，但各有特点。如水合氯醛中毒，可有心律失常、肝肾功能损害；格鲁米特中毒，意识障碍可有周期性波动，有抗胆碱能神经症状，如瞳孔散大等；甲喹酮中毒，可有明显的呼吸抑制，出现锥体束征如肌张力增强、腱反射亢进、抽搐等；甲丙氨酯中毒，常有血压下降等。

4. 吩噻嗪类中毒　最常见的是锥体外系反应，临床表现有以下三类：①帕金森病；②静坐不能；③急性肌张力障碍反应：如斜颈、吞咽困难、牙关紧闭等。

（二）慢性中毒

患者常伴有精神症状：①意识障碍和轻躁狂状态。②智能障碍：记忆力、计算力、理解力均明显下降，工作学习能力减退。③人格变化：患者丧失进取心，对家庭和社会失去责任感。

（三）戒断综合征

长期服用大剂量镇静催眠药的患者，突然停药或迅速减少药量时，可发生戒断综合征，主要表现为自主神经兴奋性增高和神经精神症状，如焦虑、易激动、睡眠障碍、恶心、呕吐，甚至癫痫样发作、躁动、谵妄等。

三、辅助检查

1. 血液、尿液、胃液中药物浓度测定　对诊断有参考意义。血清苯二氮䓬类浓度测定对诊断帮助不大，因活性代谢物半衰期及个人药物排出速度不同。

2. 其他检查　严重中毒患者需查动脉血气分析、血葡萄糖、肝功能、肾功能、电解质等指标。

四、诊断

诊断依据有3点：①有服用大量镇静催眠药史。②有相应的中枢神经系统抑制的临床表现。③胃液、血液、尿液中检出镇静催眠药，一般诊断不难。

五、鉴别诊断

对病史不清者需与其他疾病相鉴别，如高血压急症、癫痫、肝昏迷、酒精中毒等。

六、治疗

1. 急性中毒的治疗

（1）维持昏迷患者的生命功能　①保持气道通畅，必要时气管插管，应用呼吸机辅助呼吸。②维持血压：急性中毒出现低血压多由血管扩张引起，应输液补充血容量，如无效，给予缩血管药，如多巴胺。③心脏监护：如出现心律失常，应给予抗心律失常药。④促进意识恢复：给予葡萄糖、纳洛酮、维生素 B_1。

（2）迅速清除毒物　①洗胃后灌入活性炭，然后再导泻。②强力利尿、碱化尿液：用呋塞米和碱性液，可促进长效类苯巴比妥的排出。③血液净化：血液透析、血液灌流对苯巴比妥类有效，危重患者可考虑应用。

（3）特效解毒疗法　巴比妥类中毒无特效解毒药，氟马西尼是苯二氮䓬类拮抗剂，能通过竞争抑制苯二氮䓬受体而阻断苯二氮䓬类药物的中枢神经系统作用。

（4）治疗并发症　①肺炎：主要见于昏迷患者，应加强护理，定时翻身拍背、定期吸痰，针对病原菌给予抗生素治疗。②皮肤大疱：防止肢体压迫，清洁皮肤，保护创面。③

急性肾衰竭：多由休克引起，积极治疗休克同时，维持水、电解质和酸碱平衡。

2. 慢性中毒的治疗　应逐步减少药量，最终停用镇静催眠药，必要时可请精神科医生会诊，进行心理治疗。

3. 戒断综合征治疗　用足量镇静催眠药控制戒断症状，如地西泮10～20 mg或苯巴比妥1.7mg/kg，每小时一次肌内注射，至戒断症状消失。情况稳定2天后逐渐减量，10～15天内停药。

岗位对接

中毒性疾病是临床急诊科常见疾病，是药学专业学生重点学习的内容。

作为合格的药学服务人员，必须掌握常见中毒性疾病的临床表现及诊疗原则，为将来从事药品生产、药品检验、药品调剂、临床药剂师、静脉配液等工种奠定坚实的基础。

重点小结

1. 有机磷杀虫药主要通过抑制胆碱酯酶，使体内乙酰胆碱大量蓄积引起胆碱能神经传导功能障碍，进而发生中毒，主要表现为急性中毒（毒蕈碱样症状、烟碱样症状和中枢神经系统症状）、中间综合征及迟发性多发神经病。治疗上在迅速清除毒物的同时应尽早给予足量解毒药。

2. 急性CO中毒主要是血液中形成了稳定的COHb，导致组织缺氧，甚至危及生命。因此治疗上应迅速脱离中毒现场，并积极纠正缺氧，如有条件，及早应用高压氧治疗效果更佳。此外，伴有意识障碍的患者苏醒后，应尽可能观察2周，以防神经系统后发症的发生。

3. 镇静催眠药是一种中枢神经系统抑制药。一次服用大剂量可引起急性中毒，甚至死亡；长期滥用可引起耐药性和依赖性而导致慢性中毒；突然停药或减量可引起戒断综合征。因此，应严加控制该类药物的处方、使用和保管，特别是对情绪不稳定和精神不正常的人应慎重用药。

目标检测

扫码"练一练"

一、单项选择题

1. 重度有机磷杀虫药中毒时，血胆碱酯酶活力应为
　　A. 70%以下　　　B. 60%以下　　　C. 50%以下　　　D. 40%以下　　　E. 30%以下

2. 有机磷杀虫药中毒引起的毒蕈碱样症状是
　　A. 肌束颤动　　　　　　　　B. 流涎　　　　　　　　C. 血压升高
　　D. 瞳孔缩小　　　　　　　　E. 休克

3. 患者突然昏迷、抽搐、瞳孔缩小、皮肤湿冷、多汗、呼吸困难，呼气有大蒜味。下

列哪种疾病可能性大

    A. 急性一氧化碳中毒　　　　B. 急性乙醇中毒

    C. 急性有机磷杀虫药中毒　　D. 急性镇静催眠药中毒

    E. 以上都不是

4. 下列属于巴比妥类重度中毒表现的是

    A. 言语不清　　　　　　B. 记忆力减退　　　　　　C. 共济失调

    D. 呼吸减慢　　　　　　E. 以上都是

5. 确诊一氧化碳中毒最主要的依据是

    A. 空气中 CO 浓度　　　　B. 与 CO 接触的时间

    C. 血液中碳氧血红蛋白的有无　　D. 昏迷的深度

    E. 缺氧的程度

6. 急性 CO 中毒，下列哪项治疗是错误的

    A. 脱离现场，转移到空气新鲜的地方

    B. 鼻管吸氧，严重者高压氧舱疗法

    C. 防治肺水肿　　　　　　D. 控制高热

    E. 首先注射苏醒剂

7. 患者，女性，28 岁。被人发现昏迷，屋内有火炉，且发现有敌敌畏空瓶。查体：T 36 ℃，BP 90/60mmHg，四肢厥冷，腱反射消失。心电图示一度房室传导阻滞，尿糖（＋），尿蛋白（＋），血液 COHb 浓度为 60%。该患者最可能的诊断是

    A. 急性巴比妥类中毒　　　　B. 糖尿病酮症酸中毒

    C. 急性 CO 中毒　　　　　　D. 急性有机磷杀虫药中毒

    E. 以上都不是

8. 苯二氮䓬类药物中毒的特效拮抗剂是

    A. 纳洛酮　　　　　　　　B. 氟马西尼　　　　　　C. 醒脑静

    D. 美解眠　　　　　　　　E. 阿托品

9. 某患者因有机磷杀虫药中毒住院，在应用阿托品治疗时，下列哪项指标不是阿托品治疗的有效指标

    A. 口干、皮肤干燥　　　　B. 颜面潮红　　　　　　C. 心率加快

    D. 瞳孔较前缩小　　　　　E. 肺部湿啰音减少或消失

10. 患者，男，45 岁，饮酒史 20 余年。聚会时饮白酒 400ml 后出现明显烦躁不安、过度兴奋状。针对目前患者的情况，可选用的镇静药物是

    A. 小剂量地西泮　　　　　B. 氯丙嗪　　　　　　　C. 吗啡

    D. 苯巴比妥钠　　　　　　E. 以上都是

11. 急性乙醇中毒后，血乙醇含量达到多少需要进行血液透析

    A. >1000mg/L　B. >2000mg/L　C. >3000mg/L　D. >4000mg/L　E. >5000mg/L

12. 急性乙醇中毒患者出现烦躁不安时可选用下列哪种药物

    A. 吗啡　　　　　　　　　B. 小剂量地西泮　　　　C. 氯丙嗪

    D. 苯巴比妥　　　　　　　E. 以上都不是

13. 急性有机磷杀虫药中毒症状消失后多久可发生迟发性多发神经病

    A. 1~2 周　　　　　　　　B. 2~3 周　　　　　　　C. 2~4 周

D. 1~3 周　　　　　　　　　E. 2~3 个月

二、多项选择题

1. 引起有机磷杀虫药中毒的途径有
   A. 呼吸道　　　　　　　　B. 消化道　　　　　　　　C. 皮肤
   D. 泌尿道　　　　　　　　E. 以上都是

2. 下列不属于有机磷杀虫药中毒引起的烟碱样症状的有
   A. 恶心、呕吐　　　　　　B. 腹痛　　　　　　　　　C. 肌束颤动
   D. 瞳孔扩大　　　　　　　E. 多汗

3. 下列属于阿托品中毒表现的有
   A. 瞳孔散大　　　　　　　B. 尿潴留　　　　　　　　C. 皮肤干燥
   D. 心率加快　　　　　　　E. 以上都不是

4. 下列有关中度急性 CO 中毒说法正确的有
   A. 血液 COHb 浓度达 30%~40%　　B. 口唇黏膜呈樱桃红色
   C. 呼吸、血液和脉搏可有改变　　　D. 氧疗后可很快恢复
   E. 以上都是

5. 镇静催眠药中毒后迅速清除毒物的方法有
   A. 洗胃　　　　　　　　　B. 导泻　　　　　　　　　C. 利尿
   D. 血液净化　　　　　　　E. 以上都不是

6. 重症急性乙醇中毒可出现下列哪些并发症
   A. 肺炎　　　　　　　　　B. 酸碱失衡　　　　　　　C. 低血糖症
   D. 电解质紊乱　　　　　　E. 急性肾衰竭

7. 急性 CO 中毒患者在意识障碍恢复后，出现下列哪些症状提示发生了急性迟发性脑病
   A. 震颤麻痹综合征　　　　B. 偏瘫　　　　　　　　　C. 痴呆状态
   D. 去大脑皮质状态　　　　E. 失语

三、思考题

患者，女，19 岁。主因昏迷 2 小时急诊入院。患者 2 小时前因失恋自服一瓶棕色药水，10 分钟后出现恶心、呕吐、腹痛，呕吐物有明显的大蒜臭味，之后逐渐意识不清，呼之不应，尿失禁，全身大汗。既往体健。入院后查体：T 36.3 ℃，P 60 次/分，R28 次/分，BP110/80mmHg，神志不清，呼之不应，压眶上有反应，皮肤湿冷，肌肉颤动，巩膜无黄染，双侧瞳孔针尖样大小，对光反射减弱，口腔流涎。两肺叩清音，两肺可闻及哮鸣音和散在湿啰音。心界不大，心率 60 次/分，律齐，各瓣膜听诊区未闻及杂音。腹平软，肝脾未触及，双下肢无水肿。化验：血 Hb 125g/L，WBC 6.8×10^9/L，N 0.70，L 0.30，PLT 185×10^9/L

问题：

1. 该患者可能的诊断是什么？诊断依据是什么？

2. 为明确诊断，需要进一步做哪些检查？

3. 该患者的治疗要点是什么？

（田　娜）

参考答案

第一章

1. D   2. E   3. C   4. E   5. B   6. C   7. D   8. B   9. A   10. E
11. D   12. B   13. E   14. B   15. A   16. D   17. E   18. B   19. A   20. E
21. E   22. D   23. E   24. A   25. E   26. B   27. C   28. A   29. E   30. A

第二章

1. B   2. A   3. C   4. D   5. A   6. B   7. C   8. A   9. E   10. A
11. B   12. B   13. A   14. E   15. E   16. D   17. C   18. C   19. D   20. A
21. A   22. D   23. C   24. B   25. E   26. D   27. D   28. A   29. C   30. A

第三章

一、单项选择题

1. D   2. E   3. B   4. D   5. A   6. C   7. A   8. D   9. C   10. E

二、多项选择题

1. ABCDE   2. ABC   3. ABDE   4. ABD   5. ABCDE
6. BCE   7. ACE   8. ABCD   9. ABCDE   10. ABCE

第四章

一、单项选择题

1. B   2. A   3. A   4. E   5. C   6. C   7. A   8. C   9. B   10. E

二、多项选择题

1. BCDE   2. AB   3. ABCDE   4. ABCDE   5. ABCDE
6. ABCD   7. ABCDE   8. ABCD   9. ABCDE   10. ABDE

第五章

1. D   2. E   3. A   4. C   5. B   6. E   7. D   8. C   9. C   10. B
11. D   12. B   13. B   14. B   15. D   16. A   17. C   18. D   19. A   20. A
21. A   22. B   23. C   24. C   25. B   26. D   27. D   28. D   29. C   30. D

第六章

1. A   2. B   3. C   4. B   5. C   6. E   7. A   8. B   9. E   10. B
11. E   12. D   13. E   14. A   15. C   16. E   17. D   18. E   19. B   20. D
21. C   22. C   23. C   24. D   25. D   26. B   27. C   28. B   29. B   30. A

第七章

1. C   2. A   3. C   4. B   5. A   6. C   7. E   8. D   9. D   10. D
11. D   12. A   13. A   14. B   15. A   16. B   17. D   18. E   19. C   20. E
21. E   22. E   23. A   24. C   25. C   26. B   27. C   28. C   29. B   30. E

第八章

1. E	2. B	3. E	4. B	5. B	6. B	7. B	8. E	9. D	10. A
11. C	12. E	13. E	14. B	15. E	16. A	17. E	18. E	19. B	20. B

第九章

1. B	2. E	3. A	4. C	5. C	6. A	7. B	8. B	9. C	10. E
11. B	12. D	13. D	14. C	15. D	16. A	17. A	18. B	19. A	20. C
21. E	22. D	23. D	24. E	25. C	26. A	27. E	28. A	29. E	30. A

第十章

1. D	2. B	3. C	4. B	5. B	6. B	7. C	8. D	9. C	10. E
11. C	12. B	13. A	14. C	15. E	16. C	17. A	18. B	19. B	20. A
21. B									

第十一章

1. B	2. C	3. E	4. B	5. A	6. A	7. D	8. C	9. A	10. E
11. D	12. E	13. B	14. E	15. D	16. D	17. C	18. E	19. D	20. D
21. E	22. E	23. D	24. A	25. C	26. E	27. E	28. E	29. D	30. B

第十二章

1. D	2. C	3. C	4. C	5. E	6. E	7. C	8. C	9. A	10. D
11. A	12. B	13. E	14. C	15. D	16. B	17. C	18. A	19. E	20. D

第十三章

一、单项选择题

1. C	2. C	3. A	4. A	5. A	6. B	7. C	8. D	9. B	10. D
11. B	12. D	13. A	14. A	15. B	16. A	17. B	18. A	19. A	20. C

二、多项选择题

1. ABE	2. ABD	3. ABCDE	4. ABCDE	5. CDE
6. ABCD	7. ABD	8. ABCDE	9. ABCD	10. ABCDE

第十四章

一、单项选择题

1. E	2. B	3. C	4. D	5. C	6. E	7. C	8. B	9. D	10. A
11. E	12. B	13. B							

二、多项选择题

1. ABC	2. ABDE	3. ABCD	4. ABC	5. ABCD
6. ABCDE	7. ABCDE			